"十二五"国家科技支撑项目

儿童认知发育早期干预图解

主　编　肖政辉　　胡继红

副主编　覃　蓉　　王跑球

编　者　（按姓氏笔画排序）

王跑球　　何金华

刘跃琴　　陈建树

阮顺秋　　胡继红

李海霞　　段雅琴

肖政辉　　覃　蓉

肖曙光　　熊裕娟

编者单位　湖南省儿童医院

U0322833

人民卫生出版社

·北京·

图书在版编目（CIP）数据

儿童认知发育早期干预图解 / 肖政辉，胡继红主编
—北京：人民卫生出版社，2022.6
ISBN 978-7-117-33146-3

Ⅰ.①儿… Ⅱ.①肖…②胡… Ⅲ.①儿童 —智力发
育 —早期干预 —图解 Ⅳ.①R179-64

中国版本图书馆 CIP 数据核字（2022）第 090299 号

人卫智网	www.ipmph.com	医学教育、学术、考试、健康，购书智慧智能综合服务平台
人卫官网	www.pmph.com	人卫官方资讯发布平台

儿童认知发育早期干预图解
Ertong Renzhi Fayu Zaoqi Ganyu Tujie

主 编：肖政辉 胡继红
出版发行：人民卫生出版社（中继线 010-59780011）
地 址：北京市朝阳区潘家园南里 19 号
邮 编：100021
E - mail：pmph @ pmph.com
购书热线：010-59787592 010-59787584 010-65264830
印 刷：人卫印务（北京）有限公司
经 销：新华书店
开 本：787 × 1092 1/16 印张：14.5
字 数：344 千字
版 次：2022 年 6 月第 1 版
印 次：2022 年 7 月第 1 次印刷
标准书号：ISBN 978-7-117-33146-3
定 价：129.00 元

打击盗版举报电话：**010-59787491** E-mail：WQ @ pmph.com
质量问题联系电话：**010-59787234** E-mail：zhiliang @ pmph.com
数字融合服务电话：**4001118166** E-mail：zengzhi @ pmph.com

前　言

认知功能就是常说的智力，但严格意义上来说不等同于智力，它是一种高级功能，包括记忆力、观察力、思维能力、抽象概括能力、想象力、注意力等心理因素，而智力是观察力、注意力、思维能力及想象能力的综合能力。很多原因和疾病都可以导致认知功能障碍，儿童常见的疾病包括神经发育障碍性疾病、遗传代谢疾病、脑外伤、颅内炎症、颅内肿瘤、脑血管病等。其中，最常见的是神经发育障碍性疾病，包括全面性发育迟缓、智力发育障碍、孤独症谱系障碍等。国内的儿童康复起步较晚，又缺乏专业书籍，家长和初入门的儿童康复医务工作者急需一本既专业又通俗易懂的书籍进行有效的入门指导。本书与国际先进康复理念接轨，结合中国传统的中医推拿手法，通过图文并茂的形式展现出来，既专业又通俗实用。

本书一共分六章，第一章是儿童认知发育障碍概述，主要讲述了认知发育迟缓的概念、导致认知障碍的因素，如何评价智能（智力）水平和全面性发育（智力发育障碍）的概念、诊断及治疗。第二章是儿童正常认知功能发育进程，简单地介绍了认知的概念，包括不同时期认知的发育及认知发育评价。第三章是儿童智力发育各年龄阶段的早期干预。第四章是促进智力发育的感觉统合训练，主要介绍了感觉统合的概念，感觉统合失调的概念、临床表现，各年龄阶段的训练方法。第五章是家庭中医按摩，详细讲解了认知障碍相关的儿童按摩穴位和方法。第六章主要介绍常见智力发育迟缓疾病的特点及干预对策。

总之，我们力求做到既通俗易懂又具有实际操作性，使家长和儿童康复医务工作者能够通过学习本书领会康复的精髓，从而让需要康复的孩子获益。

本书出版之际，衷心感谢各位编者所做的努力，虽经编者们认真编写，但书中难免存在缺点和疏漏之处，恳切希望广大读者在阅读过程中不吝赐教，欢迎发送邮件至邮箱renweifuer@pmph.com，或扫描封底二维码，关注"人卫儿科学"，对我们的工作予以批评指正，以期再版修订时进一步完善，更好地为大家服务。

肖政辉　胡继红

2022年5月

4

《儿童认知发育早期干预图解》配套增值内容 使用步骤说明

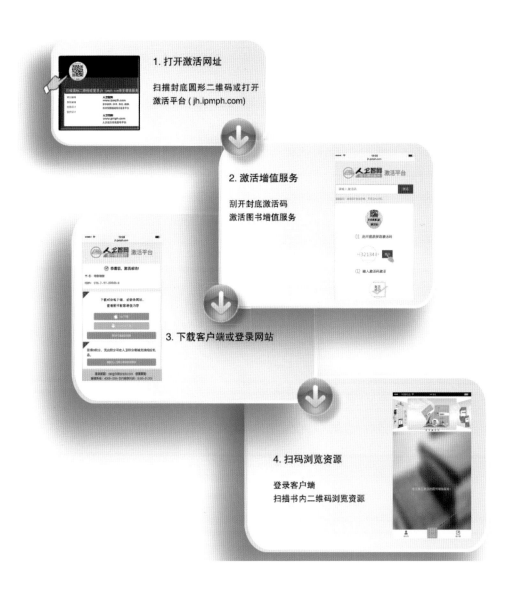

1. 打开激活网址

扫描封底圆形二维码或打开
激活平台 (jh.ipmph.com)

2. 激活增值服务

刮开封底激活码
激活图书增值服务

3. 下载客户端或登录网站

4. 扫码浏览资源

登录客户端
扫描书内二维码浏览资源

目 录

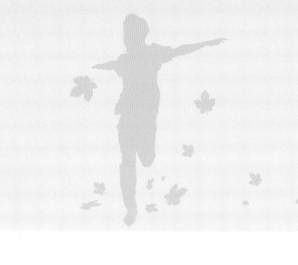

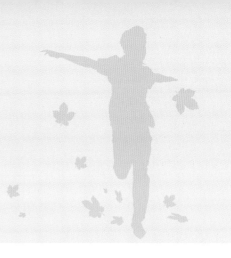

二维码资源目录

（以下视频需下载"人卫图书增值"客户端,扫码方法见说明）

1

第一章

儿童认知发育障碍概述

一、儿童认知发育障碍的概念及常见原因

认知是大脑反映客观事物的特征、状态及相互联系，并解释事物对人的意义与作用的能力，是一种高级功能，包括感知觉、记忆力、观察力、思维能力、抽象概括能力、想象力、注意力等能力。认知发育与年龄、神经系统发育、心理发育息息相关，随着年龄增长，体格、脑结构及神经系统发育日趋完善，认知的内容、广度、深度逐渐扩展及完善。不同年龄阶段儿童认知发育特点有所差别，如：婴幼儿认知发育关键点主要为感知觉、精细动作、语言发育、大运动等发育；学龄前期及学龄期儿童认知发育关键点主要为注意力、记忆力、观察力、计算力、逻辑推理能力、空间想象力及社会适应能力等。

（一）认知发育障碍的概念

认知发育障碍与神经系统发育障碍密切相关。神经系统发育障碍疾病（neurodevelopmental disabilities）是一组在一个或多个发育能区（包括大/精细运动、发音/语言、认知、社交/人格及日常活动），与已建的神经发育常模比较在质和/或量上存在落后的疾病。换句话说，这个概念就是指在发育过程中（通常指18岁以前）出现认知及社会适应能力明显障碍者。临床上基于可操作性考虑，将神经发育障碍性疾病分为全面性发育迟缓（development delay，DD）及智力障碍（mental retardation/intellectual disability，MR/ID）。

（二）认知发育障碍的常见原因

儿童认知发育障碍的常见原因如下（图1-1）：

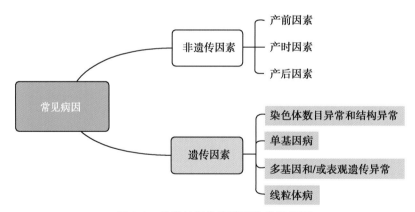

图1-1 儿童认知发育障碍的常见原因

1. 非遗传性因素 对全面发育迟缓或轻度智力障碍影响很大。

（1）产前因素：包含接触致畸物或环境毒物（如铅、酒精、汞、辐射、药物、化学致畸物）、先天性感染等因素。

（2）产时因素：包括早产、产伤、低出生体重、缺氧、窒息、颅内出血等。

（3）产后因素：有低血糖、惊厥后脑损伤、脑外伤、佝偻病、碘缺乏、甲状腺功能减退、营养不良、脑血管疾病、肿瘤、听力障碍、核黄疸、中枢神经系统感染，以及社会、文化、经济、心理因素等。

2. 遗传性因素 约占不明原因智力障碍的50%，尤其在中重度智力障碍中明显，达2/3甚至更高的比例。

（1）染色体数目和结构异常：占整个遗传因素的 25%~30%，如脆性 X 综合征（fragile X syndrome）（图 1-2）、唐氏综合征（Down syndrome）、特纳综合征（Turner syndrome）、18 三体综合征（Edwards syndrome）、克兰费尔特综合征（Klinefelter syndrome）、13 三体综合征（Patau syndrome）（图 1-3）、4p 部分单体综合征（partial monosomy 4p syndrome）、5p 部分单体综合征（猫叫综合征）。

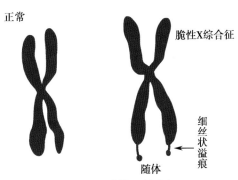

图 1-2　脆性 X 综合征

（2）单基因病：全面发育迟缓或智力障碍病因中有 1%~5% 为常染色体隐性遗传的单基因病。如碳水化合物代谢障碍（如半乳糖血症、果糖血症等）、氨基酸代谢异常（如苯丙酮尿症等）；脂肪代谢障碍（如黑蒙性痴呆症）、嘌呤代谢障碍（如莱施 - 奈恩综合征）、黏多糖代谢障碍（如黏多糖贮积症 IH 型）。

（3）线粒体病。

（4）多基因和 / 或表观遗传异常等。

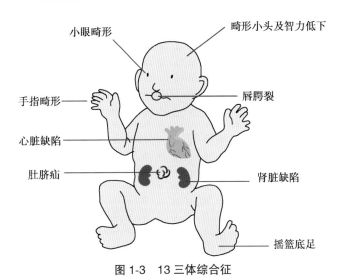

图 1-3　13 三体综合征

3. 环境因素 环境因素可影响儿童认知心理及行为发育。不良的带养环境及教育方式可增加认知发育障碍、儿童心理、行为异常的概率。

（1）家庭因素：家庭社会经济状况、父母状况、父母对子女的态度。

（2）集体环境：适宜的集体环境，恰当的教育内容，得体的教育方法，直接影响着儿童的身心发育。

二、认知发育障碍疾病的分类

一般来说认知发育障碍疾病包括神经发育障碍性疾病，如全面性发育迟缓、智力障碍等，或神经发育障碍性疾病合并认知障碍，如孤独症谱系障碍等，但广义的认知发育障碍疾病是发育期脑损伤后出现认知障碍，如儿童的脑血管病、中枢神经感染、脑外伤等。

1. **全面性发育迟缓／智力障碍** 全面性发育迟缓(mental retardation/intellectual disability, MR/ID)指年龄小于 5 岁儿童的社会适应性、粗大运动、精细运动、语言及个人社交能力五个能区中的两个能区没有达到正常发育水平,即儿童发育能力评估五个能区中两个能区低于 85 分。智力障碍(mental retardation/intellectual disability, MR/ID)是指大于 5 岁但小于 18 岁的儿童在发育阶段出现智力缺陷和适应能力缺陷。

2. **易共患认知障碍的神经发育性／神经系统疾病** 在发育障碍性疾病中,很多疾病都容易共患发育障碍,如孤独症谱系障碍、脑性瘫痪等。

3. **脑血管病** 儿童脑血管病主要可分为缺血性(梗死性)和出血性两大类,两者比例基本相等。梗死性脑血管病包括脑血管血栓形成和脑栓塞,出血性脑血管病可发生在脑实质、蛛网膜下腔、硬膜下和硬膜外。虽然儿童脑血管病发病率相对较低,但是致残率高,半数以上儿童动脉缺血性卒中幸存者中年有认知障碍或运动残疾。

4. **脑外伤** 脑外伤患儿认知障碍主要包括意识改变、记忆障碍、听理解障碍、空间辨别障碍、失用障碍、忽略症、智能障碍等,可以通过对认知功能的评估,了解损伤的部位、性质、范围和对心理的影响。

5. **中枢神经感染、肿瘤、炎症等疾病**

三、认知障碍临床表现及伴随障碍

(一)认知障碍常见临床表现

1. **感知觉障碍** 感知觉的信息少;感知觉不精细;知觉的恒常性差。

2. **注意力涣散** 注意力难以集中和维持;注意范围狭小,信息量输入少;注意的分配、转移能力差。

3. **观察力低下** 缺少有效的观察方法,观察能力差。

4. **记忆力** 识记速度慢,记忆容量小;短时记忆能力差;维持时间短,再认困难,再现的内容不准确、不完整;多为机械记忆。

5. **思维** 思维刻板,缺乏灵活性;思维具体,概括能力差;易受暗示,思维独立性差。

6. **推理** 推理能力不好,很难从多维度同时对信息进行加工处理。

7. **策略运用** 缺少自我评价、自我监督及良好的规划能力(图 1-4)。

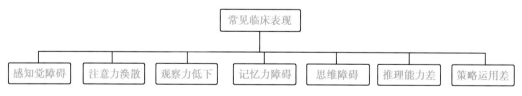

图 1-4 认知障碍常见临床表现

(二)认知发育障碍常见伴随障碍

1. **运动发育迟缓**

(1)大肌肉运动方面:因大脑发育异常,可能出现头竖不稳,坐、爬、站立、行走、下蹲、拉起及跑跳等全身性大动作比同龄儿童差,动作缓慢,反应迟缓。

(2)小肌肉运动方面:手、手指和手眼的活动不协调,可致动作拙笨。

2. 语言发育迟缓

(1)言语发生晚且吐字不清。

(2)语言理解能力低。

(3)词汇贫乏、语言表达能力差。

3. 情绪情感

(1)情感表达直接、简单,不会掩饰。

(2)情绪不稳定,易受外界环境影响。

(3)体验简单,与刺激的强度不一致。

(4)情感的控制能力差。

4. 行为异常

5. 个性异常
易冲动,自理能力、自我约束及主动参与能力差,既偏执己见又容易受暗示(图 1-5)。

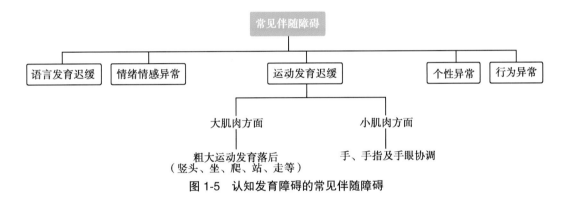

图 1-5 认知发育障碍的常见伴随障碍

四、认知发育障碍的诊断

儿童在 5 岁前的智商是可变化的,所以不称其为智商(intelligence quotient,IQ),而称为发育商(developmental quotient,DQ)。所以我们在儿童 5 岁前也不诊断智力障碍,而是诊断为全面性发育迟缓。

(一)全面性发育迟缓的诊断

全面性发育迟缓的定义:婴幼儿运动、语言或认知中有 2 项或 2 项以上标志性的发育指标 / 里程碑(如坐、站、走和语言等)没有达到相应年龄段应有的水平。表现为患儿在粗大动作 / 精细动作、认知能力、语言、交流、社会适应能力和日常生活能力等方面存在两种以上发育迟缓的神经发育障碍性疾病。诊断年龄小于 5 岁。GDD 是暂时性 / 过渡性、症状描述性诊断。诊断依据:

1. 5 岁以下发育早期的儿童

2. 有 2 项或 2 项以上标志性的发育指标 / 里程碑(如坐、站、走和语言等)没有达到相应年龄段应有的水平
主要为运动功能、认知功能、语言功能、交流能力、社会适应能力和日常生活能力等中有 2 项或 2 项以上标志性的发育指标 / 里程碑明显落后于同龄儿童。

3. 因年龄过小而不能完成一个标准化智力功能的系统性测试　病情的严重性等级不能确切地被评估。

4. 发育量表测试结果指标低　有 2 个或 2 个以上能区分值低于人群均值 2 个标准差，或智力发育指数（MDI）、运动发育指数（PD1）低于 70 分。

5. 有高危因素脑损伤病史和母亲不良妊娠史

（二）智力障碍的诊断

智力障碍为发育阶段出现的障碍，包括智力和适应功能缺陷，表现在概念、社交和实用的领域中。此为目前被国内外广泛认同的定义，需符合以下全部 3 个标准才能诊断：

1. 缺陷在发育阶段发生

2. 总体智能缺陷　包括推理、解决问题、计划、抽象思维、判断、学业和经验学习等，由临床评估及个体化、标准化的智力测试确认。智能缺陷通常对应智商（intelligence quotient，IQ）低于平均值 2 个标准差。

3. 适应功能缺陷　指适应功能未能达到保持个人的独立性和完成社会责任所需的发育水平及社会文化标准，并需要持续的支持。在没有持续支持的情况下，适应缺陷导致患儿一个或多个日常生活功能受限，如交流、社会参与和独立生活，且发生在多个环境中，如家庭、学校、工作和社区。标准化测试得分低于平均值 2 个标准差时，则定义存在适应功能损害。

五、认知障碍的评定

（一）概述

1. 评估内容及方法

（1）评估内容：5 岁以下测发育商（DQ），5 岁以上测智商（IQ）及适应性行为评估。

（2）评估方法：测验法、观察法、访谈法。

2. 发育迟缓评估工具（图 1-6）

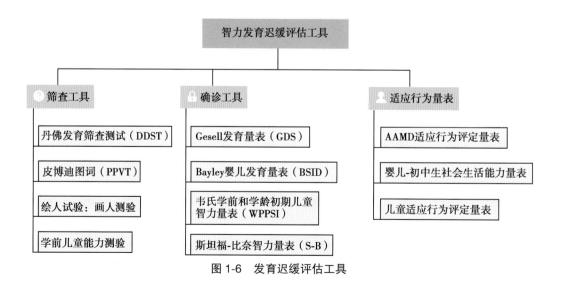

图 1-6　发育迟缓评估工具

3. 评估注意事项

(1)一旦觉察儿童有智力落后早期表现,应及时去专业机构确诊。

(2)评估前需准备好,明确评估的目的、对象、内容;评估时按要求,评估后整理并分析结果,得出正确的评价和诊断。

(3)依据对象表现选择合适的测评工具及适当的评估方法。

(4)必须结合其他方法进行综合评估。

(5)评估时,需考虑家庭成员及生活环境对儿童的影响。

(6)注意保密原则。

(7)诊断儿童为发育迟缓后,积极主动配合相关机构进行早期干预和训练。

(8)专业人员之间、专业人员与家庭成员及其他工作人员之间需协调合作。

(二)儿童智力发育评定

1. 新生儿认知功能评定

(1)新生儿的原始反射:原始反射是胎儿期最早出现的运动形式,并在婴儿出生后一定时间内仍持续存在。在新生儿时大脑皮质还未发育完全,用原始反射如吸吮反射等以适应外界条件维持生存。非条件反射具有不精确、容易泛化等特点。

(2)新生儿的条件反射:是后天形成的,是建立在无条件反射基础上的对刺激规律性反应活动。明确的条件反射的出现是心理发生的标志。

(3)新生儿行为评定量表(Neonatal Behavioral Assessment Scale,NBNA):由美国著名儿科医生 T. B. Brazeton 制订,主要适用于出生 0~30 天的新生儿,NBNA 用于诊断和预测新生儿的发育水平计状况。NBNA 量表分 6 大类,新生儿对环境刺激的行为反应的检查项目有 27 个。包含:①习惯化:新生儿对声、光等刺激物的反应,因为反复刺激而减少的速度;②定向反应:新生儿对刺激物注视、倾听和反馈的时间及程度;③运动的成熟性:新生儿在整个评估过程中协调、控制活动的程度和能力;④变异性:新生儿在整个评估过程中的觉醒和睡眠状态、肤色的变化、活动及高度兴奋过程中变化的速度和大小;⑤自我安静能力:新生儿在烦躁、哭闹时自我静下来的速度和程度;⑥社交往来行为:新生儿对人微笑和发音的情况。每个项目均有 3 个评分等级,评分在中间的为正常反应,两端等级的都偏离了正常,如有偏离正常的新生儿就要到康复中心定期评估,早期干预,预防脑瘫的发生。

2. 婴幼儿、儿童智力发育评定

我国常用婴幼儿、儿童常用认知发育筛查与测评量表,见表 1-1,表 1-2。

在幼儿期、儿童期可以通过言语应答来评估认知水平,但婴儿的言语能力有限,不能用言语应答来研究和评测婴儿的认知发育,故在婴儿期,儿童的认知发育水平大多通过其动作反映出来,通过动作发育推断认知发育。而脑瘫儿童因有运动障碍,影响评估量表中操作性课题表达,导致肢体障碍严重的患儿的认知评估结果偏低;有的存在言语障碍,不能很好地应答,认知评估也容易过低,评估的分值与实际认知水平不相符。因此,目前的评估方法并不能对所有患儿的认知作出正确判断,只能作为诊断的参考。

表 1-1　儿童常用认知发育筛查与测评量表

测验名称	适用年龄	国内应用情况
发育量表		
• 丹佛发育筛查量表（DDST）	2 个月 ~6 岁	我国修订，区域常模
• 格赛尔发育诊断量表（GDDS）	4 周 ~6 岁	我国修订，区域常模
• 贝利婴儿发育量表（BSID）	2 个月 ~2.5 岁	我国修订，全国常模
智力测验		
• 韦氏学前儿童智力量表（WPPSI）	4~6.5 岁	我国修订，全国常模
• 韦氏儿童智力量表（WISC）	6.5~16.5 岁	我国修订，全国常模
适应行为量表		
• 婴儿初中学生社会生活能力量表	6 个月 ~14 岁	我国修订，全国常模

表 1-2　我国常用婴幼儿、儿童认知发育筛查与测评量表适应年龄

1个月	2个月	6个月		2岁半		4岁		6岁	6岁半				14岁			16岁半
	丹佛发育筛查量表															
	格赛尔发育诊断量表															
贝利婴儿发育量表																
			韦氏学前儿童智力量表													
							韦氏儿童智力量表									
	婴儿初中学生社会生活能力量表															

（三）筛查量表

1. 丹佛发育筛查量表（DDST）　是美国丹佛学者 W. K. Frankenburg 与 J. B. Dodds 编制的。DDST 的检查对象为 0~6 岁的婴幼儿，如其不能完成选定项目，则认为该婴幼儿可能有问题，需完善其他的诊断性检查。DDST 是发育筛查量表，不是测定智商，不能预言此婴幼儿目前和将来的适应能力及智力高低。DDST 有 104 个测试项目，包含评测个人 - 社会、细动作 - 适应性、语言及大运动四方面。有正常、可疑、异常及无法解释四种筛查结果。除正常外，其余三种情况的儿童需定期复查。如复查结果仍不正常，则需进一步检查。此筛查方法的实用价值在于能筛查出一些发育上可能有问题而临床上无症状的患儿；对可能有问题的儿童用 DDST 筛查去证实或否定；亦可对高危因素婴幼儿进行发育监测，同时还能区别患儿属于哪一个能区的发育迟缓，进而对该能区进行早期干预。

2. 绘人智能测验（draw person test） 此法适用于 4~12 岁的儿童，是一种能引起儿童兴趣、简便易行的智能测验方法，可测定儿童的智能成熟程度。儿童可以在绘人作品中表现出注意力、记忆力、观察力、想象力和创造力，以及空间知觉和方位知觉，体现儿童智能由具体形象思维向抽象逻辑思维发展，亦可以看出儿童绘画技能和手眼协调等精细动作的发育。

3. 其他方法 包括图片词汇测验及分类测验。

（四）诊断量表

目前常用格赛尔发育诊断量表及韦氏儿童智力量表两种量表：

1. 格赛尔发育诊断量表（GDDS） 由美国著名儿童心理学家格赛尔（A. Gesell）和他的同事经过数十年的系统研究总结而来，以正常行为常模来评估受试者观察到的行为方式，故不是测量智商。适用于 4 周至 6 岁的婴幼儿，测试内容包含适应性行为、大运动、语言、精细动作及个人 - 社会性行为五个能区。量表依照 8 个关键年龄（4 周、16 周、28 周、40 周、52 周、18 个月、24 个月、36 个月）分为 8 个分量表，测出儿童发展的成熟年龄，转换得出发育商（DQ），DQ = 测得年龄 / 实际年龄 × 100。此量表优点为符合婴儿的发展规律且专业性强。缺点是内容比较多，使用时不够方便，且采用比率智商，标准化程度不够严格。

2. 贝利婴儿发育量表（Bayley） 由美国著名的儿童心理学家贝利 1933 年编制，1969 年进行修订，国内根据此量表作了中国修订版，目前广泛用于临床发育检测。贝利婴儿发育量表适用于 2~30 个月的儿童，包括三个分量表：①智能量表（mental scale）：内容有知觉、记忆、学习、问题解决、发育、初步的语言交流、初步的抽象思维活动等——智能发育指数（MDI）；②运动量表（motor scale）：主要测量坐、站、走、爬楼等粗大动作能力，以及双手和手指的操作技能——心理运动发育指数（PDI）；③婴儿行为记录表（infant behavior record）：是一种等级评定量表，用来评定儿童个性发育的各个方面，如情绪、社会行为、注意广度及目标定向等。

3. 韦氏儿童智力量表（WISC） 最早发表于 1949 年，北京师范大学 2008 年完成了 WISC_IV 中文版的修订。适合于 6.5~16.5 岁的中小学生，包含语言性检查和动作性检查两项：

（1）语言性检查的项目 ①常识：了解儿童所掌握的知识范围；②类似性课题的检查：测定抽象逻辑推理力、概括力、语言概念的发现力；③算术与单词：分别测量儿童的计算能力和对字词的定义和口语概念的理解能力；④理解能力：理解各种状况的能力，解决问题的能力；⑤背数：测定儿童的序列性、记忆力、心智警觉、注意力；⑥填图：测定儿童的空间方位及认知的辨别能力。

（2）动作性检查的项目 ①测定完成绘画的能力：了解儿童的知觉概念；②绘画排列：测定儿童掌握整体状况的能力；③积木图案的排列：测定儿童掌握空间关系的情况；④组合能力：了解儿童从部分向整体的洞察能力；⑤判断符号：了解儿童的对照力、短时记忆力、手眼协调、注意力；⑥迷宫：了解儿童的观察、判断能力。

4. 韦氏学龄前儿童智力量表（WPPSI） 适用于 4~6 岁半儿童，测试项目与形式与 WISC 基本相同。全量表包含语言量表和操作量表，测定值按量表规定评分，再换算成离差智商值，包括操作智商（PIQ）、语言智商（VIQ）、总智商（FIQ）。总智商低于 70 时，考虑智力低下。

(五) 社会适应能力检查

社会适应能力是指儿童的日常生活自理能力和社会交往能力。对大于5岁的儿童要判断是否有智力障碍,需要完善社会适应能力评估。目前,我国评估儿童社会适应能力的量表主要包括婴儿-初中学生社会生活能力量表和儿童适应行为量表。

1. 婴儿-初中学生社会生活能力量表 此表用于评定6个月~14岁或15岁儿童的社会生活能力,可协助全面性发育迟缓(智力障碍)的诊断。全量表共设132项,6个领域,简便易行、费时短、比较适用。

(1)独立生活能力评定:进食、更衣、排泄、个人卫生和集体卫生情况。

(2)运动能力评定:走路、上楼梯、过马路、串门、外出活动的能力。

(3)操作能力评定:抓握物品、做家务、使用工具的能力。

(4)沟通能力评定:语言表达与理解、日常语言的应用技能等。

(5)社会化能力评定:独立性、自律、自控、关心他人等状况。

2. 儿童适应行为量表 共有59个项目,3个因子和8个分量。

(1)独立功能因子:包括感觉运动、生活自理、劳动技能、经济生活,评定与自助有关的行为技能。

(2)认知功能因子:包括语言发育和空间定向,评定语言功能、日常知识应用技能和认知功能。

(3)社会自制因子:包括个人取向和社会责任2个分量表,评定个人自律、遵守社会规范等方面的行为能力。

评定结果以适应行为离差商(ADQ)表示,反映被评定儿童的总适应行为水平,可判断有无适应行为缺陷。

六、认知障碍的早期表现、干预的时间和意义

儿童认知发育障碍,"早期"是指从出生到上学前(6~7岁)这段时间,是指可能导致认知发育障碍发生的早期或初期。"干预"的含义比较广泛,包括医疗与保健、教育与训练、社会心理咨询。

认知发育障碍儿童的"早期干预"是指尽可能在认知发育障碍年龄幼小的时候或可能导致认知落后的疾病发生的早期,有组织、有目的地提供丰富环境中的教育训练活动。同时兼顾医疗保健、心理治疗和社会支持辅导,来满足他们的日常社会需求,促其发育发展,使其潜能得到最大限度的发挥。待他们长到学龄阶段,可以更好地接受特殊教育或正常儿童教育,长大成人后可以参加一些社会劳动,达到自食其力。

(一) 儿童认知发育障碍的早期表现

1. 进食困难 出现在婴儿时期。智力落后的婴儿最早表现出来的症状往往是吃奶困难,不会吸吮,特别容易吐奶,提示神经系统有损伤,日后智力可能会受影响。到半岁添加辅食以后,咀嚼晚,喂养困难,吃固体食物不易咽下且易致呕吐。

2. 面容、体态异常 有些先天性智力落后的婴幼儿在面容体态上有异常表现。比如先天愚型患儿有眼距过宽、双眼斜吊、塌鼻梁、舌头常拖在嘴外边、流口水等表现。患脑积水的孩子头围特别大,小头畸形的孩子头颅又特别小。甲状腺功能落后孩子的身材特别

矮小,苯丙酮尿症孩子的皮肤异常白、毛发颜色特别浅等。

3. 运动发育缓慢　认知落后的婴幼儿比正常婴幼儿运动明显发育迟缓。俯卧位抬头、坐、站、走等动作的起始年龄都比正常同龄儿要晚。4 个月时仍不能抬头,10 个月时仍不会独坐,12 个月后不会用手指捏东西,开始走路时两脚仍到处乱踢,往往要到 3~4 岁或 4~5 岁才会自己走,而且走不稳。

4. 各种能力发育迟缓　语言能力、思维能力、记忆能力等均差于同龄宝宝。比如,语言能力方面,正常婴儿在 7~8 个月时就会模仿声音,1 岁左右会叫爸爸妈妈,1 岁半会说 10 来个字,能听懂简单的指令,2 岁左右会问简单问题,3 岁左右能基本表达自己的思想。凡是落后 4~5 个月,甚至落后 1~2 年才有这些表现,都应看作是智力落后的信号。再如记忆能力,往往不能辨别亲人和陌生人。

5. 呆滞、漠不关心　正常婴儿出生后不久,就对环境中的人、事开始感兴趣,只要醒着,总要东张西望。可是智力落后的婴儿却对环境漠不关心。生后 1~2 个月时还不会与成人用眼睛对视,逗他时也不笑,整天非常安静,很少哭闹。这类婴儿往往因为其过分安静而受到表扬,一般很容易忽视他的智力问题。

6. 睡眠过多　总是处于睡眠状态或睡眠过多,而且不易唤醒。

7. 过于多动　和过于安静的婴儿相反,多动也是某些智力落后婴幼儿的一个特点。许多智力落后的婴幼儿不能安静地待一会儿,无时无刻不在活动,特别明显地表现在 4~5 岁的儿童身上。这种多动与正常儿童的活泼、淘气不同,他并没有什么目的,只是一种不可抑制的兴奋而已,碰到什么就摸什么,碰倒椅子和凳子也不知道扶起来。

8. 注意力不集中　认知落后婴幼儿的注意力很不集中。他们比正常婴幼儿注意力集中时间明显缩短。甚至到 5~6 岁时,集中注意某个东西的时间也不超过 5~6 分钟。他们对外界也很少关注。

9. 视力和听力缺陷　严重视听缺陷,如深度近视、远视、散光、极重度听力损失、弱听等,对智力也有很大影响。因为视和听是人与外界的交流,视力和听力缺陷会使智力发育落后。

(二) 儿童认知发育障碍与正常儿童发育早期区别

有些家长反映自己的孩子小时候很乖,很好带,挺省事的,不用太操心,即所谓的“乖孩子”。这种孩子出生后,随着岁月增加,身体逐渐长大,但他们对外界反应冷漠,常“乖乖地睡着”,大人逗他无反应,即使肚子饿了也不哭,裤子湿了也无反应,这恰恰是智力落后的一个重要特征。

将正常儿童与智力发育迟缓儿童进行对比可以发现:

1. 正常儿童 2~3 个月会微笑,智力发育迟缓儿童 6 个月多仍无表情,视力发育迟缓,眼神不会跟踪亮光或物体,对声响缺乏反应。

2. 认知发育障碍儿童咀嚼、喂奶困难,吃固体食物易吐。

3. 认知发育障碍儿童学会走路较晚,2~3 岁时仍出现双足相互乱碰。

4. 正常儿童 3 个月时躺在床上会看自己的双手,当 5~6 个月手功能熟练时,看手动作就会消失,而智力发育迟缓往往看手动作持续到 6 个月后。

5. 正常儿童 15~16 个月时就不会把东西随地乱丢,而智力发育迟缓儿童持续时间要更长。

6. 正常儿童1岁停止流口水,儿童智力发育迟缓2~3岁仍持续。

7. 清醒时,智力发育迟缓儿童昼夜磨牙。

8. 认知发育障碍儿童反复刺激或持续刺激或打针拔出后才引起哭闹,哭时发出喉音有时尖锐或尖叫,也有哭声无力,或哭时音调变化。

9. 认知发育障碍儿童对周围事物缺乏兴趣、精神不集中、反应迟钝。

10. 认知发育障碍儿童有多睡或无目的地多动。

(三)儿童认知发育障碍早期危险信号

有些孩子在一定年龄范围内,迟迟达不到所规定的行为标准,这种现象即通常所说的智力发育危险信号。现列出婴幼儿的身心发育口诀,便于家长对照和掌握:一视二听三抬头,四握五抓六翻身,七坐八爬九扶站,十捏周岁独站稳。

下面是按年龄顺序排列的早期常见的危险信号:

1. **3个月** 孩子的颈部仍软弱无力,不会自己抬头;对周围声音没反应;见到家人不会笑。

2. **6个月** 孩子的双手仍常常紧握,两眼总看手;两眼对周围的人和物没有反应,见到亲人缺乏兴趣;进食时没有咀嚼动作,常发生吞咽困难;老是躺着,多睡不哭,没有吃和玩的要求。

3. **9个月** 孩子既不会翻身,也不会坐;不会抓取近处玩具,也不会将玩具拿到手。

4. **1岁** 孩子还不会爬;不会用拇指、示指配合捏住花生米粒,也不会捏饼干渣;不会伸出示指,不会用手指人和物,也不会抠、抓动作;常表现出无目的的多动,注意力不集中。

5. **1岁半** 不会独站;不会叫"爸爸""妈妈"。

6. **2岁** 不会独自行走;不会按照要求,指出自己的眼、耳、鼻、口等;仍然常流口水。家长且观察到上述信号,要及时前往医疗机构进行测查,发现有智力落后应及时治疗。

(四)儿童认知发育障碍早期干预意义

实践和研究都证明,早期干预可以有效预防心理、社会因素引起的智力低下,也可预防和减轻因围生期脑损伤或先天因素所致的儿童智力落后。早期干预能有效地降低智力低下的发生率,减轻智力低下的严重程度。早期干预越早进行越好,时间越长效果越好。轻度认知落后的儿童接受早期干预的效果较中、重度落后的效果好。家长的良好参与可以提高干预的效果。

1. 受过早期干预的智力发育迟缓儿童进入小学后,比较喜欢上学,肢体动作、语言表达能力、理解能力、自理能力及一般性推理能力都明显高于未受过早期干预的智力发育迟缓儿童。

2. 早期干预不但可以提高智力发育迟缓的学习成绩,还可以提高智商,而且这些变化是长期的。

3. 受过早期教育的智力发育迟缓相当一部分可以进入普通小学就读,而不需要在特殊学校或福利院接受特殊的照顾。

4. 早期干预对各类智力发育迟缓的效果都极为显著,对不同残疾程度的儿童也都有良好的效果。

5. 早期干预开始的时间越早,智力发育迟缓儿童年龄越小,效果越好。早期干预不但可以使智力发育迟缓受益,也可以使家庭、社会从中受益。

(五) 需要进行早期干预儿童对象

1. 可能有智力发育迟缓的高危儿童,这类儿童也成为发育易感儿,如有早产或新生儿窒息史的儿童、颅内出血、产伤、足月小样儿、胎龄小于 27 周的早产儿,以及大于 42 周的过期产、缺氧缺血性脑病、胆红素脑病、先天畸形、重症感染、惊厥等病症的儿童。

2. 生理上正常,但是由于缺乏早期生活经验和社会交往而影响了智力正常发展的儿童。

3. 具有高危表现(即具有神经精神运动发育偏离的表现),或已确诊的智力落后或全面发育障碍儿童。

(六) 早期干预进行的时间如何界定

早期干预的对象以 0~6 岁儿童为宜,最好是在 1 岁以前就开始,年龄越小效果越好。一经发现即应马上开始。6 岁以前是智力发展的关键期,当孩子 5 岁时开始早期干预,知识可以增加,但是智力不一定能提高。

(七) 认知发育障碍儿童早期干预特征

1. **个别化教育**　早期干预要根据智力发育迟缓儿童智力发展的不同水平、速度、特点制订独有针对性的教学计划,进行个别化教学。当然,普遍的有集体气氛的教学也不可少。

2. **小步子**　与正常儿童相比,智力发育迟缓儿童参与学习的行为项目最好分解成小段、小片,一段一段、一片一片地教,然后再连贯起来。如讲故事,先将它按照情节分成几段教,然后再合起来串成一个完整的故事。

3. **及时反馈**　反馈就是"返回"的意思。成人对儿童的行为作出反应,并且及时作出反应,使儿童马上知道自己的行为是对还是不对,这一点对智力发育迟缓儿童非常重要。凡是评价为"对了"的行为应该马上给予表扬、赞赏,凡是认为"错了"的行为应该马上予以纠正,这样,发育迟缓儿童今后更容易发生"对了"的行为,而"错了"的行为就会渐消失。

4. **及时强化**　"强化"是指对行为的一种反馈态度。及时强化,就是对儿童行为马上表态。凡是正确的行为,就用正强化反馈;凡是不正确的行为,就用负强化反馈。凡是受到正强化(正强化也称为"强化")的行为,容易再出现(即学会了);反之,受到负强化的行为就不容易再出现,而是渐渐趋于消失。

(八) 认知发育障碍儿童早期干预方式

1. **养育即教育,在生活中进行教学**　早期干预是为了让孩子具备生活自理的能力,最直接有效的方法是在生活中教学。生活中场景丰富,利用这些丰富的场景进行相应的教学,可使孩子全方位感受到这个动作或词汇的含义,用这种方法避免了课堂上重复而显枯燥的教育方法,使孩子易于接受而不反感。比如家里来客人,可以带着宝宝迎接,用语言和动作表示欢迎,让孩子知道在什么场景和怎么表示欢迎;每次穿裤子的时候,辅助孩子伸腿配合,同时说"妈妈给宝宝穿裤子了,宝宝伸伸腿",逐渐孩子就知道自己配合穿裤子了,而且即使不在穿裤子的情景中,一听到"伸腿"就可以做出相应的动作了;另外,要注重生活自理能力的培养,比如:学习自己用勺或用筷子,穿脱衣服、鞋袜,控制大小便等。

2. **回应式教学**　兴趣是最好的老师,因此,在教学过程中以孩子为主导,要尊重孩子想学及感兴趣的内容而教。比如孩子对某事物感兴趣时,要第一时间告诉孩子这是什么物体;孩子高兴时偶尔出现拍手动作,马上告诉他"哦,宝宝会拍手了,拍手拍手",同时辅以动作等。而不是僵化教学,填鸭式的灌输,引起孩子的反感。

3. 创造丰富适宜的环境　早期干预,即在丰富的环境中进行目标性教学活动。应根据孩子的发育水平及发育年龄,选择不同的环境,为孩子提供丰富适宜的环境,引导孩子主动探索。比如:1~2个月的孩子,可以准备黑白卡片,3个月左右的孩子,可以准备各种色彩鲜艳的大玩具、多种乐器玩具等,促进孩子视听觉的发展;4~6个月,可以准备易于抓握的玩具、地垫等,以利于孩子主动抓物及翻身的练习;6~8个月,宝宝会坐了,可以准备一些比较小的玩具,还有大小不同的容器,让宝宝坐在那里拿拿放放、敲敲碰碰等;8个月~1岁,是宝宝学习爬、站、行走关键时期,此时需要比较大的活动空间,可以铺上地垫,中间放置沙发或小椅子,用玩具引导,让孩子扶着椅子或沙发,练习站立、行走或蹲起等。

4. 在游戏中教　游戏不但是婴幼儿生活中最主要的活动方式,而且是他们了解世界、理解世界的最重要的学习方法。在古希腊语中,教育(paideia)只比游戏(paidia)多一个"e"字母,它们都与儿童的成长密切相关。可见教育与游戏两者是相通的。对于婴幼儿来说,游戏即学习,学习即游戏。孩子在游戏中都是处于一种积极主动的活动状态,这种状态下,孩子的学习能力也会强。游戏的方式多种多样,比如做婴儿操、抱着孩子转圈圈、在大球上颠滚、爬隧道、跳蹦床等。还有玩玩具,跟孩子咿呀对话聊天,吹泡泡,照镜子,找东西,藏猫猫,唱儿歌,猜谜语等认知语言的游戏,以及角色扮演、过家家,给娃娃喂水、换尿布等社交游戏。不同种类的游戏可以互相交叉重叠,比如抱着孩子在大球上颠滚时,可以随着颠滚的节律唱儿歌,吹泡泡时可以跳起来打泡泡,照镜子时可以指五官,还可以对着镜子歌舞等。角色扮演游戏中会有各种奔跑、跳跃等运动,还有听指令等,一个游戏中可以融合运动、精细、语言、认知、社交各元素,促进婴幼儿的整个大脑以全面的方式发育和成熟起来。

5. 幼儿及学龄期儿童随班就读方式

(九) 早期干预特点

1. 重复教学　正常孩子学习的特点是学得快、忘得快,所以需要重复教学,巩固印象。而智力落后孩子的学习能力较正常孩子的学习能力弱,所以重复的次数可以是正常孩子教学次数的几十倍,甚至几百倍。

2. 由易到难,由简到繁　比如学习语言,先学叠音词,然后学双音词,学小短句,学习较复杂的句子。例如学单词阶段,当孩子指着妈妈的时候,妈妈可以拍拍自己说:"妈妈";而学句子阶段,可以告诉孩子"我是妈妈"。教孩子语言的时候,一定要表情夸张、语速慢、口型清楚。

3. 教学方法灵活多变　孩子的耐心有限、注意力持续时间不长,为吸引孩子积极参与,常更换教学方法是必要的。例如言语训练中吹气的训练,不应刻板地让孩子持续地坐在座椅子上吹气,而应以游戏式的吹泡泡、吹纸片、吹蜡烛、吹头发丝等方式,增强孩子主动参与力。

4. 及时反馈,积极鼓励　在学习过程中或学习结束时,要给予孩子及时的反馈,让孩子知道哪里做得对,哪里做错了。要及时强化,可以是物质的强化,比如一粒糖果,也可以是精神强化,比如一个拥抱。运用正强化,可提高孩子自信心和学习兴趣。

5. 能力逐渐泛化　有的孩子经过学习,知道妈妈是女的、爸爸是男的,但是问叔叔和阿姨的性别就说不出来,这就是能力没有泛化。我们要逐渐将孩子能力泛化,比如告诉孩子妈妈是女的时候,提示说因为妈妈有长头发、穿裙子、说话声音比较柔和等,引导孩子了解一些共性的东西,理解"女"的意思。

6. 实例教学优于抽象教学　要避免完全抽象的教学,最好用实物、图片等直观教学,创造具体的情景,让孩子在实际情境中学习,更利于理解和记忆。比如教孩子认识香梨,可以给孩子一个香梨,看看香梨,摸摸香梨,感受一下香梨的性状(形状、色彩),然后闻一闻香梨的香味,再尝尝香梨的味道,看看香梨的图片等。这样,孩子对于香梨的印象就比较深刻了,也比较容易记住。

(十) 随访管理

1. 0~6 个月(纠正月龄)　每个月随诊一次,第一次看诊除了详细询问病史,实验室检查资料,还要做体格检查,以及新生儿 20 项行为神经测定、GM Trust 全身运动评估(GMs)、0~1 岁神经运动检查 20 项等。6 个月做智力测查,根据高危儿综合的情况,对家长交代病情,了解家长的情绪,尽可能解除其焦虑,指导家长如何学习进行早期干预。在此月龄段,可以通过家长课堂或网上课堂给家长讲课。以后的随诊时需要了解上次随诊后的进步情况,验收家长是否进行了早期干预,鼓励进步。做 0~1 岁神经运动检查 20 项检查,再次进行早期综合干预指导 1~2 次,对下次的发展目标提出要求。

2. 7~12 个月(纠正月龄)　后半年内每 2 个月随诊一次,每次做 0~1 岁神经运动检查 20 项检查,1 岁做智力测查。随诊除上述内容以外,还应检查和指导大运动、精细动作、语言认知发育和社会交往等能力的发展。如果有智力落后现象,可以每周进行专业训练 1~3 次,并指导家长在家进行早期干预。如果有条件,可以在早期干预机构进行上述强化训练 1~2 个月,使智力发展赶上正常后,然后指导在家中进行早期干预。

3. 1~2 岁(纠正月龄)　根据具体情况每 3~6 个月随诊一次,每半年做智力测查。要注意生活自理能力的培养,学会自己进食,进行如厕训练。注意良好行为的培养。如果发现智力落后,需要强化智力训练,如感觉统合训练、一对一特殊教育、作业治疗等。所有的训练是以家庭为中心、父母为第一责任人。专业人员除直接参加训练以外,还要给家长技术指导,以便其在家中进行训练,使所有高危儿能发展他们的潜能,目的是使其智能发展达到最好的水平。

(熊裕娟　胡继红)

参考文献

1. 姜玉武. 规范神经发育障碍性疾病的诊断开展神经遗传学的病因研究. 中华儿科杂志, 2009, 47 (8): 561-564.

2. American Psychiatric Association. Diagnostic and statistical manual of mental disorder: DSM-5. 5th ed. Washington DC: American Psychiatric Association, 2013, 33: 38-41.

3. YAQOOB M. BASHIR A, ZAMAN S, et al. Mild intellectual disability in children in Lahore, Pakistan: aetiology and risk factors. J Intellect Disabil Res, 2004, 48 (7): 663-671.

4. SHASHI V, MCCONKIE, ROSELI A, et al. The utility of the traditional medical genetics diagnostic evaluation in the context of next-generation sequencing for undiagnosed genetic disorders. Genet Med, 2014, 16 (2): 176-182.

5. van Bokhoven H. Genetic and epigenetic networks in intellectual disabilities. Annu Rev Genet, 2011, 45: 81-104.

6. 中华医学会儿科学分会神经学组, 中国医师协会神经内科分会儿童神经疾病专业委员会. 儿童智力障碍或全面发育迟缓病因诊断策略专家共识. 中华儿科杂志, 2018, 56 (11): 806-810.

7. 静进. 小儿心理与心理行为疾病. 广州: 广东科技出版社, 2005.

8. 李晓捷. 儿童康复学. 北京: 人民卫生出版社, 2018.

2

第二章

儿童正常认知功能发育进程

第一节 儿童正常认知功能发育概述

一、认知和智力的概念

认知是大脑反映客观事物的特征、状态及相互联系,并解释事物对人的意义与作用的能力,是一种高级功能,包括记忆力、观察力、思维能力、抽象概括能力、想象力、注意力等能力。儿童神经系统发育成熟过程就是认知功能在不断地发育发展。智力也称作智能,是学习能力、保持知识、推理和应付新情景的能力,反映了人们在认知事物方面的各种能力,即观察力、注意力、思维能力及想象能力的综合,其核心成分是想象思维能力和创造性解决问答的能力。

智力测试是指对智力进行科学的测试,从而了解智力的高低,也就是我们通常说的智商(IQ)。平均智商为 100 分,大多数人的得分为 85~115 分,如果智商低于 70~75 分,则被认为是智障。这里要特别注意的是,因 5 岁前的儿童智商是可变化的,所以不称其为智商,而称为发育商(DQ)。需要注意的是,智商测试需要在专业人员指导下进行才能得到更加可靠的结果。

二、正常儿童的认知发育过程

认知是了解事物的特征、状态和相互联系,以及事物对人的意义及作用。主要包括以下三种能力:①学习能力;②思维和推理能力;③在社会活动中,解决问题和适应环境变化的能力。认知既包括了解事物的形态、颜色、数量、质量、重量等具体概念,也包括了解时间、空间因果关系及语言、意义、价值等抽象概念。儿童的认知发育是通过积极活动发展起来的。小儿最初以各种反射性活动对环境做出应答,随着儿童的发展反射性活动逐渐变为随意的活动。儿童的活动方式也随年龄的增长而不断发生变化,总趋势是从外部动作活动转向内部心理活动。儿童认知的发展是连续的、有顺序的,从简单到复杂,从低级到高级的螺旋式发展过程。但在婴幼儿时期,我们更多地运用运动能、精细动作、语言等评估儿童的智能水平,而感知觉是整个认知发育过程的基础。

(一) 感知觉

1. **感觉** 指人脑对直接作用于感觉器官的客观事物个别属性的认识,如颜色、声音、香味等事物某一方面的个别属性。在此过程中,当通过感觉器官时,感觉器官将感受到内外环境中的各种刺激转换成生物信号,并通过一定的信息传导通路传到大脑中枢的特定区域,引起相应的视觉、听觉、嗅觉、皮肤觉等。外部感觉包括视觉、听觉、嗅觉、味觉和皮肤感觉等;内部感觉包括机体觉,如饥、渴、胃痛等身体各器官所处的状态,平衡觉和运动觉等。

2. **知觉** 知觉是把感觉信息与某些已建立的图式、表象或概念相配,使儿童去理解事物。

举个例子：我们最熟悉的一首童谣，小白兔，白又白，两只耳朵竖起来……。上述都是视觉带给我们体验，也就是前面所说的感觉，通过这些感觉与既往储存在大脑中的小白兔相配，得知描述的是小白兔，这个结论就是知觉活动。

(二) 运动能

婴幼儿的动作发育是在大脑中枢、神经、骨骼肌控制下进行的，因此，婴幼儿的动作发育、身体发育和神经系统发育有着密切的关系，对认知功能发育有重要的意义，其为认知功能发育创造了条件，早期运动发育的水平标志着认知功能的发育，在婴儿智能发育检查中，大运动检查是智能检查的重要方面。

(三) 精细动作

俗话说"心灵手巧"，表明社会认同精细动作对于人认知功能有着重大的影响，婴幼儿精细动作的发育，主要是指其手动作发育，虽然人们获取各种信息绝大多数是通过听觉和视觉获得的，但手的触觉也是人们认识事物的重要途径。如果只有视觉和听觉参与而没有触觉参与，那人对事物的认识也不全面也不准确，就无法感知轻重、粗细、软硬，所以对事物认识要做到精细准确，需要各种感觉共同参与，相互补充。研究表明，手部动作对大脑的活性化程度有影响，对事物认知要做到精细准确，精细动作的发育对认知功能有重大的积极的作用，因此也成为各种智能发育量表检查的重要组成部分。

(四) 语言能力

儿童的言语能力依赖于大脑的整体功能及言语中枢的功能成熟，语言发育在婴幼儿认知和社会功能的发生和发育过程中起着重要的作用。婴幼儿时期是语言发育时期，1~2岁开始进入正式学说话阶段，2.5~4岁时语音发育的飞跃期，到了5岁左右，语言系统基本完善，汉语儿童也在5岁大致掌握了汉语普通话的基本发音，6岁可以流利地说话了。

第二节　儿童各个时期认知发育特点

(一) 胎儿期

从受精卵形成至胎儿娩出前为胎儿期(共40周)。母亲妊娠期间如受自身及外界不利因素影响，包括遗传、年龄、感染、放射线、化学物质、外伤、营养缺乏、疾病和心理创伤等，都可能影响胎儿的正常生长发育，导致畸形、流产或宫内发育障碍。

1. **视觉**　婴儿的视觉器官在胎儿时期已经基本发育成熟，并能传递和整合视觉信息的功能。4~5个月的胎儿已经能对视觉刺激产生灵敏反应。

2. **听觉**　听觉在胎儿期已经存在，胎儿听觉感受器在6个月时已基本发育成熟。胎儿出生前3个月就可以建立听觉，产前诊断时可用超声检查监测胎儿眨眼反应来测试其听力是否正常，并作为产前鉴别胎儿耳聋的可靠依据。目前认为5~6个月的胎儿已经开始建立听觉系统，并听到母体频率为1 000Hz以下的外界声音，因此，施行胎儿音乐教育是可行的。但过度刺激会不会影响胎儿发育呢？值得我们进一步探讨。

3. **嗅觉、味觉、触觉**　胎儿7~8个月时嗅觉感受器已经非常成熟了。味觉感受器在胚胎3个月时开始发育，6个月时形成，出生时已经完好。胎儿生活在一个复杂且成分经常变化的化学环境里,9$^+$周时已能张嘴,舌部也开始运动,随后产生明显的吞咽行为,这时味觉已初步成熟,最迟从4个月开始,就能够感受足够的味觉刺激。触觉最早的表现也是在胎儿期,胎儿在第49天时就有初步的触觉反应,2个月时对明显刺激能产生反应活动,4~5个月时触及胎儿的上唇或舌头就会产生嘴的开闭活动,好像在吸吮。

胎儿能感知母亲的高兴、激动、不安和悲伤,怀孕期间保持轻松、愉快的心情是有利于胎儿发育的,长时间的压力或严重的心理创伤会影响胎儿发育,有研究表明这种影响可能持续到出生后。

(二)婴儿期

自出生到1周岁之前为婴儿期。该阶段认知能力最先发育而且发育最快的是感知觉,婴儿是通过感知觉获取周围环境的信息并适应周围环境,这一过程是主动、积极、有选择性的。

1. **视觉** 出生后1个多月的婴儿就能看到光和影,视力不到0.1,仅能看清15~30cm的物体,也就是说,如果用黑白卡片练习宝宝的追视,就要把卡片放在15~30cm内,他才能看得清;2个月的婴儿视觉集中的现象越来越明显,喜欢看活动的物体和熟人的脸;到了3个月时能固定视物,看清约75cm远的物体,注视的时间也明显延长。2个月大的婴儿色觉开始发育,3个月时可辨别彩色和非彩色,喜欢明亮鲜艳的颜色,尤其是红色,不喜欢暗淡的颜色,他们喜爱的颜色一般顺序为红、黄、绿、橙、蓝等。所以买玩具的时候可以优先考虑红色。

2. **听觉** 通常我们认为新生儿就能对某些声音发生反应,但实际3个月时才能感受不同方位发出的声音,并将头部转向声源。3~4个月的婴儿,已经能对音乐表现出愉快,对强烈的声音表示不安;6个月的婴儿能从母亲的语言中辨识韵母;1岁时能分辨出声母的不同,以及周围环境中的多种声音,如发现先天性听觉障碍,6个月前应及时矫正才不会妨碍语言的发育。语言发育是有敏感期的,错过了敏感期,就算听力恢复了,也学不会说话,这也是"聋"和"哑"为什么总是相伴出现的重要原因之一。因此,婴儿期是儿童语言发育最迅速的时期,听觉的发育对语言的形成具有重要的意义。

3. **嗅觉、味觉、触觉** 新生儿出生不到12小时就有嗅觉表现,1周左右能区分多种气味,并形成味觉习惯化和味觉适应,新生儿期可有一定的味觉,4~5个月是味觉发育的关键期,此阶段添加少量的辅食非常重要;触觉对于新生儿的神经系统功能起着很重要的作用,对于儿童的动作和心理发展有着重大的意义。

4. **粗大运动** 粗大运动发育主要包括反射发育和姿势运动的发育(表2-1)。在婴儿时期前期运动发育是原始反射逐渐被有意识的活动替代,原始反射也是后来各种分离动作和随意动作的基础。粗大运动发育主要包括反射发育和姿势运动的发育。

5. **精细操作** 在婴儿期内有目的、有计划、有预见性的随意动作不能被看到,因为有目的、有计划、有预见性的随意动作与言语的发育直接相联系,有人对婴幼儿的精细运动发育顺序进行研究,发现婴幼儿精细操作发育也有规律可循(表2-2)。

6. **语言发育** 人从出生就开始学习语言,婴儿期为言语发生的转变阶段,儿童三方面的能力得到发育,即前语音感知能力、前言语发音能力和前言语交际能力(表2-3)。儿童的前言语阶段或言语准备期,一般指婴儿出生到说出具有真正意义的第一个词之前的一段时间。

表 2-1　婴幼儿运动姿势运动发育特点

年龄	仰卧位	俯卧位	坐位	立位
新生儿	第一屈曲期(四肢呈现屈曲或半屈曲状态,左右对称或稍有对称)	臀高头低	全前倾	踏步反应(阳性支持反应)
2个月	第二伸展期,非对称性的伸展	头与臀同高,出现瞬间抬头	半前倾	不能负重
3个月		肘支撑,抬头45°,支点在胸部		短暂支持体重
4个月	第二屈曲期,出现手眼口协调动作,可从仰卧位翻身至俯卧位	肘支撑为主,抬头45°~90°(稳定),支点在胸腹部	半前倾坐/扶腰坐	足尖支持体重
5个月		手支撑,抬头90°,支点上腹部	扶腰坐	立位跳跃
6个月		手支撑(前臂伸直),抬头90°以上,支点在骶尾部,可俯卧位翻身至仰卧位	独坐手支撑,出现坐位前方平衡	立位跳跃
7个月	抱脚玩:能自发(开始时协助)抱着脚玩或吃脚		直腰坐,出现坐位侧方平衡	扶站:扶持宝宝腋下站立,多数可站立,髋关节多不能充分伸展
8个月	第二伸展期,四肢自由伸展,躯干有回旋动作,可灵活左右翻身	腹爬:有手支撑或肘支撑,胸部离开床面但腹部不离开,可见下肢交替动作	扭身坐	扶站
9个月			坐位自由转换	抓站:宝宝能抓物站立或抓住检查者的手后自行站起,脊柱充分伸展
10个月	卧坐转换:无须协助,婴儿能较协调地从俯卧位坐起	膝手爬/四爬,用手和膝关节爬,腹部离开床面	出现坐位后方平衡	独站:能独站10秒以上,身体可能出现轻微晃动
11个月		熊爬/高爬	自由玩	牵手走 扶物下蹲取物
12个月			自由玩	独走

表 2-2 婴幼儿精细操作发育特点

年龄	精细操作
新生儿	紧握,触碰时能收缩
1 个月	双手常常握拳
2 个月	偶尔能张开手,偶尔能把手或手里的物品塞入口中舔
3 个月	手打开,触到物体时偶尔能抓住,将哗啦棒放在手中,能握住数秒钟
4 个月	能主动抓物,但定位不准,出现看手、玩手动作(6 个月消失),出现手眼协调
5 个月	抓物仍定位不准及不协调,物体抓握时间更长,双手抓物放嘴里
6 个月	能全手抓积木,双手同时拿玩具,能抱着脚玩,会撕纸玩
7 个月	桡侧手抓握,双手可有意识地传递物体
8 个月	桡侧手掌或手指抓握,用拇指和三指捏起小物品,会多种方法玩物体,如敲打等
9 个月	能对敲物体,出现拇指、示指捏小物体,如捏花生
10 个月	拇指与其他手指熟练捏起 0.6cm 的珠子,可示指触物,能主动放下手中的物体
11 个月	能将积木放入杯中,能打包在积木外的方巾
12 个月	能抛球,会将物体放入容器中并拿出另一个,能全手抓笔在纸上留下笔道

表 2-3 婴儿期语言发育特点

年龄	语言发育	语言发育阶段
1 个月	自发细小喉音,听声音有安静、眨眼等反应	简单发音阶段:2 个月前哭声为主发音,2 个月后开始发单音节词"a、o、e、u、i、ai、ei",引起照看者注意
2 个月	发 a、o、e 等母音,听声音有表情、肢体变化等复杂反应	
3 个月	不接触婴儿身体能笑出声	
4 个月	伊语作声,能找到声源(耳后上方 15cm 处轻摇铜铃,能转头寻找声音)	连续音节阶段:开始出现重复、连续的音节,比如"ya、ao、wa、ba、bei、da、dei、hi、gang",开始区别男声及女声、熟悉及陌生声音、愤怒和友好的声音
5 个月	对人及物发声,如 ma、pa、ba 等辅元结合音	
6 个月	叫名字转头,理解伸手表示要抱手势	
7 个月	发 da-da、ma-ma 等无所指	
8 个月	模仿声音,如咳嗽、弄舌的声音,可用动作手势表达,如主动伸手表示要抱、摊开手表示没有、咂咂嘴表示好吃	
9 个月	听得懂欢迎、再见,并能用手势语表达	学话萌芽阶段:开始模仿非语言的声音或成人发出的声音,开始理解一些手势语及称呼语、物品、动作,从 10 个月开始出现第一个有意义的词
10 个月	模仿发语声:如模仿"妈妈、爸爸、拿、走"等语,懂得常见物及人名称	
11 个月	有意识地发一个字音,如"爸、妈、拿、走、姨、奶、汪汪"等,懂得"不"的含义	
12 个月	叫爸爸、妈妈有所指,向他 / 她要东西知道给	

（三）幼儿期

自 1 岁至满 3 周岁之前为幼儿期，此期智能发育迅速；开始会走，活动范围渐广，接触社会事物渐多；语言、思维和社交能力的发育日渐增速；对于危险事物的识别能力和自身保护能力有限，易发生意外伤害。在 3 岁前运动、语言、精细操作得到快速发展（表 2-4）。

表 2-4　幼儿期运动、语言、精细操作发育

年龄	运动	语言	精细操作
12 个月	能独走	叫"爸爸、妈妈"有所指	全掌握笔留笔道
15 个月	独走自如、爬台阶	会指眼、耳、鼻、口、手，说 3~5 个字	搭 2~3 块积木，自发乱画
18 个月	跑步、跳	说 10 个字词	搭 3~4 块积木，模仿画道道，几页几页翻书
21 个月	脚尖走、扶楼梯上楼	说 3~5 个字的句子	水晶线穿扣眼
24 个月	双足跳离地面	说两句以上诗或儿歌，说常见物用途	搭 6~7 块积木，穿过扣眼后拉线
27 个月	独自上下楼	说 7~10 个字的句子，理解指令	模仿画竖道、对拉锁
30 个月	独脚站 2 秒	说出图片 10 样，说自己名字	搭 8~9 块积木，穿扣子 3~5 个，模仿搭桥
33 个月	立定跳远	说出性别，分清"里""外"	模仿画圆、拉拉锁
36 个月	双脚交替跳	说出图片 14 样，发音基本清楚	搭 9~10 块积木，模仿画交叉线，会拧螺丝

1 岁之后大运动主要行走跑跳的发育，立位平衡逐步建立；3 岁前是精细动作发育极为迅速的时期；语言也从 1 岁左右的单词句，到 1.5 岁左右的双词句，2 岁或 2.5 岁开始进入电报句阶段，3.3 岁是汉语简单句发育的关键时期。幼儿期是身心发展的重要时期，在此阶段形成的自我个性虽属雏形，却对未来的学习、事业、婚姻、家庭和社会等方面具有深远的影响。

（四）学龄前期

3 周岁至 6~7 岁入小学前为学龄前期。此期各类感觉功能已渐趋完善，空间知觉和时间知觉逐渐发育；智能发育更加迅速、理解力逐渐加强，好奇、好模仿；可用语言表达自己的思维和感情，思维活动主要是直观形象活动；神经系统兴奋过程占优势，抑制力量相对较弱，容易激动，喜欢喧闹，动作过多，注意力易分散；与同龄儿童和社会事物接触广，知识面扩大，自理能力和初步社交能力得到锻炼；初步对自身性别有所认识。

1. 学龄前期感知觉的发展　儿童的各种感觉都迅速完善，特别是空间知觉和时间知觉的发展。

（1）空间知觉：3 岁仅能辨别上下方位，4 岁开始辨别前后方位，5 岁能以自己为中心辨别左右方位，6 岁能完全正确地辨别上、下、前、后、左、右六个方位的水平。

(2)时间知觉:3~4岁已有初步的时间观念,如"早晨"是吃饭以前,"晚上"是妈妈下班的时候。4~5岁能正确辨别"昨天""今天"和"明天"。6岁左右开始辨别"前天""后天"和"大后天"。

(3)思维发育:①思维的具体形象性是学龄前期儿童思维的主要特点;②思维的抽象逻辑性开始萌芽;③学龄前期儿童思维的发育,也改变着思维中言语与行动的关系。

2. 学龄前期注意的发展 注意是指心理活动对一定对象的指向和集中。它包括无意注意和有意注意。无意注意也叫被动注意,是一种事先没有预定目的,主要由外界刺激点引起的,自然而然发生的注意。有意注意也叫主动注意,是一种有预定目的的注意。如小朋友在教室认真听老师讲课时,窗外飞过一只鸟。小朋友认真听老师讲课是有意注意,而看窗外飞过的鸟则是无意注意。

很多家长会经常抱怨孩子的注意力不集中,做事三心二意,其实是对孩子发育过程不了解所致,注意力的发育也是逐渐由短变长的。学龄前期儿童的无意注意达到了高度的发展,而有意注意还在逐步形成中。该年龄阶段的孩子注意时间短,容易分散,注意范围小,并且经常带有情绪色彩。他们对很多事物都能产生兴趣,都愿意去看看、摸摸、听听。所以,学龄前期儿童的注意对象仍是色彩鲜明、外观生动形象的事物。3~4岁时主动注意的时间仅为10分钟,5~6岁时一般不超过15分钟,随着学龄前儿童语言的发展,在对他们进行知识教育时,可使用一些新奇、色彩鲜艳、变化的道具,利用他们无意注意占优势的特点,通过生动、直观、有趣的方式逐步促进有意注意的形成,并在成人的要求和教育逐渐发展起来。3~4岁儿童的有意注意还不稳定,有赖于成人有计划地提出任务,帮助他们组织注意;5~6岁儿童能够独立地组织和控制自己的注意。

3. 学龄前期观察力的发展

(1)学龄前期儿童观察的发育阶段:观察的有意性可以分为四个阶段:

第一阶段(3岁):不能接受所给予的观察任务,不随意性起主要作用。

第二阶段(3~4岁):能接受观察任务,主动进行观察,但深刻性、坚持性差。

第三阶段(4~5岁):接受观察任务后,开始能坚持一段时间,进行观察。

第四阶段(6岁):接受观察任务后,能不断分解目标,坚持较长时间,反复进行观察。

(2)学龄前期儿童观察特性:包括观察的目的性、精确性、持续性和概括性。

4. 学龄前期记忆的发展 记忆最早可以追溯到3~4岁。3岁儿童可再现几星期前的事情,4岁儿童可再现几个月前的事情。

(1)记忆力的发展:3岁前儿童的记忆带有很大的童真性,凡是感兴趣的能带来鲜明印象的都容易记住。有意的记忆一般在3~4岁出现并逐渐发展起来,5岁后可运用简单的记忆方法来帮助记忆,如重复、联想。对于学龄前儿童机械识记占主导地位,无意记忆的效果优于有意记忆的效果,而且是以无意的形象记忆为主。

(2)记忆力的训练方法:虽然学龄前儿童容易学也容易忘,但此时教会孩子一些记忆训练,当面对大量需要记忆的东西,则不会感到十分困难。例如:①训练的内容形象化、趣味性、有节奏感,同时注意发挥儿童的想象力,如学习背诵儿歌、诗词。儿童虽不能完全领会意思,但对提高记忆能力有一定的益处。②儿童在积极的情绪状态下,记忆能达到良好效果,因此要重视激发儿童的学习兴趣和积极性。③学龄前期儿童容易受成人语言暗示的影响,即使未发生的事情,在被询问多次以后,许多孩子都会说发生过,如果家长给了错误的信息,孩子更容易将其融进自己的记忆中,而且保持相当长的时间,因此,要重视给儿童正确的信息,避免误导。

5. 学龄前期想象力的发展 想象在人类生活中起着重要作用,人类劳动与动物本能行为的根本区别在于借助想象力产生预期结果的表象。人生活的各个领域都离不开想象。从 3~4 岁开始就有想象了,如在想象性游戏中,常把玩偶当作小朋友,拿杯子给"娃娃"喝水,拿小手帕给娃娃"擦眼泪"等,都反映了小儿的想象力。但 4~6 岁时想象力仍是贫乏的、简单的、缺乏明确目的的、以无意想象为主,有意想象正在逐步发展,但不占主导地位,其中有意想象包括再造想象和创造想象。

(1)无意想象:①想象的主题多变,不能按一定目的下去,容易从一个主题转到另一个主题;②想象与现实分不开,不能把想象的事物跟现实的事物清楚地区分开;③想象具有特殊的夸大性,喜欢夸大事物的某些特征或情节;④以想象为满足,想象常常并不指向于某一预定的目的,而是以想象过程本身为满足,故富有幻想的性质。

(2)再造想象:以创造符合于描绘的形象为基础的想象。4~6 岁的小儿占主导地位,常借助于画报想象动物在森林中生活、嬉戏。

(3)创造想象:创造想象的前提是独立创造出来的,具有积极、有目的地运用直观表象探索满足需要途径的形式。随着小儿的发展,极大促进了想象的创造性。5~6 岁的小儿已能对大人提出的游戏主题通过自己的想象加以充实。如大人说"开轮船"游戏,小儿能主动提出游戏的情节、角色的分配及玩法等。想象能活跃孩子的思维,诱发创造的情趣,有利于智力发展。因此,家长应有意识地引导孩子从无意想象进入再造想象和创造想象,注意培养表达想象的基本技能,如通过续讲故事、补充画面、听音乐、提出问题等形式让孩子解决,培养孩子的想象能力。

第三节 0~6 岁儿童发育行为评估量表

评估儿童认知功能的量表有很多,2017 年,我国制定了 0~6 岁儿童发育行为评估量表(表 2-5)。该量表可以评估未满 7 岁儿童的发育行为水平,属于诊断量表,量表测定的领域包括大运动、精细动作、语言、适应能力和社会行为 5 个能区。每个能区评估的内容不同,大运动能区是评估身体的姿势、头的平衡,以及坐、爬、立、走、跑、跳的能力;精细动作能区评估手指使用的能力;语言能区评估的是语言的理解和表达能力;适应能力能区评估的是儿童对其周围自然环境和社会需要作出反应和适应的能力;社会行为能区评估对周围人们的交往能力和生活自理能力。

智龄(mental age,MA)是反映儿童智力水平高低的指标。发育商(DQ)是用来衡量儿童心智发展水平的核心指标之一,在大运动、精细动作、认知、情绪和社会性发展等方面对儿童发育情况进行衡量。发育商(DQ)= 智龄 / 实际年龄 × 100。发育商参考范围:>130 为优秀;110~129 为良好;80~109 为中等;70~79 为临界偏低;<70 为智力发育障碍。

表 2-5 0~6 岁儿童发育行为评估量表(儿心量表)

项目	1月龄	2月龄	3月龄	4月龄	5月龄
大运动	□1 抬肩坐起头竖直片刻	□11 拉腕坐起头竖直短时	□21 抱直头稳	□30 扶腋可站片刻	□40 轻拉腕部即坐起
	□2 俯卧头部翘动	□12 俯卧头抬离床面	□22 俯卧抬头45°	□31 俯卧抬头90°	□41 独坐头身前倾
精细动作	□3 触碰手掌紧握拳	□13 花铃棒留握片刻	□23 花铃棒留握30s	□32 摇动并注视花铃棒	□42 抓住近处玩具
	□4 手的自然状态	□14 拇指轻叩可分开*	□24 两手搭在一起	□33 试图抓物	□43 玩手
适应能力	□5 看黑白靶*	□15 即刻注意大玩具	□25 即刻注意胸前玩具	□34 目光对视*	□44 注意小丸
	□6 眼跟红球过中线	□16 眼跟红球上下移动*	□26 眼跟红球180°	□35 高声叫 R	□45 拿住一积木注视另一积木
语言	□7 自发细小喉音 R	□17 发a、o、e等母音 R	□27 笑出声 R	□36 伊语作声 R	□46 对人及物发声 R
	□8 听声音有反应*	□18 听声音有复杂反应		□37 找到声源	
社会行为	□9 对发声的人有注视	□19 自发微笑 R	□28 见人会笑	□38 注视镜中人像	□47 对镜有游戏反应
	□10 眼跟踪走动的人	□20 逗引时有反应	□29 灵敏模样	□39 认亲人 R	□48 见食物兴奋 R

项目	6月龄	7月龄	8月龄	9月龄	10月龄
大运动	□49 仰卧翻身 R	□59 悬垂落地姿势*	□68 双手扶物可站立	□77 拉双手会走	□86 保护性支撑*
	□50 会拍桌子	□60 独坐直	□69 独坐自如	□78 会爬	□87 自己坐起
精细动作	□51 会撕揉纸张	□61 耙弄到小丸	□70 拇、其他指捏小丸	□79 拇、示指捏小丸	□88 拇、示指动作熟练
	□52 耙弄到桌上一积木	□62 自取一积木,再取另一块	□71 试图取第三块积木	□80 从杯中取出积木	
适应能力	□53 两手拿住积木	□63 积木换手	□72 有意识地摇铃	□81 积木对敲	□89 拿掉扣积木杯玩积木
	□54 寻找失落的玩具	□64 伸手够远处玩具	□73 持续用手追逐玩具	□82 拨弄铃舌	□90 寻找盒内东西

续表

项目	6 月龄	7 月龄	8 月龄	9 月龄	10 月龄
语言	□ 55 叫名字转头	□ 65 发 da-da、ma-ma 等无所指 [R]	□ 74 模仿声音 [R]	□ 83 会欢迎 [R]	□ 91 模仿发语声 [R]
	□ 56 理解手势		□ 75 可用动作手势表达 (2/3) [R]	□ 84 会再见 [R]	
社会行为	□ 57 自喂食物 [R]	□ 66 抱脚玩	□ 76 懂得成人面部表情	□ 85 表示不要 [R]	□ 92 懂得常见物及人名称
	□ 58 会躲猫猫	□ 67 能认生人 [R]			□ 93 按指令取东西

项目	11 月龄	12 月龄	15 月龄	18 月龄	21 月龄
大运动	□ 94 独站片刻	□ 103 独站稳	□ 112 独走自如	□ 120 扔球无方向	□ 128 脚尖走 [R]
	□ 95 扶物下蹲取物	□ 104 牵一手可走			□ 129 扶楼梯上楼
精细动作	□ 96 积木放入杯中	□ 105 全掌握笔留笔道	□ 113 自发乱画	□ 121 模仿画道道	□ 130 水晶线穿扣眼
		□ 106 试把小丸投小瓶	□ 114 从瓶中拿到小丸		□ 131 模仿拉拉锁
适应能力	□ 97 打开包积木的方巾	□ 107 盖瓶盖	□ 115 翻书两次	□ 122 积木搭高四块	□ 132 积木搭高 7~8 块
	□ 98 模仿拍娃娃		□ 116 盖上圆盒	□ 123 正放圆积木入型板	□ 133 知道红色
语言	□ 99 有意识地发一个字音 [R]	□ 108 叫爸爸妈妈有所指 [R]	□ 117 会指眼耳鼻口手	□ 124 懂得三个投向	□ 134 回答简单问题
	□ 100 懂得"不" [R]	□ 109 向他/她要东西知道给	□ 118 说 3~5 个字 [R]	□ 125 说十个字词 [R]	□ 135 说 3~5 个字的句子 [R]
社会行为	□ 101 会从杯中喝水 [R]	□ 110 穿衣知配合 [R]	□ 119 会脱袜子 [R]	□ 126 白天能控制大小便 [R]	□ 136 能表示个人需要 [R]
	□ 102 会摘帽子	□ 111 共同注意 [R]		□ 127 会用匙	□ 137 想象性游戏 [R]

项目	24 月龄	27 月龄	30 月龄	33 月龄	36 月龄
大运动	□ 138 双足跳离地面	□ 146 独自上楼	□ 156 独脚站 2s	□ 165 立定跳远	□ 174 双脚交替跳
		□ 147 独自下楼			

续表

项目	24 月龄	27 月龄	30 月龄	33 月龄	36 月龄
精细动作	☐ 139 穿过扣眼后拉线	☐ 148 模仿画竖道	☐ 157 穿扣子 3~5 个	☐ 166 模仿画圆	☐ 175 模仿画交叉线
		☐ 149 对拉锁	☐ 158 模仿搭桥	☐ 167 拉拉锁	☐ 176 会拧螺丝
适应能力	☐ 140 一页页翻书	☐ 150 认识大小	☐ 159 知道 1 与许多	☐ 168 积木搭高 10 块	☐ 177 懂得 "3"
	☐ 141 倒放圆积木入型板	☐ 151 正放型板	☐ 160 倒放型板	☐ 169 连续执行三个命令	☐ 178 认识两种颜色
语言	☐ 142 说两句以上诗或儿歌	☐ 152 说 7~10 个字的句子	☐ 161 说出图片 10 样	☐ 170 说出性别	☐ 179 说出图片 14 样
	☐ 143 说常见物用途(碗、笔、凳、球)	☐ 153 理解指令	☐ 162 说自己名字	☐ 171 分清 "里" "外"	☐ 180 发音基本清楚
社会行为	☐ 144 会打招呼	☐ 154 脱单衣或裤 R	☐ 163 来回倒水不洒	☐ 172 会穿鞋	☐ 181 懂得 "饿了、冷了、累了"
	☐ 145 问 "这是什么?" R	☐ 155 开始有是非观念	☐ 164 女孩扔果皮	☐ 173 解扣子	☐ 182 扣扣子

项目	42 月龄	48 月龄	54 月龄	60 月龄	66 月龄
大运动	☐ 183 交替上楼	☐ 193 独脚站 5s	☐ 203 独脚站 10s	☐ 213 单脚跳	☐ 222 接球
	☐ 184 并足从楼梯末级跳下	☐ 194 并足从楼梯末级跳下稳	☐ 204 足尖对足跟向前走 2m	☐ 214 踩踏板	☐ 223 足尖对足跟向后走 2m
精细动作	☐ 185 拼圆形、正方形	☐ 195 模仿画方形	☐ 205 折纸边角整齐	☐ 215 照图拼椭圆形	☐ 224 会写自己的名字
	☐ 186 会用剪刀	☐ 196 照图组装螺丝	☐ 206 筷子夹花生米	☐ 216 试剪圆形	☐ 225 剪平滑圆形
适应能力	☐ 187 懂得 "5"	☐ 197 找不同(3 个)	☐ 207 类同	☐ 217 找不同 (5 个)	☐ 226 树间站人
	☐ 188 认识四种颜色	☐ 198 图画补缺(3/6)	☐ 208 图画补缺(4/6)	☐ 218 图画补缺(5/6)	☐ 227 十字切苹果
语言	☐ 189 会说反义词	☐ 199 模仿说复合句	☐ 209 会漱口	☐ 219 你姓什么?	☐ 228 知道自己属相
	☐ 190 说出图形(△○□)	☐ 200 锅、手机、眼睛的用途	☐ 210 会认识数字	☐ 220 说出两种圆形的东西	☐ 229 倒数数字

续表

项目	42 月龄	48 月龄	54 月龄	60 月龄	66 月龄
社会行为	□ 191 会穿上衣 R	□ 201 会做集体游戏 R	□ 211 懂得上午、下午	□ 221 你家住哪里？	□ 230 为什么要走人行横道？
	□ 192 吃饭之前为什么要洗手？	□ 202 分辨男女厕所	□ 212 数手指		□ 231 鸡在水中游

项目	72 月龄	78 月龄	84 月龄
大运动	□ 232 抱肘连续跳	□ 242 踢带绳的球	□ 252 连续踢带绳的球
	□ 233 拍球（2个）	□ 243 拍球（5个）	□ 253 交替踩踏板
精细动作	□ 234 拼长方形	□ 244 临摹六边形	□ 254 学翻绳
	□ 235 临摹组合图形	□ 245 试打活结	□ 255 打活结
适应能力	□ 236 找不同（7个）	□ 246 图形类比	□ 256 数字类比
	□ 237 知道左右	□ 247 面粉的用途	□ 257 什么动物没有脚？
语言	□ 238 描述图画内容	□ 248 归纳图画主题	□ 258 为什么要进行预防接种？
	□ 239 上班、窗、苹果、香蕉（2/3）	□ 249 认识钟表	□ 259 毛衣、裤、鞋共同点
社会行为	□ 240 一年有哪四个季节？	□ 250 懂得星期几	□ 260 紧急电话
	□ 241 认识标识	□ 251 雨中看书	□ 261 猫头鹰抓老鼠

注：R 该项目的表现可以通过询问家长获得；

* 该项目如果未通过需要引起注意；

测查床规格：长 140cm，宽 77cm，高 143cm，栏高 63cm；

测查用桌子规格：长 120cm，宽 60cm，高 75cm，桌面颜色深绿；

测查用楼梯规格：上平台：由两梯相对合成的平台，长 50cm × 宽 60cm × 高 50cm（距地面高度）。底座全梯：长 150cm（单梯底座长 75cm）。每一个阶梯面：长 60cm × 宽 25cm × 高 17cm，共 3 阶梯。单侧扶栏：长 90cm，直径 2.5cm，从梯面计算扶栏高 40cm，直径 2.5cm

（覃　蓉　段雅琴）

参考文献

1. 李晓捷．人体发育学．3 版．北京：人民卫生出版社，2018.
2. 黄晓琳，燕铁斌．康复医学．6 版．北京：人民卫生出版社，2018.
3. 李晓捷．儿童康复．北京：人民卫生出版社，2020.

3

第三章

儿童智力发育各年龄阶段的早期干预

智力发育早期干预概述

随着孩子的出生和成长,便开始与客观环境接触,建立正常的社交活动。在个体与环境的相互作用过程中,个体认知的功能系统不断发展,并趋于完善。个体认知功能分为一般认知能力、特殊认知能力和创造力等。一般认知能力就是通常所说的"智力",是保证人们有效进行认知活动的各种稳定心理特点的有机结合,包括观察力、注意力、记忆力、想象力和思维能力等因素的综合。特殊认知能力是指人们从事某种专门活动应具有的某种能力,如绘画能力、音乐能力、数学能力等。创造力是指产生新思想、发现和创造新事物的能力,是成功地完成各种创造性活动所必需的心理能力。本书中的认知能力主要是指一般认知能力,也就是智力。

对于智力发育落后的儿童而言,感觉器官的结构、功能、高级神经活动障碍或某些发展性障碍导致他们对外界信息的加工处理能力较弱,智力发展水平及速度明显滞后于普通儿童。为了这些儿童的认知发展,帮助他们更好地适应社会,需要对他们进行科学、系统及有效的早期干预。智力早期干预是指一种有组织、有目的的丰富环境(提供刺激)的教育训练活动,适用于发展偏离正常或可能偏离正常的 6 岁以内的儿童,通过干预他们的智力和能力都会有所提高,并获得一定的生活能力和技巧,待成长到学龄阶段,可以更好地接受特殊教育或正常儿童的教育。

一、智力发育早期干预的对象

凡是在智力发展上已经表现出偏离正常和被怀疑可能偏离正常的 5~6 岁以内(特别是 3 岁前)儿童都需要接受早期干预。具体干预的对象为以下三类儿童:

(一) 已经确定有智力发展落后症状的儿童

如唐氏综合征、苯丙酮尿症、猫叫综合征的儿童均属于这一类,他们的智力发育异常比较明显,可以从染色体核型分析给予诊断。

(二) 由生理学因素影响可能有智力落后危险的儿童

胎儿期、新生儿期或婴儿期的某些不利因素对中枢神经系统发展有生物学上的影响,如窒息、低体重、早产、病理性黄疸、病毒感染等都有异常发展的可能性,从而造成儿童智力落后。

(三) 由环境因素影响可能有智力落后危险的儿童

这里指生理上是正常的,但早期生活经验贫乏,缺乏人际交往的儿童,如家庭贫困、受虐待、无人照管、无学习机会等儿童。

二、智力发育早期干预的目的和意义

(一) 智力发育早期干预的目的

早期认知干预根本目的在于通过对个体注意、观察、记忆想象、空间感知、逻辑思维等基本认知过程的干预,全面培养和提升智力落后儿童的综合认知水平,增强他们对日常事物的认识和感知能力,从而逐渐做到正确地认识外界事物,懂得生活和自然常识等,并做出适当反应。

（二）智力发育早期干预的意义

智力落后儿童的认知发展规律与普通儿童相比,既有特殊的一面,也有共性的一面。由于他们身心障碍,各项认知能力的发展可能相对滞后,但仍需按正常的向前发展。采用科学与系统的早期干预方法,可以促使智力落后儿童的认知发育得到最大化的补偿与发展,它的意义在于:

1. 早期认知干预是对智力落后儿童身心缺陷进行补偿的重要途径　在现实生活中,我们发现不少听障儿童在接受早期语言训练后,虽然成功地进入普通小学,但成绩往往不尽如人意,不能达到基本的教学要求,最后不得不进入聋校。那么,是什么原因造成这种状况呢？除了听力和语言的因素外,我们认为更重要的是这些听障儿童在想象力、逻辑思维能力、分析和综合能力等基本认知能力方面与同龄健听儿童存在很大差异。因此,随着学习的知识越来越抽象,他们逐渐无法理解,从而导致成绩下降。这些现象是由于在学前认知能力发展的关键期只重视了听力和语言的改善,忽略了对儿童认知能力的培养。心理学研究表明,3~5岁的学龄前儿童处于认知能力发展的关键阶段。因此,从智力落后儿童最早期的康复开始,就要注重认知能力的训练,如果错过了发展的关键期,会对儿童的成功康复造成很大困难。

2. 早期认知干预是加快智力落后儿童社会化的有效手段　社会化是个体在成长的过程中,通过社会互动,逐步养成独特的个性和人格,从生物人转变成为社会人的过程,这一过程对个体的生存与发展至关重要。就特殊教育的终极目的而言,它追求在最大程度上促进各类智力落后儿童的社会融合,使他们能够真正地融入社会。但由于认知活动有缺陷、认知水平低,智力落后儿童参加社会实践活动受到限制,活动经验少,这直接影响了他们的社会认知能力的发展及健康个性的形成,不利于其社会化的正常进行。通过早期认知干预,可以提升智力落后儿童的认知能力、思维水平及推理判断能力,增强他们的社会认知水平,在参加各类社会实践活动时少受限制,从而加快其社会化的进程。

3. 早期认知干预可以提升智力落后儿童的整体适应能力　智力落后儿童的心理发展虽然起点晚、速度慢,最后能达到的水平低,但仍具有一定的可塑性,早期认知干预与否,训练是否得当,对智力落后儿童的发展具有极大的影响。训练得好,能增强他们对生活的感知和认识,提高他们的生活自理能力与人交往的能力,甚至可以从事某项社会工作,达到生活、生存的自理。反之,随着年龄的增长及青春期的影响,他们将出现严重的情绪、心理、行为、睡眠等多方面的障碍,给社会和家庭增加更多的压力,甚至严重的危害。

三、智力发育早期干预的原则

（一）科学性原则

科学性原则是指向智力落后儿童传授的知识或技能应该是正确的、可靠的、符合客观规律的。训练内容的安排、训练组织形式的选择,以及训练方法的运用,都应该符合智力落后儿童的年龄特点和认识事物的规律。具体到每一领域的训练,应该是由浅入深、由简单到复杂、由具体到抽象。比如对数的认识,首先应训练儿童学会唱数,然后能够手口一致地点数实物,说出总数,认识数的实际意义,最后再通过"比多少""认识数序""理解数字含义"等进一步加深对数概念的理解。如果智力落后儿童前面的能力还没有形成和建立起来,其后面的发展必然会受到限制。

(二) 发展性原则

早期干预的最终目的在于促进儿童的认知发展。根据维果茨基的教育理论,一个人的心理是在环境与教育的影响下,在低级心理机能的基础上,逐渐向高级心理机能的转化过程。教学不是发展,而正确地加以组织的教学可以引起儿童的智力发展,引起一系列在教学之外根本无法形成的过程。所以,智力落后儿童的早期干预要充分考虑个体特点和认知需求,通过切实的评估与诊断,明确儿童当前的认知能力水平和发展需求之间的关系,然后按照知识的逻辑顺序和儿童的认知能力相近发展区进行教学及训练,使儿童利用已有知识获得更多的新知识,同时发展智力。

(三) 差异性原则

智力落后儿童存在着显著的个体差异,不仅表现为个体间,还表现在个体内。因此,对智力落后儿童进行早期干预,既要遵循普通儿童的发展规律,还要特别注意个体差异,应实施个性化的康复训练,使训练更有针对性。即使在班级化的集体教学中,也应该考虑到班级内不同儿童间的差异,对不同程度的儿童有计划、有组织地开展分层训练差异教学。

(四) 活动性原则

现代心理学强调,儿童获得知识必须通过主体和客体的相互作用。幼儿认识事物大多依赖于直接经验,通过摸、看、闻、尝、听、抓、举、扔、捏、切等了解物体的各种特性。例如儿童要认识数,必须从点数实物开始;要认识类属的概念,必须亲自动手对实物和图片做分类活动等。所以在智力落后儿童的早期干预活动中,活动性原则是指训练者要以儿童的实际活动为基点,创设各种情境,通过各种训练活动的有效组织,使智力落后儿童在原有的发展水平上,通过与物体相互作用的操作活动,促使各方面能力都得到训练和提高。在这个过程中,儿童始终是训练的主体。

四、智力发育早期干预的策略

(一) 游戏引导

智力落后儿童早期干预的方法要遵循儿童认知发展的基本规律,最常见的训练形式是活动法,并以游戏活动为主。游戏是儿童最主要的活动方式,特别是智力游戏,是儿童认识世界、发展智力的重要手段,因此,针对智力落后儿童的早期干预要生动活泼,富有趣味,将学习活动寓于游戏之中,如在游戏中认字、数数、掌握概念等。通过边玩边学把枯燥无味的知识变成吸引儿童的有趣东西,从而提升智力。

(二) 辅助示范

在早期干预过程中,要注意及时给儿童提供必要的辅助和示范。由于身心方面的障碍,很多智力落后儿童在完成任务时有很多的困难,常显得笨手笨脚,灵活性差,从而变得退缩,不肯参与,没有自信。这时,训练者应耐心地给予他们帮助,做给他们看,提供模仿的范例,甚至手把手地教他们,待他们有一定能力后再减少帮助,直至独立完成。这样才能让智力落后儿童学会某些技能,提高他们参与训练的信心及勇气。

（三）协调发展

儿童智力的发展首先表现为各种心理功能的发展,如感知能力、注意力、记忆能力、思维能力等,这些心理功能是彼此联系的,如记忆离不开感知、注意等过程。此外,智力的发展还表现为不同领域知识的发展,如手眼协调、语言理解、数概念、时间概念、空间概念、因果关系等,儿童对这些现象及事物的理解也是不断深化、相互促进的。所以,智力落后儿童的早期干预是一个系统工程,涉及多个相互关联的心理功能及领域。早期干预应注意这些心理功能及领域之间的关系,坚持协调发展的原则,才能最终达到最佳的补偿效果。

（四）及时反馈

及时反馈是一条重要的学习原则,也是强化儿童大脑皮质,建立正确神经通路的重要方式。在早期干预过程中,当儿童完成训练任务时要及时给予反馈,强化正确的反应。提供的反馈信息不能是泛泛的表扬或批评,应当具体说明儿童正确的部分和不足的地方,分析犯错误的原因,并示范正确的反应方式,只有这样才能提高反馈的作用。智力落后儿童的大脑皮质神经活动有兴奋消退快、保护性抑制、定向反射弱的特点,因此要坚持及时反馈,才能扩大儿童的兴奋点,建立新的神经通路。

（五）迁移拓展

智力落后儿童对概念的理解普遍存在很大的局限性,教学过程中要在不同点把概念呈现的不同形态告诉他们,在多种多样的背景和关系中讲解相同的概念,这样才能较好地促进知识的迁移及概念的掌握。例如,在教"灯"这个概念时,首先训练者要反复告知,儿童知道附着在墙体上发亮的物体叫"灯",然后还需告诉他们,放在桌上的发亮物体叫"台灯",在道路两侧用于夜晚照明叫"路灯"等。最初儿童可能并不明白凡是"灯"都同属一类,他们仅能把"灯"作为一个词来记忆,但是随着迁移能力的逐步增强,他们开始认识类别间的关系,"灯"的概念才能真正建立起来。

（六）循序渐进

在早期干预过程中,干预内容与干预方法要由易到难、由简到繁,干预量要由少到多,干预的任务与要求要逐步提高。早期干预要以智力落后儿童的现有水平为起点,谨慎选择干预的切入点,想方设法维持儿童参与干预的兴趣,提高其学习动机。在前项干预任务未完成之前,原则上不进行同领域的下一个项目的学习。一旦违反这一原则,任务难度过大,智力落后儿童可能会因为无法完成任务,而表现出注意力涣散、烦躁、焦虑,甚至攻击行为。如果出现这种状况,训练者必须及时调整干预计划,重新制订干预方案。

五、智力发育早期干预的方式

早期干预的方式很多,此处介绍四种对 6 岁以下的智力落后儿童使用的主要方式:

（一）家庭早期干预方式

家庭早期干预是依赖于父母的教学。社区或康复机构要安排训练师帮助、指导家长训练孩子。适合在康复机构早期干预后回归家庭,或由于各种原因不能到康复机构进行干预的智力落后儿童。家庭式早期干预的优点:

1. 孩子不与亲人分离。

2. 家长最了解孩子的能力和缺陷,对孩子的期望也最高。

3. 家中每个成员都有机会观察训练师在家中如何训练孩子的,每个家庭成员都可以学会如何去训练这个智力落后的孩子。

4. 不需要特殊场地。

5. 省交通费、学费和时间。

（二）在集体环境中使用的方式

这里所讲的"集体"可以是医院、康复机构、特殊训练学校或集体训练小组等。所使用的教学内容与家庭相似，不同的是同时接受教育的不止一个孩子，而是一个集体，它是以训练师、医生或护士为主，以家长为辅进行的。在集体方式中，也有个别训练的，是由教师或训练师进行的，这种方式的优点：

1. 由有经验的经过专业培训的老师或专业人员进行指导。

2. 有集体的学习气氛，有同伴可以模仿，有利于学习。

3. 对文化程度较低或不善于教孩子的家长更有帮助。

4. 家长因工作、学习、家务很忙而无法照应的时候，由他人教孩子，可避免孩子学习不系统、不连贯。

5. 智力落后儿童的学习有困难，需要训练者坚持不懈地工作，家长有时做不到，而教师或训练师则可以做到。

6. 可以给家长一个短暂的放松时间，使他们与孩子在一起时能更有精力、更好地教养孩子。

7. 给父母互相交流、学习的机会。孩子每天由父母接送，他们有机会彼此认识和交流，并通过家长会互相交流，互相学习，互相支持。

（三）家庭与集体共同协作进行的方式

此方式是把家庭训练与集体训练方式结合起来，目的是集两者之所长，合二为一。既有家庭训练的优点，也有集体训练的好处。这种方式的优点：

1. 既有家庭训练的优点，也有集体训练的好处。

2. 目前这种方式最为合理。通常是孩子每天到集体环境中，由教师或训练师训练半天，余下的时间由教师或训练师对家长进行训练指导，家长掌握方法后可在家对孩子进行训练。

（四）随班就读

这种方式是让智力落后儿童随正常儿童班级学习，再由老师给进行个别辅导。一般一个班上有一两个轻度或中度智力落后的儿童在学习。这种方式的优点：

1. 智力落后儿童回归教育主流，不被另眼看待。

2. 适合边远地区。这些地区人口居住分散，智力落后儿童也不集中，无法开班。随班就读可以给每个轻度或中度智力落后的儿童上学读书的机会。

六、结语

智力落后儿童的早期干预是一种特殊的教育，不仅需要科学系统的方法，还需要足够的耐心、爱心和信心，家长一定要记住下面几点，才能取得好的成效：

1. 永远记住对智力落后儿童进行教育训练，是为了使他们的潜力发挥到最大限度，而不是把他们中间的每个人都培养成正常儿童。反之，会觉得失望、受挫。

2. 无论智力落后儿童的能力起点有多低，都应该尊重其现有的水平，从现有的水平教起。

3. 要多给予表扬,而且要马上就给,不要超过 2 秒。表扬的内容、方式和程度要随他的行为而变化,对不同的行为不要使用同种方式。

4. 每次只训练同一个行为领域的一个行为项目,学会了再训练这个领域的下一个项目。如果这个行为项目对该儿童来说比较难,则应该拆成几个小环节(小步子),循序渐进,教会以后再合起来。

5. 重复是正常儿童学习知识的一种方式,智力落后儿童更是如此,而且他们需要的次数可能是正常儿童的几倍或几十倍,才能使信息储存到大脑里去。

6. 经常让儿童做一些力所能及的事情,完成后立即给予表扬。每次只做一件事,要求多了,他听不懂,以后也就不注意听了。要避免事事包办,根据他的水平,交给他能胜任的"任务",以免失败,这种失败会挫伤他学习的积极性。

7. 任何时候都不用激动的语言或表情伤害孩子的自尊心。当孩子情绪十分激动时,切勿粗暴地对待他。家长可以导入孩子感兴趣的事情,让他先息怒,然后再慢慢了解情况,做出恰当的处理。

总之,智力落后儿童的训练任重而道远,家长朋友们一旦发现孩子有智力落后的现象,一定要及时到正规医院就医,争取早期发现、早期诊断、早期综合康复治疗,这样才能取得良好的康复效果,提高孩子的生存质量,减轻家庭及社会的负担。

第二节　0~1 岁婴儿智力发育干预

婴儿期是一生中奠定发展基础最为重要的时期,为了开发儿童认知潜能,我们根据婴儿心理发育规律设计了各月龄阶段婴幼儿早期干预的方法及游戏,婴儿时期训练的重点在于提供丰富的环境,促进感知觉的发展。本节重点介绍视觉、听觉、触觉、嗅觉、味觉和精细动作的干预方法。

一、视觉干预

(一) 注视训练

1. **准备**　声光玩具、黑白卡片、彩色卡片。

2. **目的**　有效地促进婴儿的注视能力的发展。

3. **方法**　用物体训练婴儿注视能力。

(1)宝宝仰卧位,在他头上方,挂一些使之感兴趣的会动物体,训练宝宝注视物体。

(2)训练者可选用黑白卡片或彩色卡片让宝宝注视。

(3)物体和卡片可更换,每次几分钟,每日数次。

(二) 追视训练

1. **准备**　声光玩具、黑白卡片。

2. **目的**　有效地促进婴儿追视能力的发展。

3. **方法**　利用人和物体训练婴儿的追视能力(图 3-1,视频 3-1)。

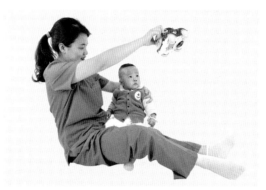

视频 3-1　婴儿追视能力训练

图 3-1　婴儿追视能力训练

（1）训练者把宝宝抱起，让他观察眼前出现的人（或物）。

（2）待注视到人（或物）后，缓慢移动人（或物），让其视线随物体水平移动，尽量让宝宝追视到 180°。

（3）如果不能完成，就辅助宝宝的头部随着人（或物）移动。

（三）注意转换训练（两点注视）

1. **准备**　两个一样的玩具。

2. **目的**　促进婴儿的视觉发展，训练注意力的分配能力。

3. **方法**

（1）物与物视觉注意力转换训练（图 3-2）：①让宝宝看见一个玩具；②在视野范围内再出示另一个玩具，观察宝宝能否马上注意到第二个玩具；③如果宝宝不能马上看到，可以摇晃玩具，让宝宝看到；④先用大玩具训练，再换小玩具训练，直至宝宝可以很快的转换。

（2）人与物视觉注意力转换训练：①训练者用表情或拍打使宝宝注意训练者的脸；②在视野范围内再出示一个玩具，观察宝宝能否马上注意到，反之亦然。

（四）视线的连续性训练（注意力训练）

1. **准备**　大小不等、颜色各异且鲜艳的直径约 2~10cm 的球。

2. **目的**　促进婴儿的视觉发展，训练注意力的持续性。

3. **方法**　选择不同大小的物体训练婴儿视线的连续性（图 3-3）。

（1）先选择直径大的球训练，放在宝宝的视野内。

（2）待宝宝注意后，将球从宝宝面前的一端滚向另一端。

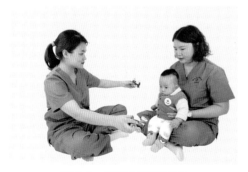

图 3-2　注意力转换训练

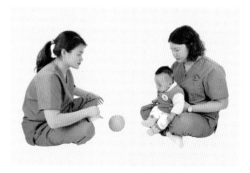

图 3-3　视线的连续性训练

（3）如果宝宝不随滚动的球移动视线，可呼唤他的名字，使其注意。

（4）大球看好后，逐渐选择中等大小的球，直到 2cm 大小的滚珠都能连续看到。速度由慢到快。

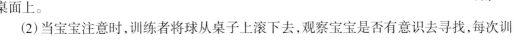

（五）扩大视野范围的训练

1. **准备**　大的（8~10cm）且颜色鲜艳的球、彩色圈圈、纸巾。

2. **目的**　促进婴儿的视觉发展，扩大视野范围。

3. **方法**　让婴儿在视野范围内去寻找物体（视频 3-2）。

视频 3-2　扩大视野范围训练

（1）家长抱宝宝坐在距桌子 50~60cm 的地方，将大的颜色鲜艳的球放在桌面上。

（2）当宝宝注意时，训练者将球从桌子上滚下去，观察宝宝是否有意识去寻找，每次训练 4~5 次。

（3）先选用大的、掉在地面上有声音的物体，待宝宝能寻找后，再选用彩色圈圈、纸巾等物体。

（六）观察与知觉能力的训练

1. **准备**　玩具、毛巾。

2. **目的**　促进婴儿的观察与知觉能力。

3. **方法**　单块毛巾盖物。

（1）一位训练者抱宝宝坐在桌前，另一位训练者坐在对面，将一个玩具小汽车给他玩约 1 分钟。

（2）然后将小汽车用一块大手绢盖住，观察他是否立即打开盖布去找，每次训练 3~5 次。

（七）共同关注

1. **准备**　玩具、气球、发光魔法棒。

2. **目的**　共同关注可以为婴儿理解物体打下基础。

3. **方法**　布置环境训练婴儿共同关注。

（1）在灯上挂一些气球、灯笼；每一面墙上挂一个宝宝喜欢的物体；把宝宝喜欢的玩具固定放在桌子上。

（2）训练者指着灯或墙上的物体（桌子上的玩具），观察宝宝能否与训练者共同关注所指的物体。

（3）如果不能，训练者可以用发光的魔法棒吸引孩子关注训练者所指的物体。

（八）视觉记忆训练

1. **准备**　玩具、两块毛巾。

2. **目的**　锻炼婴儿的初步视觉记忆。

3. **方法**　两块毛巾盖物（图 3-4）。

（1）家长抱宝宝坐在桌前，训练者坐在对面，桌子上平铺着两块白毛巾。

（2）训练者拿一个小玩具给宝宝看，当他要来拿的时候，把玩具放到一块毛巾下，

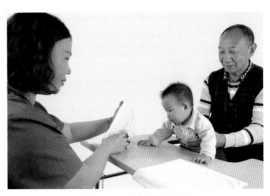

图 3-4　毛巾盖物训练

5秒钟取出,放到第2块毛巾下,再把空手伸出来给宝宝看,观察他的反应。

(3)如果宝宝没有反应,可以给一些提示。

（九）视觉注意力训练

1. 准备　篮子、积木、玩具汽车、杯子、梳子、手机、勺子、拨浪鼓。

2. 目的　发展婴儿的注意力,注意观察模仿成人的行为。

3. 方法

(1)倒进放出:①训练者当着宝宝的面把积木倒出来,又装进去;②让宝宝和训练者一起玩;③宝宝学会后,可进行泛化训练。

(2)模仿动作(图3-5):①训练者训练宝宝模仿一些动作,如打电话、自己拿水杯喝水、拿梳子梳头发、拿勺子在水中搅一搅、拿拨浪鼓摇一摇等;②每次可教一个动作,反复直至学会。

(3)对镜训练(图3-6):①训练者让宝宝照镜子,找到镜子里的自己,并对自己微笑或拍打镜子里的自己;②对于10个月以后的宝宝,训练者可以对着镜子拉起孩子的手,一边指一边教他认识自己的身体部位。

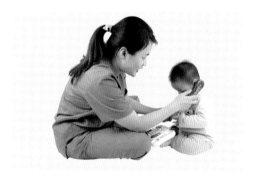

图3-5　模仿动作

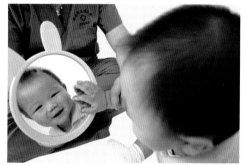

图3-6　对镜训练

二、听觉干预

（一）物体声音刺激

1. 准备　各种摇铃、拨浪鼓、小琴。

2. 目的　促进婴儿听觉的发展,训练转头寻找声源的能力。

3. 方法　用不同的物体训练婴儿寻找声源。

（二）言语声

1. 目的　促进婴儿听觉的发展、对言语声的反应和发音的欲望。

2. 方法　面对面和婴儿说话(图3-7)。

(1)用愉快、亲切、温柔的语调,面对面地和宝宝说话。

(2)家里每位成员改变对宝宝说话的声调训练宝宝分辨各种声音。

3. 注意事项　不要突然使用过大的声音,以免宝宝受惊吓。

（三）唤名训练

1. 目的　婴儿要学会家人在背后唤乳名时,其能回头寻找唤名的人。

2. 方法　训练者固定乳名,让婴儿对自己的名字有反应(图3-8)。

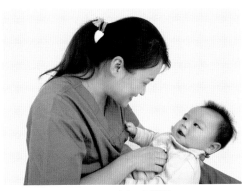

图 3-7 言语声训练

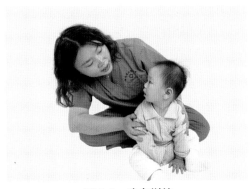

图 3-8 唤名训练

(1) 父母应该给宝宝起一个固定的乳名。

(2) 家人统一叫宝宝的乳名,让宝宝慢慢的记住自己的乳名。

(3) 在宝宝背后唤起乳名,观察宝宝是否能回头寻找唤名的人。

3. 注意事项 如果宝宝对名字不敏感,要找原因,是否听力或交流有问题。

(四) 听觉灵敏度训练

1. 准备 各种摇铃、拨浪鼓、鼓、皮球、卡片、音乐琴。

2. 目的 训练婴儿听觉的灵敏性。

3. 方法

(1) 区分语调训练:根据不同的情景,用不同语调、表情跟宝宝说话,使宝宝能逐渐感受不同的表情,逐渐提高语言的识别能力。

(2) 让婴儿直接接触各种声源:让宝宝从周围环境中直接接触各种声音,可提高对不同频率、强度、音质、声音的识别能力。

(3) 用听觉去寻找失落的物体。

1) 训练者抱宝宝坐在地上,在他前面放一个大玩具以排除视觉代偿。

2) 在宝宝看不到的情况下,另一位训练者把带声响的玩具掉到地上,观察宝宝是否寻找。

3) 先用落地声音大的玩具,再用声音小的玩具,最后用声音微小的物体(如卡片)。

(4) 环境干扰下训练

1) 训练者抱宝宝坐在地上,在他前面放一个音乐琴,并打开播放音乐。

2) 训练者使用不同频率、强度、音质的听觉训练用具,在宝宝的上、下、左、右发出声音,观察宝宝是否找声源(图 3-9)。

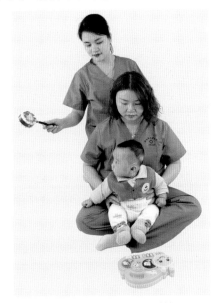

3) 声源距离先近后远。

(五) 分辨自己的名字

1. 目的 训练婴儿对自己的名字有反应。

2. 方法 家人统一叫婴儿乳名(图 3-10)。

(1) 宝宝固定的乳名,家人统一叫。

图 3-9 环境干扰下训练

（2）观察是否训练者每次唤宝宝名字时都有回应，而唤别的名字时无回应。

（六）敲敲打打

1. **准备**　鼓、摇铃、积木、音乐琴等。

2. **目的**　引导孩子注意分辨不同物体敲打出的不同声响，以提高他对声音的识别，发展对物体的认识能力。

3. **方法**　引导婴儿敲打（图3-11）。

（1）让宝宝敲打鼓、摇铃、积木、音乐琴等不易碎的物体。

（2）如果宝宝不敲打，训练者可敲给宝宝看或辅助宝宝敲打物体。

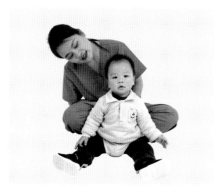

图3-10　分辨自己乳名训练

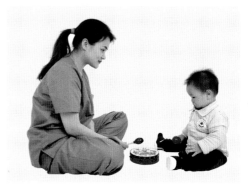

图3-11　引导敲打训练

（七）培养良好的聆听习惯

1. **准备**　玩具汽车、仿真青蛙。

2. **目的**　培养婴儿的聆听习惯，为婴儿后期理解能力的发育打好基础。

3. **方法**　训练者要多让婴儿将日常生活中熟悉的视觉形象与声音、名称、功能联系起来。

（1）多说与日常生活中相关的事情，把宝宝感兴趣的物品摆在他前面，训练者告诉宝宝物品的名称，并观察宝宝是否在聆听。

（2）这时宝宝能认真听训练者说话，那么聆听习惯就很好，后期的理解能力也会得到很好的发育。

（3）如果宝宝根本不听，那么训练者就要加大刺激强度，在说话时要加入夸张的动作和声音来吸引孩子聆听。

（八）提供丰富的语言环境

1. **目的**　让婴儿对人的声音敏感，知道有人在跟他说话。

2. **方法**　多和孩子说日常生活中相关的话题（图3-12）。

（1）妈妈的声音宝宝最敏感，在平时带养过程中妈妈要多和孩子说话，比如看到玩具狗时，跟宝宝说"这是小狗，它会'汪汪'叫"。穿衣服时告诉宝宝要穿衣服了，抬抬手等。

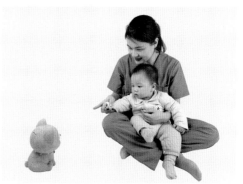

图3-12　提供丰富的语言环境

(2)孩子不一定听得懂,但要对人的声音敏感,知道有人在跟他说话。

(九) 听理解训练

1. 目的 训练孩子能够听懂 3~4 个字组成的句子,执行指令,并对简单的问题用眼睛看,用手指出回答。

2. 方法

(1)理解人的称呼

1)训练者对宝宝说出需要指认家人的称呼,如"妈妈在哪儿?"。

2)若找不到,就引导宝宝找到,让他理解家人的称呼。

(2)理解物品的名称

1)训练者问孩子家里固定位置的物品在哪里,如"灯在哪里?"。

2)若找不到,就引导孩子找到所问物品。

3)用同样的方法教宝宝理解其他物品。

(3)懂得禁止(图 3-13)

1)当宝宝正在做一件不对的事(如去拿台灯),训练者要对孩子说:"不要拿",或用手摆成"不"的样子,或用不高兴的表情看他。

2)如果宝宝看到训练者不会停下手中的动作,就要在生活中反复练习。

(4)少用儿语(图 3-14)

1)宝宝每做一件事,训练者都要用准确的词语向宝宝表达,吐词清楚,用语规范。

2)如教宝宝认识"苹果",训练者就说:"苹果",不要用"果果"代替,以免宝宝混淆。

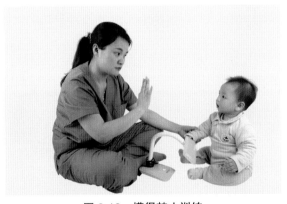

图 3-13 懂得禁止训练

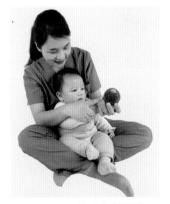

图 3-14 非儿化语训练

(5)音乐和图片相结合:给宝宝放音乐时,看对应的图片,如播放摇篮曲时看妈妈哄宝宝睡觉的图片。

三、触觉干预

(一) 抚触

1. 目的 婴儿依靠触觉得到自慰、认识世界和外界交往。

2. 方法 用手按一定的顺序抚摸孩子(图 3-15)。

(1)按照脸颊、耳朵、脖子、肩膀、肚子、大腿及脚部的顺序抚摸孩子。

（2）孩子清醒时，掰开宝宝紧握的拳头，用大拇指轻柔的抚触孩子的小手，以掌心为中央向四周轻推。

（二）物体触觉刺激

1. 准备 柔软的毛刷、丝巾、硬毛刷、按摩球、算盘、粗、细河沙等。

2. 目的 促进婴儿触觉发育。

3. 方法 用不同材质的物体进行触觉刺激（图3-16，视频3-3）。

（1）用软毛刷、硬毛刷、按摩球、河沙分别轻柔快速地刺激孩子手臂（特别是手掌）每天两次，每次1~5分钟。

（2）根据孩子的触觉反应选择合适的流程：触觉敏感的孩子：细致→粗糙的流程；触觉迟钝的孩子：粗糙→细致的流程。

视频3-3 触觉训练

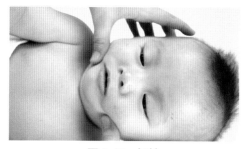

图3-15 抚触

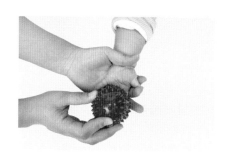

图3-16 物体触觉刺激训练

（三）手部感知练习

1. 准备 镯子、红色手帕、铃铛。

2. 目的 吸引婴儿对手部的感知，帮助他感知手的存在、体验手的动作。

3. 方法 在婴儿手腕部系颜色鲜艳或能发出声音的物品（图3-17）。

（1）在宝宝手腕部系上铃铛或红色手帕、鲜艳的手镯。

（2）脱下手镯、红色手帕，让宝宝看看、摸摸。

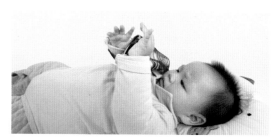

图3-17 手部感知练习

（3）间隔一段时间变换一种系法，观察宝宝是否注意到这些变化。

（四）与大自然接触

1. 目的 促进婴儿触觉发育，增强对环境的适应能力。

2. 方法 训练者要多带孩子与大自然接触，抱宝宝晒太阳或把宝宝放在草地上，让他感受一草一木。

四、嗅味觉干预

（一）嗅觉干预

1. 准备 牛奶、榴莲。

2. **目的**　促进婴儿嗅觉发育。

3. **方法**

(1)给婴儿闻不同的气味

1)母乳喂养时先让孩子闻到乳味,再寻找乳头。

2)拿榴莲等有异味的食物给孩子闻,观察孩子是否会转头。

3)吃饭时,让孩子闻到饭菜的各种气味。

(2)通过气味寻找妈妈:妈妈和一位训练者分别位于孩子两侧,观察孩子是否会闻到妈妈的气味,自动凑近妈妈。

(二)味觉干预

1. **准备**　糖水,咸、酸或苦的液体,玩具,辅食。

2. **目的**　促进婴儿味觉发育。

3. **方法**

(1)给婴儿品尝不同的味道(图 3-18)

1)给宝宝喝较甜的糖水,观察宝宝是否表现为吸吮力强。

2)给宝宝喝咸、酸或苦的液体,观察宝宝是否表情不愉快。

3)吃饭时,适当蘸点菜汁让宝宝尝尝。

(2)添加辅食(图 3-19)

1)宝宝 5 个月后能吃辅食,训练者可通过不同的辅食刺激宝宝的味觉和嗅觉。

2)也可让宝宝自己拿手指饼或磨牙棒吃,刺激宝宝的咀嚼能力。

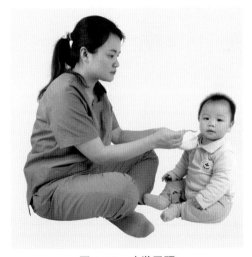

图 3-18　味觉干预

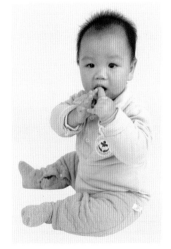

图 3-19　添加辅食

4. **注意事项**　辅食是不需要加入任何调料的。

五、精细动作干预

精细动作即小肌肉动作,是由小肌肉群所组成的随意动作。孩子的小肌肉动作实际上是指孩子手的活动,主要包括眼手协调、手指屈伸和指尖动作等局部活动。儿童精细动作的培养,主要是依靠亲自动手操作来实现的。伴随手部动作的发展,孩子的身体及智力才能有长足的进步,手部动作无论是对身体功能的促进,还是对认识思维的影响,都能从孩子智力发展上体现出来。因此常说"儿童的智能在他的手指尖上"。

(一)抓握训练

1. 留握训练

(1)训练目标:能抓住手中的玩具5秒钟以上,为以后把玩玩具做准备。

(2)准备:拨浪鼓、带柄玩具。

(3)方法:学会抓住放在手中玩具。

1)宝宝仰卧位,训练者用带手环的玩具或拨浪鼓吸引宝宝注意。

2)训练者把带手环的玩具或拨浪鼓触及宝宝手掌,让宝宝能握住手环5秒钟。

3)如果肌张力高双手紧握的宝宝,训练者先抚摸宝宝的手,待其手掌打开后再把玩具放入手掌(图3-20)。

2. 促进双手打开训练

(1)训练目标:双手能张开2~3次。

(2)准备:软毛刷。

(3)方法:训练者引导婴儿把手张开(图3-21)。

1)宝宝仰卧位,训练者站于宝宝旁边用手轻轻叩击婴儿手背,让其手张开、合拢,此动作重复3~4次。

2)如果宝宝肌张力高双手紧握,训练者可以软毛刷从手掌往手指方向刷,再重复上一步。

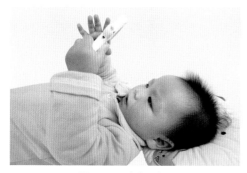

图3-20 留握训练

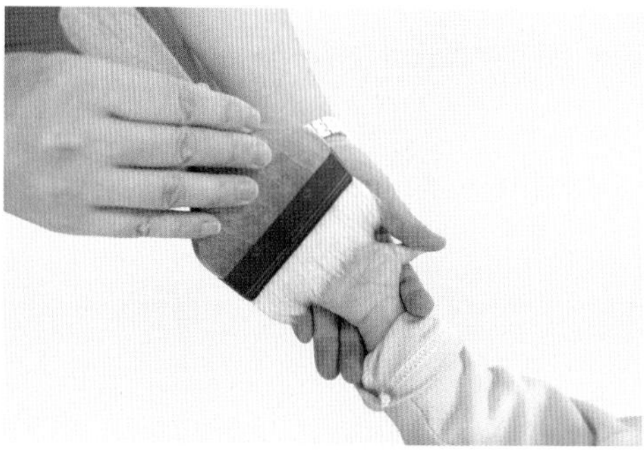

图3-21 促进双手打开训练

3. 诱发主动抓握训练

(1)训练目标:激起婴儿产生抓握玩耍玩具的兴趣。

(2)准备:直径7~8cm的红色毛线球、颜色鲜艳的拨浪鼓。

(3)方法:训练者用玩具诱发婴儿主动抓握意识(图3-22)。

1)宝宝仰卧位,训练者坐在宝宝旁边手里拿一件玩具,在宝宝胸部上方晃动来吸引宝宝的注意力,鼓励宝宝来取玩具。

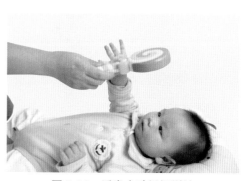

图3-22 诱发主动抓握训练

2)如果宝宝没有出现抓物意识,训练者可用玩具轻轻地触碰婴儿的手,引导宝宝去触摸、摆弄这些玩具,触发宝宝的抓物意识。

4. 主动抓握训练

(1)训练目标:婴儿能够有目的的准确抓取物品。

(2)准备:直径 7~8cm 颜色鲜艳的小球、拨浪鼓、小汽车、彩色方木(边长 2.5cm)几块或任何婴儿感兴趣的物品。

(3)方法:训练者用合适的玩具引导婴儿主动抓握(图 3-23)。

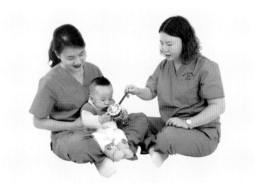

图 3-23 主动抓握训练

1)宝宝由抚养人抱着坐于桌边,与训练者面对面,训练者用拨浪鼓在宝宝面前晃动吸引宝宝注意力,鼓励婴儿伸手抓取玩具。

2)宝宝近距离能抓到玩具后,再慢慢地将玩具移到远处,鼓励宝宝抓取。

3)训练者可在宝宝各个方向(上、下、左、右)逗引宝宝抓取,锻炼宝宝对物体的主动抓握能力。

(4)注意事项:如果宝宝未出现主动抓物意识或主动抓取意识不强,训练者可先用大玩具吸引宝宝注意,再用玩具轻轻地触碰宝宝的手,诱导宝宝主动抓取,抓取的玩具由大变小,玩具的质地也可以多种多样,反复练习。

5. 毛巾盖脸训练

(1)训练目标:婴儿能用手拿掉盖到脸上的毛巾。

(2)准备:浅色毛巾。

(3)方法:训练者引导婴儿拿掉脸上的毛巾(图 3-24,图 3-25)。

1)宝宝取仰卧位或坐位,训练者先用浅色毛巾与宝宝玩躲猫猫游戏,引起宝宝的兴趣,然后把毛巾盖在宝宝脸上,鼓励他用手拿掉。仰卧位双手能完成后,可以加大训练难度,让宝宝在坐位训练。

2)如果宝宝不能完成,训练者可以帮助宝宝把手放到毛巾上,引导宝宝把毛巾抓下来,反复练习几次,再鼓励宝宝自己去抓取毛巾。

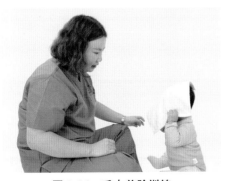

图 3-24 毛巾盖脸训练

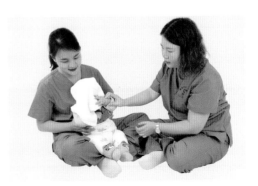

图 3-25 引导下毛巾盖脸训练

（4）注意事项：如果宝宝9个月还不能拿掉脸上的布或只能一只手完成，家长要警惕宝宝有无肌张力的改变，及时带宝宝去医院就诊。

6. 全掌抓握训练

（1）训练目标：能用掌心抓握物品。

（2）准备：各种彩色的小积木。

（3）方法：引导婴儿用掌心抓握玩具（图3-26）。

1）宝宝坐在地上，前面放一些彩色积木，训练者用积木吸引宝宝注意后，鼓励婴儿用掌心去抓握玩具。

2）如果宝宝未出现掌心掌握，训练者可引导宝宝用全掌抓握物品，抓握的物品应从大到小。

7. 桡侧掌心抓握训练

（1）训练目标：能用桡侧掌心抓握物品。

（2）准备：木钉板。

（3）方法：引导婴儿用桡侧掌心抓握玩具（图3-27）。

1）宝宝由抚养人抱坐于桌边，与训练者面对面，训练者将一组插入稀松的木钉板放在宝宝面前左右移动，引起宝宝的注意后放在其面前，对宝宝说："拿木钉"。

2）如果宝宝抓握木钉的方式错误，训练者可以用手引导宝宝用桡侧掌心抓取，反复练习几次，再鼓励宝宝自己抓取。

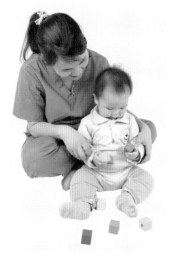

图3-26　全掌抓握训练

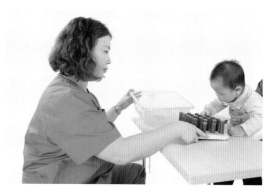

图3-27　桡侧掌心抓握训练

8. 前三指（拇指、示指、中指）捏训练

（1）训练目标：能用前三指拿取物品。

（2）准备：大、中、小号的蘑菇钉，2cm大小的积木。

（3）方法：引导婴儿用前三指拿取玩具（图3-28）。

1）宝宝取坐位，训练者将两粒稍大的蘑菇钉或小积木放在他面前移动引起注意，然后放在宝宝能伸手抓到的地方，鼓励宝宝用拇指、示指去捏。

2)如果宝宝没有做到,训练者用手控制宝宝的尾三指,让其用拇指、示指去捏取小物品,训练的物品由大到小。

(4)注意事项:训练者要注意婴儿不要将小物品放入口、鼻,避免发生呛噎危险。

9. 拇指、示指对捏训练

(1)训练目标:能用拇指与示指对捏物品。

(2)准备:大小不同的珠子。

(3)方法:引导婴儿用拇指和示指对捏玩具(图 3-29)。

1)训练者在宝宝面前放一些小积木,鼓励宝宝用前三指捏起。待宝宝能完成后逐步加大难度,抓取的物品由大到小。

2)如果婴儿不能完成,训练者可以控制尾两指,引导婴儿用前三指抓取小积木,待能熟练再单独完成。加大难度,抓取的物品由大到小。

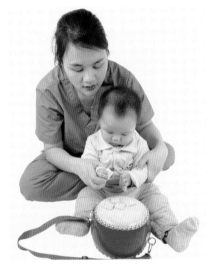

图 3-28　前三指(拇指、示指、中指)捏训练

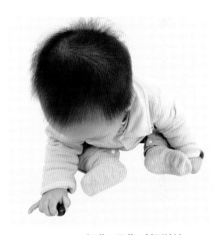

图 3-29　拇指、示指对捏训练

(二) 放物训练

1. 放下一物,拿起另一物训练

(1)训练目标:能放下手中玩具,用同一只手抓取另一个玩具。

(2)准备:小沙锤一对、小摇铃一对。

(3)方法:引导婴儿放下一物再拿另一物。

1)宝宝由抚养人抱坐于桌边,与训练者面对面,训练者将一件小玩具让婴儿拿住,再向婴儿同一只手出示另外一件玩具,并用语言鼓励宝宝放下手中玩具后抓取新玩具。

2)如果宝宝不会放下手中玩具,训练者可以辅助完成,反复练习,直至宝宝能独立完成。

2. 固定投放训练

(1)训练目标:能将玩具投入大容器里。

(2)准备:方块积木、小动物玩具、高矮不超过 5.5cm 的积木盒子。

（3）方法：引导婴儿把玩具放入固定的地方（图 3-30）。

1）宝宝取坐位，训练者将容器放在他面前，玩具或食物（糖）放在宝宝容易抓取位置，并用语言提示宝宝"把糖放入盒子里"，宝宝不会可以给予示范，训练者拿起糖放入容器内，让其模仿。

2）如果宝宝不会放入，训练者可用手引导宝宝抓起物体的手，将物体放入容器中，训练时可以减低难度，开始选用大口容器，待放入熟练后再选用相对小口容器。

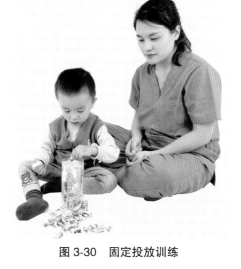

图 3-30　固定投放训练

（三）双手协调训练

1. 两手相互抚摸

（1）训练目标：两手相互抚摸 5 秒钟以上。

（2）准备：治疗床。

（3）方法：引导婴儿双手相互抚摸（图 3-31）。

1）宝宝仰卧位，训练者将宝宝两手逐渐移至中线，帮助宝宝将两手碰在一起。

2）如果肩关节紧张的宝宝，训练者可以帮助宝宝做中线活动后，再将两手碰在一起。

2. 双手同时拿一件物品训练

（1）训练目标：双手能同时拿或捧一件物品。

（2）准备：颜色鲜艳的球（直径 10cm 左右）、婴儿奶瓶。

（3）方法：引导婴儿双手同时拿一件玩具（图 3-32）。

1）宝宝仰卧位，训练者用球在他面前左右移动吸引其注意，鼓励宝宝双手同时拿球。

2）如果宝宝不能双手同时拿球，训练者可以用球轻轻触碰宝宝双手来引导，也可以嘱咐妈妈在宝宝喝奶时双手抓奶瓶。

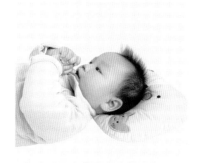

图 3-31　两手相互抚摸训练

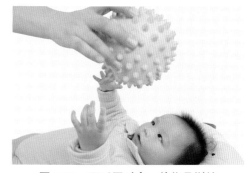

图 3-32　双手同时拿一件物品训练

3. 双手同时拿两物训练

（1）训练目标：双手能同时拿住两件玩具。

（2）准备：小沙锤一对、小摇铃一对、积木 4~5 个。

（3）方法：引导婴儿双手同时拿两件玩具。

1）宝宝由训练者抱着，先让宝宝一只手抓住小摇铃，再向宝宝没有抓玩具的手放另一个摇铃，并鼓励宝宝双手同时留握玩具或把玩玩具。

2）如果宝宝一只手必须先放下抓到的玩具，另一只手才能再次抓起玩具时，训练者可先握住其先抓玩具的手，然后鼓励宝宝用另一只手抓其他玩具，并引导宝宝双手同时把玩玩具并体会乐趣。

4. 以物对敲训练

（1）训练目标：能双手同时拿两物敲出两三声。

（2）准备：小沙锤 1 对、小摇铃 1 对、积木 4~5 个。

（3）方法：引导婴儿双手拿玩具对敲（图 3-33）。

1）宝宝取坐位，训练者给宝宝两件玩具，让他双手同时抓住，鼓励宝宝对敲。

2）如果宝宝不会操作，训练者可以演示宝宝看，并让其模仿。

3）宝宝双手不能同时留握玩具时，训练者可用双手抓住宝宝拿物的双手，引导宝宝对敲。

5. 撕破纸训练

（1）训练目标：能用双手的力量把一张纸撕破。

（2）准备：方形手帕纸几张、花纸（边长为 12cm 的正方形）2 张。

（3）方法：引导婴儿把纸撕破。

1）宝宝与训练者面对面坐，训练者拿一张手帕纸，在宝宝面前搓揉、撕拉，另外再给宝宝一张同样的纸，用语言鼓励或手势示意宝宝撕纸。宝宝能顺利完成可加大难度，用硬一点的花纸，鼓励宝宝去撕。

2）如果宝宝撕不动，训练者可用手引导宝宝在纸上撕一个小口子，然后再学用两手的力量把一张纸撕破。

（四）基本操作能力

基本操作能力主要是以物敲击另一物训练。

1. 训练目标　在 1~2 分钟内敲击玩具两三声。

2. 准备　小沙锤 1 对、小摇铃 1 对、手鼓 1 个。

3. 方法　引导婴儿拿玩具敲击桌面（图 3-34）。

（1）宝宝与训练者面对面坐着，训练者先拿小沙锤敲手鼓示范给宝宝看，再给宝宝 1 个沙锤，并用语言示意宝宝用沙锤敲手鼓。

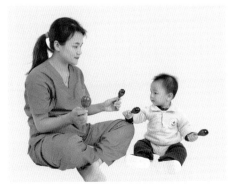

图 3-33　以物对敲训练

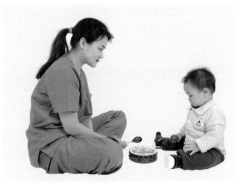

图 3-34　以物敲击另一物训练

（2）如果宝宝不会敲击，训练者可以用手辅助引导宝宝用沙锤敲手鼓，反复练习几次，再鼓励宝宝自己敲击。

第三节　1~3 岁幼儿智力发育干预

人一生的发展基础都是在婴幼儿时期奠定的，为了开发儿童潜能，我们根据婴幼儿心理发育规律设计了各年龄阶段婴幼儿早期干预的游戏，婴儿时期训练的重点在于丰富环境，促进感知觉的发展。幼儿时期训练的重点主要通过有目的、有步骤的早期教育活动展开，使儿童各种能力得到整体的提高。本节重点介绍 1~3 岁认知发育和精细动作干预方法。

一、1~2 岁幼儿认知发育干预方法

（一）理解家庭成员的各种称呼

1. 准备　日常生活场景、相册、人物卡片。

2. 目的　有效地促进 1~2 岁幼儿口语的发展。

3. 方法

（1）帮助幼儿理解基本称呼：用手指出听到的称呼，让幼儿把发音与人称联系起来。

1）听指令：用手指出听到的称呼，让幼儿把发音与人称联系起来。

2）反复强化：如果孩子还听不懂人的称呼，比如"妈妈"的称呼，那么妈妈在抱孩子、与孩子玩时，都可以用手指着妈妈说："这是妈妈。"让孩子把发音与人联系起来。

3）用同样的方法学习其他的称呼语。

（2）能理解称呼以后，教幼儿喊人，先教幼儿模仿发音。

1）模仿口唇动作：训练者先让孩子学会模仿口唇动作，如咂唇、咂舌、吐舌等。

2）模仿发音：孩子会模仿口唇动作后，让他看到爸爸时模仿"爸爸"的发音，看到妈妈时模仿"妈妈"的发音。照料孩子的人也可让孩子先学称呼自己。

3）不断强化：当妈妈回家时，孩子伸出双手要求拥抱，妈妈说"叫妈妈"再抱，让他发出"妈妈"的声音后将孩子抱起。

（3）利用家里的相册或人物卡片来教幼儿指认称呼（图 3-35）。

1）指认：带孩子看全家福照片时，让他指一指妈妈在哪儿？爸爸在哪儿？自己在哪儿？

2）回答：训练者还可以利用人物卡片问孩子"这是谁啊？"让孩子回答"这是阿姨，这是叔叔"。

3）及时表扬：当孩子指认或回答正确后

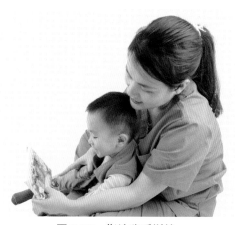

图 3-35　指认称呼训练

一定要及时表扬,提高学习的兴趣。

(二) 认识身体部位

1. **准备**　玩具娃娃、镜子。

2. **目的**　儿童能够正确指认身体的部位并命名。

3. **方法**　教幼儿认识、指认身体部位(图 3-36,图 3-37)。

(1)指认:最方便的诱导法是照镜子或学指娃娃的身体。训练者和孩子面对面坐着,先教孩子指住别人的鼻子说"鼻子",然后引导孩子指自己的鼻子说"鼻子"。

(2)游戏强化:训练者还可以和孩子一起玩听儿歌指五官的游戏,在欢乐的气氛中让婴儿学会指身体部位。

(3)图片强化:当孩子掌握熟练后,训练者可准备一些身体部位的图片让婴儿学习。

(4)延伸:孩子能准确指认身体部位后,再与孩子描述身体部位的功能。

(5)命名:孩子有表达后鼓励孩子说出身体各部位。

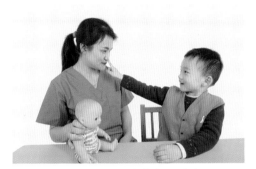

图 3-36　指认身体部位训练

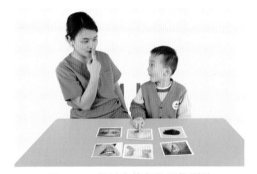

图 3-37　指认身体部位强化训练

(三) 学习解决问题

1. **准备**　木棍、玩具。

2. **目的**　提高幼儿使用工具解决问题的能力。

3. **方法**　教会幼儿学会用棍子拨物(图 3-38)。

(1)示范:当玩具在桌子下时,训练者拿一根棍子给幼儿做示范,幼儿看到训练者拨出玩具也要自己试试,他会用棍子碰到玩具,但有时会将东西推得更远。这时训练者要告诉幼儿先把棍子放在玩具的后面,再向自己方向拨动,才能把东西拨出来。

(2)练习:如果幼儿把玩具滚到床下、柜子下、书架下等不容易拿到的地方,也可以让幼儿练习用棍子把玩具拨出来。

4. **注意事项**　用棍子拨物,可以加强幼儿使用工具解决问题的本领。但要讲究方法,越拨越远则不容易拿到玩具。幼儿一旦学会用棍子拨物,棍子就变成了宝宝有用的工具,再也不怕找不到玩

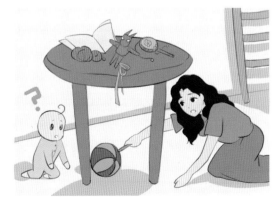

图 3-38　棍子拨物训练

具了。

（四）我是小帮手

1. **准备**　日常生活场景、玩具。

2. **目的**　训练幼儿听懂简单的指令，记住事物的名称，提高幼儿语言理解能力。

3. **方法**　在日常生活中给幼儿下简单的指令，帮助幼儿理解。

（1）听从吩咐：幼儿学会走路后很想表现自己的能力，特别愿意听从吩咐替大人做事。例如为下班回家的爸爸拿拖鞋、给妈妈拿衣服、帮奶奶擦桌子等。有了拿东西的使命，孩子就会注意东西摆放的位置，懂得用完后放回原处，以便下次寻找方便，经常这样做也锻炼了幼儿的记忆力。

（2）自己收拾物品：如果大人不让孩子做事，就会剥夺他锻炼的机会。大人可将孩子喜欢的玩具和物品摆放在他能拿到的地方，先教他认识玩具和物品的名称及特征，如兔子耳朵长、杯子喝水、钥匙开门等帮助辨认，当他能分清物品时，训练者可让他自己收拾。

4. **注意事项**　在这个过程中，如果幼儿还不能听从吩咐，可能是没听懂指令，在日常生活中就要多教幼儿认识家里的常见物品，加强语言理解能力，扩大他的词汇量。

（五）给图形找家

1. **准备**　图形屋。

2. **目的**　提高幼儿配对图形的能力，让幼儿感知形状，训练手指灵活性。

3. **方法**　训练幼儿认识四种基本的形状和学会放（图3-39）。

（1）示范：训练者给幼儿准备一个图形屋并对他说："这些图形找不到家了，我们把它们送回家吧。"训练者先示范将圆形放入相应的洞穴内，让幼儿模仿。

（2）辅助：如果幼儿放不准，训练者可以辅助，当他放进去后，要及时鼓励。反复多次练习直至孩子能熟练完成。

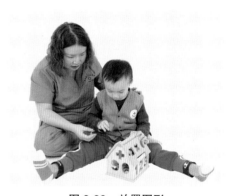

图 3-39　放置图形

（3）泛化：同样的方法学习放正方形、三角形，这要比放入圆形难一些，需要更多的时间训练。

（六）过家家

1. **准备**　布娃娃、过家家玩具。

2. **目的**　提高幼儿模仿及生活自理能力。

3. **方法**　训练者可以和幼儿一起玩照顾娃娃的游戏。

（1）过家家游戏：训练者准备一个布娃娃，跟幼儿一起玩过家家的游戏，如"早上起床了，我们来给娃娃刷牙吧"。训练者先拿起牙刷给幼儿示范如何给娃娃刷牙，然后让孩子模仿，如果不能完成可辅助完成。用同样的方法还可以教幼儿给娃娃戴帽子、穿鞋、梳头、喝水、打电话等。

（2）强化：在日常生活中，训练者也应该多让幼儿去模仿，学会自己刷牙、吃饭、喝水、穿鞋、戴帽子等，一开始可能做不好，但只要能努力去学，训练者就要多表扬、多鼓励。

（七）学放镶嵌板

1. **准备**　各种动物、水果、蔬菜、生活用品镶嵌板。

2. **目的**　提高幼儿配对镶嵌板的能力，让幼儿感知各种事物，训练手指灵活性。

3. **方法**　训练幼儿放置各种镶嵌板（图 3-40）。

（1）模仿：训练者给幼儿选择图案少且简单的镶嵌板，板上的图案也要较大的，便于幼儿辨别，由训练者示范拿出其中一个，告诉幼儿事物的名称，如"宝宝你看，这是橘子，我们把它送回家吧"然后示范把镶嵌板放到对应的位置。

（2）强化：幼儿一开始可能只会拿一个放一个，可以慢慢地增加游戏难度，拿出两个、三个、四个，让他去辨别、比较、学习匹配到相应的位置。

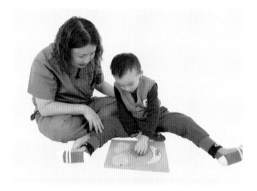

图 3-40　放镶嵌板训练

（八）理解各种动作

1. **准备**　日常生活场景。

2. **目的**　教幼儿学会用动作表示语言。

3. **方法**　在日常生活中训练常见的肢体语言。

（1）模仿：幼儿一般 9 个月左右懂得拍手表示欢迎，挥手表示再见。1 岁后喜欢学做动作，会摇头表示"不要"，点头或伸手表示"要"，真正能表达自己的需要而不是单纯模仿。如果训练者能赞许和示范就能学会更多。

（2）辅助：如果幼儿还未学会用动作表示语言，训练者要拿起幼儿的手在适当时机去表示。

（3）强化：在生活情境中训练，如孩子向训练者要食物或玩具时，先点头表示想要后再给他，接受食物或玩具后要拱手表示"谢谢"，生活中反复练习就会养成习惯。

（九）配对

1. **准备**　实物与实物配对、实物与图片配对、图片和图片配对。

2. **目的**　儿童能运用视觉、触觉、听觉、味觉、嗅觉等辨识对象。

3. **方法**

（1）相同配对：将相同对象放在同一个地方。

1）实物与实物配对（图 3-41）：桌面上放 3 个实物（飞机、蛋宝宝、小熊），训练者给孩子另一个实物（飞机），观察孩子是否能把手中的飞机跟桌子上的飞机放在一起。

2）实物与图片配对（图 3-42）：桌面上放 3 张图片（鸭子、杯子、积木），训练者给孩子另一个实物（鸭子），观察孩子是否能把手中的鸭子跟桌子上的鸭子图片放在一起。

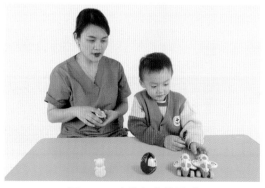

图 3-41　实物与实物配对

3)图片与图片配对(图3-43):桌面上放3张图片(鸭子、手表、棒棒糖),训练者给孩子另一张相同的鸭子图片,观察孩子是否能把手中的鸭子图片跟桌子上的鸭子图片放在一起。

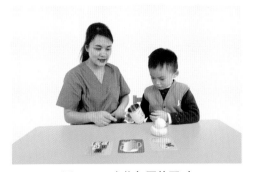
图3-42 实物与图片配对

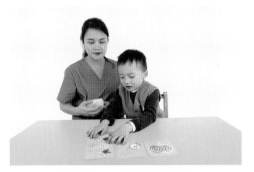
图3-43 图片与图片配对

(2)相似配对:将类似的物品放在一起(图3-44)。类似物体配对:桌面上放2个物体(狗、鸭子),训练者给孩子另一个相似的狗,观察孩子是否能把手中的狗跟桌子上的狗放在一起。

(3)相关联配对:将功能相关的实物或图片配对,掌握物与物之间的联系,更好地培养并发展生活技能(图3-45)。

1)相关联实物配对:吃饭时让孩子自己拿碗和勺子;刷牙时自己找牙刷、杯子;看书时自己准备笔等。

2)相关联图片配对:遥控器和电视的图片相配,钥匙和门的图片相配。

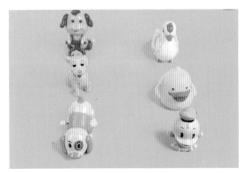
图3-44 类似物体配对

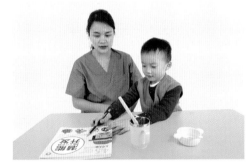
图3-45 相关联配对

二、1~2岁幼儿精细动作干预方法

(一)抓握训练

1. 训练目标 能够准确、快速地用拇指和示指指尖相向地拾取物品。

2. 准备 药片、小零食、黄豆或红豆等。

3. 方法 引导幼儿用拇指和示指指头相向拾取玩具(图3-46)。

(1)幼儿和训练者面对面坐着,训练者给孩子一碗黄豆或红豆,让孩子一颗一颗地捡到盘子里,注意不要放到口中。

(2)如果幼儿没有出现拇指和示指指尖捏,训练者可降低难度,先抓取稍大些物品,待能熟练完成后再加大难度。

（二）放物训练

1. 训练目标 把小物品投入小瓶中。

2. 准备 小珠子若干、透明小瓶（瓶口直径 2.5cm 左右）。

3. 方法 引导幼儿把小物品放入小瓶中（图 3-47）。

（1）幼儿取坐位，训练者给他一个小口径的瓶子，用语言示意将珠子投入小瓶中，幼儿不会时训练者可示范，让其模仿。

（2）如果示范后幼儿还是不会，训练者可用手引导他手抓珠子投入小瓶中，同时改用大口径瓶子训练。

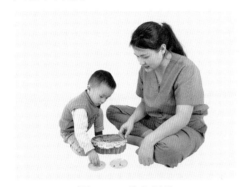 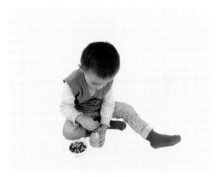

图 3-46 拾物训练　　　　　图 3-47 小物品投入小瓶训练

（三）双手协调训练

1. 盖好盖子训练

（1）训练目标：能将玩具桶和矿泉水盖子盖好。

（2）准备：带盖子的玩具桶 1 个、矿泉水 1 瓶。

（3）方法：引导幼儿把玩具桶和矿泉水的盖子盖好。

1）幼儿取坐位，训练者当着幼儿面打开玩具桶盖子，先示范盖上盖子，然后将盖子放在幼儿的一只手中，让其另一只手扶住玩具桶，并用语言示意幼儿把盖子盖好。

2）如果幼儿不会盖，训练者可用手辅助幼儿把盖子盖上，重复几次练习。

3）幼儿学会盖玩具桶的盖子后，再用同样的方法学会盖矿泉水瓶盖子。

2. 打开糖纸取糖训练

（1）训练目标：能剥开糖纸或撕破糖纸取糖。

（2）准备：准备小儿酥糖或软糖几块。

（3）方法：引导幼儿剥开糖纸。

1）幼儿与训练者面对面坐，训练者先拿一块糖给幼儿示范怎么打开，然后再给幼儿一块糖，用语言鼓励他剥开糖纸，自己吃糖。

2）如果幼儿不能打开糖纸，训练者可以降低难度，先把糖纸剥松再给幼儿，并鼓励他打开，逐步加大难度。

（四）基本操作能力

1. 推动玩具

（1）训练目标：能用手将玩具汽车或火车推动。

（2）准备：玩具小汽车或玩具小火车。

（3）方法：引导幼儿能用手推动玩具车（图3-48）。

1）幼儿与训练者均坐位，训练者先示范怎么推动玩具车，再给幼儿一个玩具车，并用语言示意幼儿用手将车推走。

2）如果幼儿不会推玩具车，训练者可以用手引导幼儿手去推，反复练习几次，再鼓励幼儿自己推动玩具车。

2. 倒出物品训练

（1）训练目标：能倾斜瓶子倒出小珠子，并主动用拇指和示指把小珠子捏起来。

（2）准备：透明瓶子（瓶口直径2.5cm左右）、小珠子若干。

（3）方法：引导幼儿能倒出瓶子内的小珠子。

1）幼儿取坐位，训练者在幼儿面前把小珠子放入瓶中，再倾斜瓶口，倒出小珠子，用拇指、示指捏起小珠子，先将操作过程示范给幼儿看，再把装有小珠子的瓶子给幼儿，用语言示意幼儿将瓶口倾斜，倒出小珠子，再用拇指、示指捏起。

2）如果幼儿不会倾斜瓶口，训练者可以用手辅助幼儿手将瓶口倾斜，反复练习几次，再鼓励幼儿自己操作。

3. 摆放物品训练

（1）训练目标：能把小木钉放入木钉板洞中。

（2）准备：1个小号木钉板、若干小号木钉。

（3）方法：引导幼儿把木钉放入木钉板洞中（图3-49）。

1）幼儿与训练者坐位，训练者将木钉板放于他前面，对幼儿说"宝宝你看"，训练者拿1根木钉将其放入木钉板洞中，再给幼儿另外1根木钉，并示意幼儿将木钉放入木钉板洞中。

2）如果幼儿不会把木钉放入木钉板洞中，训练者可以用手辅助幼儿手放入，反复练习几次，再鼓励幼儿自己放入。

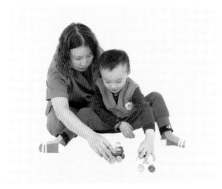

图3-48 推动玩具训练

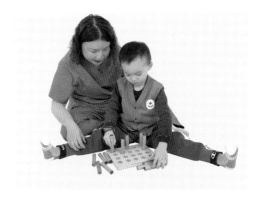

图3-49 摆放物品训练

（五）手眼协调训练

1. 搭两块积木训练

（1）训练目标：能搭起2~3块积木。

（2）准备：若干积木（边长2.5cm）。

（3）方法：引导幼儿自己搭起2~3块积木（图3-50）。

1）幼儿与训练者面对面坐着,训练者给幼儿两块积木,并用语言示意幼儿把一块积木置于另一块上面。

2）如果幼儿不会搭积木,训练者可以辅助幼儿把一块积木放于另一块积木上,反复练习几次,再鼓励幼儿自己把积木放上。

2. 搭多块积木训练

（1）训练目标:能搭起多块积木。

（2）准备:若干积木（边长 2.5cm）。

（3）方法:引导幼儿自己能搭起 6 块积木（图 3-51）。

1）幼儿与训练者面对面坐着,训练者示范搭积木后,给幼儿两块积木,并用语言示意他把一块积木置于另一块上面,当幼儿搭上两块积木后,再给他第 3 块鼓励其继续往上搭,直到 6 块积木都搭好。

2）如果幼儿搭积木时总是倒塌,训练者可以给予辅助,待熟练后可以减少辅助或不辅助。

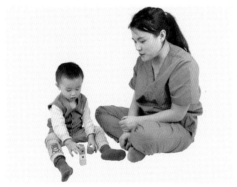 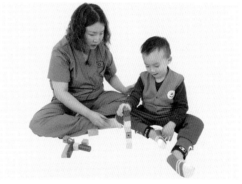

图 3-50　搭两块积木训练　　　　　　图 3-51　搭多块积木训练

3. 穿大珠子训练

（1）训练目标:能把细电线绳穿入大珠子里。

（2）准备:两根约 30cm 长的细电线、大珠子若干（直径 2cm 左右）。

（3）方法:引导幼儿把细电线绳穿入大珠里（图 3-52）。

1）幼儿与训练者面对面坐,训练者示范串珠动作,再给幼儿一根细电线、一个大珠子,告诉他把珠子穿起来。

2）如果幼儿不会穿珠子,训练者可以用手辅助儿童穿,辅助过程中跟幼儿讲解串珠步骤,然后逐渐减少辅助,反复练习,直到幼儿能独立完成。

4. 掌心握笔训练

（1）训练目标:能用掌心拿住笔在纸上留下笔道。

（2）准备:红色水彩笔两支、A4 白纸两张。

（3）方法:引导幼儿用掌心握笔画画（图 3-53）。

1）幼儿坐于桌边,训练者给幼儿一支水彩笔和一张纸,手把手教幼儿握笔,并在纸上留下笔道,然后对幼儿说:"请在纸上画画"。

2）如果幼儿还是不会,训练者可以让幼儿反复练习。

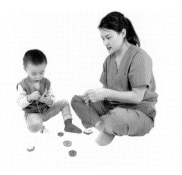

图 3-52 穿大珠子训练

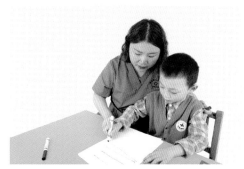

图 3-53 掌心握笔训练

三、2~3 岁幼儿认知发育干预方法

(一) 辨别大小

1. **准备** 日常生活场景图片。
2. **目的** 让幼儿区分物体的大小,理解大与小的基本概念。
3. **方法** 教幼儿玩配对大小的游戏,区分物体的大小,并进行泛化(图 3-54)。

(1)配对:孩子 2 岁半左右开始理解物体的大小,训练者可先在生活中和孩子一起玩大小配对的游戏。如把各种颜色的大扣子跟大扣子放一起,小扣子跟小扣子放一起。

(2)实物指认:对比同一种水果的大小,对比两者区别,让孩子去指认。

(3)图片指认:当孩子能清楚地区分大小后,可以用大小不明显的物体让孩子辨别比较,还可以利用图片让孩子去练习比大小。

(二) 认识颜色

1. **准备** 玩具、图片。
2. **目的** 让幼儿区分和掌握物体的基本颜色。
3. **方法** 玩颜色匹配游戏,听指令指认相应颜色。

(1)实物配对:训练者可以多和孩子玩颜色匹配的游戏,先树立同色的概念,从区别较大的颜色开始匹配,如把相同颜色的积木(形状一样的)放在一起(图 3-55)。

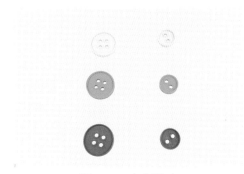

图 3-54 大小配对

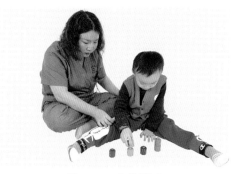

图 3-55 实物配对

(2)图片配对:准备各种颜色物体的图片,让孩子把卡片按不同颜色分类放好,图片底色最好为白色,避免孩子被背景色干扰(图 3-56)。

（3）泛化：学习了一种颜色后，训练者应在近一段时间内教孩子认识生活中这种颜色的物体，如学会了红色，让孩子将各种红色的物体放入篮子里（图3-57）。

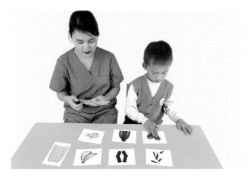

图 3-56　图片配对

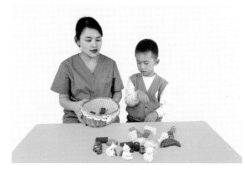

图 3-57　泛化

（三）认识形状

1. **准备**　玩具、图片。

2. **目的**　让儿童掌握基本的形状。

3. **方法**　形状匹配并在日常生活中泛化。

（1）匹配：玩"给图形找家"游戏，用形状板教孩子做形状匹配。尽量让其一次性放对位置（图3-58）。

（2）形状分类：训练者可以多和孩子玩形状分类的游戏。让孩子把不同质地、不同颜色的三角形放在一起；不同质地、不同颜色的正方形放在一起（图3-59）。

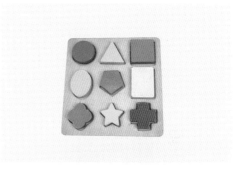

图 3-58　形状匹配

（3）指认、命名：待幼儿能理解形状板上的形状后，训练者还可以准备各种形状的图片，让孩子做形状配对、指认、命名的练习（图3-60）。

（4）泛化：联系生活中的实物，进行泛化，如碗、盆、汽车轮子是圆的，衣架是三角形的。

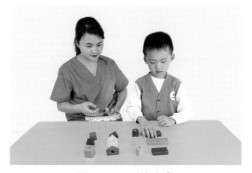

图 3-59　形状分类

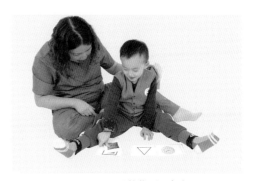

图 3-60　形状指认、命名

（四）学习解决问题

1. **准备**　日常生活场景。

2. **目的** 引导幼儿如何去解决日常生活中的问题。

3. **方法** 在实践中教孩子解决常见问题,并告诉孩子如何回答。

(1)学习解决问题:在日常生活中,孩子常常会遇到各种问题,如想出去玩时下雨了怎么办?肚子饿了怎么办?

(2)学习回答:要教孩子学会回答问题,如孩子听到爸爸咳嗽了,妈妈问孩子"爸爸怎么咳嗽了?",孩子回答"爸爸感冒了",妈妈继续问孩子"那要怎么办呢?"孩子如果不会回答,妈妈可以提示"感冒了要吃药,妈妈去拿药给爸爸",并适时告诉孩子如何去解决问题,在生活中不断积累经验,下次遇到类似问题就知道怎么应对了。

(五)分类学习

1. **准备** 各种不同类别的仿真实物,不同类别的图片、书籍。

2. **目的** 让孩子对日常生活当中事物进行简单分类。

3. **方法** 在日常生活中让孩子多学习如何按事物的特征进行简单分类。

(1)实物分类:以蔬菜、水果分类为例,训练者拿出两个小篮子,将一个仿真蔬菜和一个仿真水果分别放入两个篮中,告诉孩子苹果属于水果,水果类的要放在一起;西红柿属于蔬菜,蔬菜类的要放在一起。如果孩子不理解,训练者可以给予提示和辅助(图3-61)。

(2)图片分类:与实物分类训练方法相同,先让孩子进行两种类型的分类,然后再进行三种类型的分类(图3-62)。

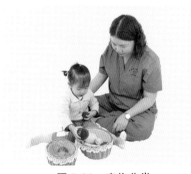

图3-61　实物分类

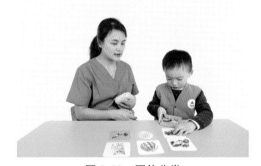

图3-62　图片分类

(3)情景模拟:设置超市物品摆放情景,将各种物品杂乱的摆放,让孩子扮演超市服务员进行分类整理,孩子应先判断类别,再将各类物品进行整理(图3-63)。

(4)生活泛化:在家中玩玩具后,要及时收入玩具箱里,告诉孩子玩具箱里装的都是玩具类;看完书或画画后,要把书放到书包里,书包里要放学习用品;妈妈洗干净的衣服、裤子、袜子都要叠好收到衣橱里,衣橱里物品都是属于衣物类(图3-64)。

(六)理解介词(上、下)

1. **准备** 桌子、椅子,其他便于操作的物品,如娃娃、汽车等。

2. **目的** 让孩子理解简单的介词(上、下)。

3. **方法** 训练者可以设计各种游戏让孩子理解简单介词(图3-65)。

(1)听指令放东西游戏:以桌子为参考物,给孩子任意物品(如娃娃)然后说"把娃娃放在椅子上"要强调"上"字。

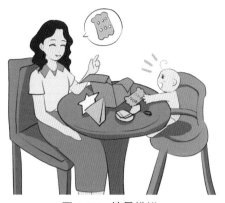

图 3-63　情景模拟

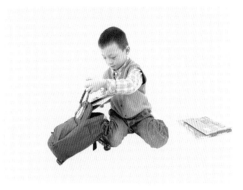

图 3-64　生活泛化

（2）辅助：若孩子无法完成需要及时辅助，注意要在孩子做错前辅助，避免错误，并逐渐减少辅助。

（3）泛化：更换其他参考物，比如书，训练者发指令"把梳子放书上或书下"。

（七）判断能力训练

1. **准备**　实物（糖果、积木）、卡片。

2. **目的**　能理解并表达"是、不是""有、没有""一样、不一样"等提高儿童判断事物能力。

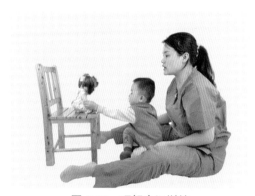

图 3-65　理解介词训练

3. **方法**　通过对话、提问的方式帮助孩子建立判断能力。

（1）"是、不是"：训练者拿起积木问孩子"这是积木吗？"拿起汽车问："这是积木吗？"等待幼儿回答。

（2）"有、没有"：训练者摊开手掌问孩子"手上有积木吗？等待幼儿回答。

（3）"一样、不一样"：训练者拿着积木和汽车问孩子"这两个玩具一样吗？"等待幼儿回答。

（4）引导：如果能正确回答可给予奖励进行强化；如果不能正确回答，训练者可以提示和引导。

（5）泛化：更换其他物品，加深对类别辨别词汇的理解。

（八）学习场所

1. **准备**　日常生活场景图片。

2. **目的**　让幼儿学习并理解场所的名称及用途。

3. **方法**　在日常生活中教幼儿不同场景的名称及用途。

（1）学习公众场所的功能：孩子在日常生活中会去不同的地方，如孩子想吃水果，就要去水果店；感冒了要到药店买药；周末要和妈妈去动物园，途中要在公交车站搭乘公交车或去地铁站乘坐地铁，可以告诉孩子这些场所的名称及用途，训练者无论带孩子去哪里，都要随时跟孩子解释这是什么地方，我们来这里做什么。

（2）学习家里场所用途：如奶奶炒菜时告诉他"这是厨房，是做饭的地方"；孩子要睡觉就带他去卧室，告诉他卧室是休息的地方。当幼儿在日常生活中能理解场所功能后，训练者可准备一些图片来帮助幼儿学习和巩固。

（九）拼图

1. 准备　各种简单拼图．

2. 目的　让幼儿学会简单拼图，看到局部联想到整体。

3. 方法　训练者设计好需要拼的物体，锻炼孩子的视觉分辨能力。

（1）简单拼图：训练者可用拼图训练用具，最好是幼儿熟悉的水果或动物，如小猫拼图用具，训练者打乱后再示范拼上，鼓励幼儿模仿。看孩子能否拼出完整的小猫（图3-66）。

（2）复杂拼图：当幼儿两块拼图能完成后，训练者可以增加难度，选择三块、四块或更多块的拼板让幼儿去练习（图3-67）。

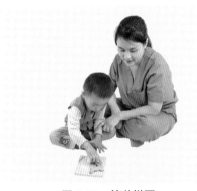

图 3-66　简单拼图

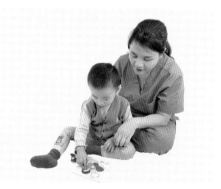

图 3-67　复杂拼图

（十）理解多少

1. 准备　糖果、卡片。

2. 目的　让幼儿理解多和少的概念，并在生活中泛化。

3. 方法　在日常生活中通过游戏方式帮助幼儿理解多少（图3-68）。

（1）指认：训练者和幼儿玩分水果的游戏，把水果分装在两个篮子内，一个明显多些，一个明显少些，然后问幼儿要哪个篮子的，幼儿一般会选择要多的，这时可以告诉幼儿这个篮子内的水果多，让幼儿学习指认多和少。

（2）泛化：吃饭时也可以用两个大小相等的碗，分别装入明显能看出多少的饭，让幼儿来说谁吃得多、谁吃得少。

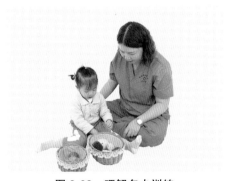

图 3-68　理解多少训练

（3）图片强化：当幼儿在生活中能分清多少后，还可以利用图片来学习。

（十一）理解长短

1. 准备　不同长短的实物、辨别长短的图片。

2. 目的　让幼儿理解长和短的概念，并在生活中泛化。

3. **方法**　在日常生活中通过游戏方式帮助幼儿理解长短。

(1)配对：先用同一物体，从能明显区别长短开始，如长积木和长积木放在一起、短积木和短积木放在一起，让幼儿感知实物的长和短。

(2)指认：指着长积木告诉幼儿，这块积木长，并配合长的手势；这块积木短，配合短的手势，反复练习。

(3)增加难度：当同一事物能分清长短后，可用不同事物去比较，如铅笔和筷子比较。

(4)图片强化：实物能分清长短后，还可以利用图片分辨。

(十二) 贴、画脸谱

1. **准备**　各种颜色的纸、笔、颜料、剪刀。

2. **目的**　认识五官的具体位置，培养幼儿的观察能力。

3. **方法**　贴、画脸谱游戏(图 3-69)。

(1)模仿：用纸剪一个椭圆形的人脸，脸上不画五官，再用另一张纸画出大小合适的眼睛、眉毛、鼻子、嘴唇、耳朵分别剪开，训练者先做示范，分别摆放到人脸的相应位置上，再让幼儿自己摆放，观察摆放是否准确。

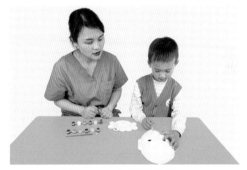

图 3-69　贴、画脸谱游戏

(2)学习用笔在未完全画好的脸谱上添加缺少的部分。如训练者在纸上画一个人，但人脸上少画 1~2 个部位，让幼儿仔细观察缺了哪里，然后鼓励幼儿用笔添上缺失的部位。

(十三) 学儿歌

1. **准备**　简短、押韵的儿歌。

2. **目的**　让幼儿学会完整地背诵一首简短的儿歌，感受语言的韵律。

3. **方法**　训练者选择与孩子年龄相符的儿歌。

(1)熟悉儿歌：训练者可以挑选简短、押韵的儿歌，一边念一边做夸张的动作，并让幼儿模仿。

(2)学会接押韵的字：训练者可以先念前面的部分，故意把押韵的字空出来不念，鼓励幼儿说出，如念儿歌《小白兔》时，念"小白——"，故意不念"兔"字，让幼儿说兔，说对后要及时表扬，训练者再念"白又——"，让幼儿把"白"字补充上，通过不断练习，幼儿逐渐就学会背诵完整、简短的儿歌了。

四、2~3 岁幼儿精细动作干预方法

(一) 捡豆豆

1. **准备**　幼儿个人用物，葡萄干、花生米、小馒头、豆子若干，碗、小口径瓶子各 1 个。

2. **目的**　训练拇指和其他四指对捏的功能。

3. **方法**　通过游戏训练幼儿拇指和其他手指的对捏功能。

(1)拇指、示指对捏：训练者把小馒头放在儿童面前，示范用拇指和示指捏起小馒头放入碗中。如果儿童不会，训练者握住他的手，固定其中指、无名指和小指，帮助他用拇指和

示指对捏拿起小馒头,逐渐减少帮助,直至其独立捏起。然后可将小馒头改成花生米、葡萄干、豆子等更小的东西(图 3-70)。

(2)拇指和其他三指对捏:当孩子能用拇指、示指熟练地捏起小豆豆后,可练习拇指和其他三指的对捏,练习方法同拇指、示指对捏。分别用拇指和其他三指(中指、无名指、小指)捏起小豆豆放入盘子中,每分钟 20~25 个(图 3-71)。

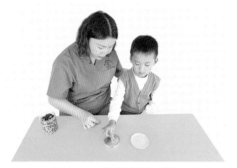 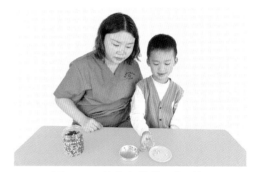

图 3-70 拇指、示指对捏　　　　　图 3-71 拇指和其他三指对捏

(3)减小容器口径:当孩子能用拇指和其余四指熟练地捏起小物品放入碗中后,可逐渐减小容器口径(如将碗改成瓶子)再重新练习,并计算每分钟捏住物品的个数(图 3-72)。

(二)在斜面上滚球

1. **准备**　幼儿个人用物、小皮球、硬纸板。

2. **目的**　训练双手抓握和自如松开的功能。

3. **方法**　利用游戏训练孩子的手指控制能力。斜面滚球:硬纸板倾斜 30° 置于桌面,训练者将小皮球放于硬纸板上端,说"宝宝,来滚球球",幼儿看到后松开手中的球,让球从上端滚下。把小皮球给儿童,让他把球放在纸板上端,训练者做手指打开的动作,教幼儿把手松开,球从纸板上端滚下来(图 3-73)。

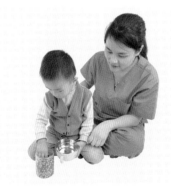 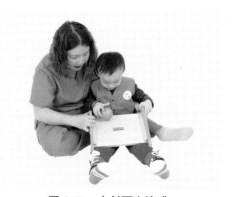

图 3-72 减小容器口径　　　　　图 3-73 在斜面上滚球

(三)搭积木

1. **准备**　幼儿个人用物、方积木若干。

2. **目的**　训练儿童动手能力,促进空间意识的形成。

3. 方法

（1）搭高塔：训练者把 10 块积木放在儿童面前，手放在幼儿可以看清的位置，将一块积木放到另一块积木上并对齐，边搭边说"宝宝，我们来搭高高"，然后搭第 3 块、第 4 块……直到第 10 块。保留搭好的高塔几秒钟后推到说："宝宝自己来搭高塔"，然后让他独立搭 10 块积木（图 3-74）。搭的过程中要多鼓励幼儿。

（2）搭火车：训练者把 4 块积木放在儿童面前，手放在幼儿可以看清的位置，先将 3 块积木排成一排，在第一块积木上再放一块做火车头，做好后在桌上推动积木，并发出火车开动时的"呜呜"声。然后给儿童 4 块积木，让他模仿搭火车和开火车（图 3-75）。

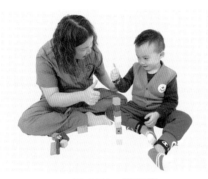

图 3-74　搭高塔

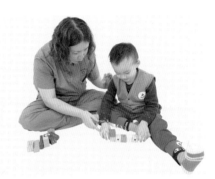

图 3-75　搭火车训练

（3）搭桥：训练者和儿童各准备 6 块积木在桌上，手放在幼儿可以看清的位置，先示范搭两个由 3 块积木组成的桥。然后对幼儿说："像我一样搭桥"。让他学会独自搭桥（图 3-76）。

（4）搭城墙：训练者示范把两个桥靠拢形成一堵墙，并保留墙对幼儿说："像我一样搭一堵墙"。让他把两个桥并排靠拢形成墙，推倒墙后让幼儿独立完成，熟练后可练习搭更高、更宽的墙（图 3-77）。

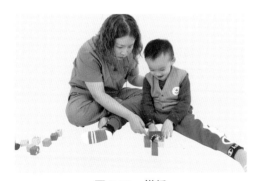

图 3-76　搭桥

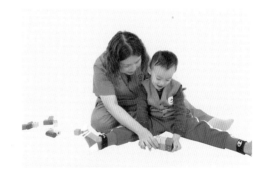

图 3-77　搭城墙训练

（四）穿珠子

1. **准备**　幼儿个人用物、大孔的大木珠或塑料珠子、小孔的小木珠或塑料珠子、粗硬的线、细软的线。

2. **目的**　改善双手精细操作和协调能力。

3. **方法** 训练者一只手拿粗硬的线,另一只手拿大孔的珠子,引导孩子关注孔的存在,先示范穿两颗珠子,再让孩子学着穿。可先给予帮助,待孩子熟悉后逐渐减少帮助,直至独立完成穿珠。孩子熟练后可改成细软的线穿小珠子,鼓励孩子连续穿一串(图 3-78)。

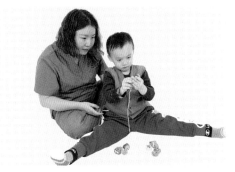

图 3-78 穿珠子训练

(五)翻书页

1. **准备** 幼儿个人用物、儿童读物 2~3 本。

2. **目的** 改善双手精细操作能力,提高认识水平。

3. **方法** 翻书页。幼儿坐于桌前,训练者将书放在桌上,跟他说"我们看书吧"。可以在书里夹一个小物件,使书更容易翻开,带着幼儿的手用拇指将书页揭起,再翻开,边翻边跟他说看到的内容。然后放手让幼儿自己翻,边翻边问他看到的内容。

4. **注意事项** 幼儿开始练习翻书时每次可能会翻 4~5 页,随着手指越来越灵活,逐渐能做到由厚到薄逐页翻。

(六)拧开瓶盖

1. **准备** 幼儿个人用物、有盖的瓶子、糖果(葡萄干、小馒头等)。

2. **目的** 改善双手精细操作和协调能力。

3. **方法** 拧瓶盖。训练者拿一个矿泉水瓶子,手放在幼儿能看到的地方,示范拧开瓶盖,然后把瓶盖盖好交给幼儿,让他一手拿瓶子,另一手放在瓶盖上,带着他的手逆时针方向转动,打开瓶盖,再逐渐减少辅助直至他独立完成。

4. **注意事项** 开始时不要把瓶子盖拧得太紧,慢慢增加难度,儿童打开瓶盖后,可以给予糖果奖励。

(七)画线

1. **准备** 幼儿个人用物、水彩笔或铅笔、画有十字的卡片、画有圆形的卡片、纸。

2. **目的** 改善双手精细操作能力。

3. **方法**

(1)画竖线:幼儿坐于桌前,训练者和幼儿并排。训练者拿笔在纸上画两条约 7.5cm 的竖线,然后让幼儿在该线旁边自上而下模仿画竖线,提醒幼儿尽量画直。熟练后给幼儿一张白纸,让他自己画(图 3-79)。

(2)画横线:幼儿坐于桌前,训练者和幼儿并排。训练者拿笔在纸上画两条约 7.5cm 的横线,然后让幼儿在该线旁边从左到右模仿画横线,提醒幼儿尽量画平。熟练后给幼儿一张白纸,让他自己画(图 3-80)。

(3)画十字:幼儿坐于桌前,训练者和幼儿并排,给幼儿看画有十字的卡片并对他说"我们来画一个这样的十字"。训练者拿笔在纸上画一个十字,然后把笔和纸交给幼儿,让他模仿着画。一开始可以手把手地教他,然后逐渐减少帮助,直至独立完成。熟练后给幼儿一张白纸,让他自己看着卡片画(图 3-81)。

(4)画圆:幼儿坐于桌前,训练者和幼儿并排,给幼儿看画有圆形的卡片并对他说"我们来画圆圆的太阳"。训练者拿笔在纸上画一个圆形,然后把笔和纸交给幼儿,让他模仿着画。一开始可以手把手地教他，然后逐渐减少帮助，直至他独立完成。熟练后给幼儿一张白纸，让他自己看着卡片画，注意提醒画圆形要封口（图 3-82）。

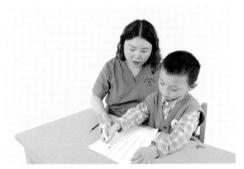

图 3-79　画竖线训练

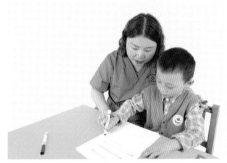

图 3-80　画横线训练

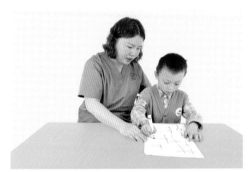

图 3-81　画十字训练

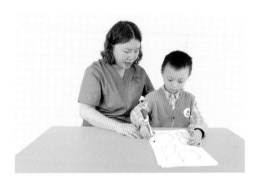

图 3-82　画圆

第四节　3~6 岁学龄前期儿童智力发育干预

对学前儿童进行智力发育干预的目的是让儿童更好地认识世界，获得基本生活技能，进而更好地融入社会，所以学前儿童的认知训练应围绕生活展开。本节重点介绍学前儿童认知能力和精细动作的干预，认知能力干预包括注意力、观察力、记忆力、数概念认知、时间认知、空间认知、分类能力、推理能力等内容；精细动作干预包括折纸、剪纸、粘贴、涂色、绘画、书写等。

一、3~6 岁学龄前期儿童认知干预方法

（一）注意力训练

注意力不是一种独立的心理过程，但却在所有认知活动中占有重要的地位，注意力水平的发展对儿童其他认知能力的发展有相应的促进作用。我们要根据孩子现有的注意力和认知水平有针对性地设计训练活动。可从注意力的稳定性、注意分配能力和转移能力等方面入手。

1. 注意力的稳定性训练 是通过行为强化及学习迁移等方式,使个体的意识相对稳定地保持在刺激对象上的时间逐渐延长。然后通过学习迁移的方式,将注意稳定性训练的结果迁移到学习、生活中去。下面介绍几种提高注意力稳定性训练的方法:

(1)听口令游戏

1)准备:两把小椅子。

2)目的:能够指出训练者说的五官。

3)方法:听口令指认五官(图3-83)。①单个指令:训练者和孩子们坐好,快速地说出"眼睛""鼻子""嘴巴"……让一个孩子快速地指认另一个孩子的身体部位,比一比谁的正确率高、速度快。②多个指令:熟练后,可以连续说出三个部位,如"眼睛、鼻子、嘴巴",让儿童连续触摸,速度也可逐渐加快。

(2)夹珠子游戏

1)准备:一盘一定数量的小珠子或黄豆、一个空盘子、一双筷子。

2)目的:在规定时间内夹更多的小珠子或黄豆。

3)方法:训练孩子在规定时间内尽可能地多夹小珠子或黄豆(图3-84)。①1分钟:训练者规定时间,看看孩子1分钟内能夹多少个珠子;②5分钟:根据孩子的能力适当延长时间,一般一次不超过5分钟;③训练者可以跟孩子比赛,看谁在规定的时间里夹得多。

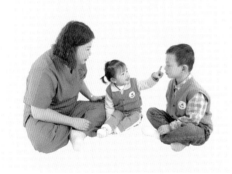

图 3-83　听口令指认五官训练

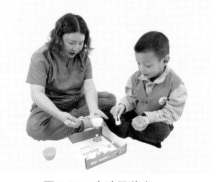

图 3-84　夹珠子游戏

(3)掷雪花片游戏

1)准备:两个木盒子、杯子、一些雪花片。

2)目的:能够向距离30cm的盒子里扔雪花片。

3)方法:让孩子在距离不同的地方将雪花片投进木盒子里(图3-85)。①近距离:训练者将木盒子放在距离孩子水平20cm的位置,让孩子将5枚雪花片逐个往杯子里投掷,看看孩子能投进多少个;②中等距离:将杯子的距离调到30~50cm的位置,让孩子将5枚雪花片逐个往杯子里投掷,看看孩子能投进多少个;③远距离:将杯子的距离调到50~80cm的位置,让孩子将5枚雪花片一个一个往杯子里投掷,看看孩子能投进多少个。

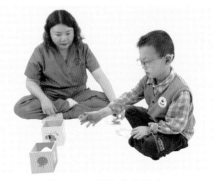

图 3-85　掷雪花片游戏

（4）物品位置变换游戏

1）准备：选择几样表面无差别但内容不同的卡片（动物、蔬菜、水果、日常生活用品等）、纸杯、扑克牌等。

2）目的：能够找出所选择的物品。

3）方法：能记住翻过去的卡片（图3-86）。①让孩子坐在小桌子前，听训练者讲解游戏规则，确保孩子能理解游戏规则；②将卡片表面呈现在儿童面前，让孩子观察并记住它；③把卡片翻过来，并当着孩子的面变换位置，观察孩子是否能记住是拿张卡片。

（5）圈数字游戏

1）准备：铅笔、白纸、各种颜色的蜡笔。

2）目的：能够圈出指定的数字。

3）方法：训练者随意写出有很多数的数表，让孩子把表中指定的数字全部打圈。圈数字训练可分为四类，下面是用来进行练习的部分随机数字表（图3-87）。

第一种：训练圈数字"3"的能力，目的是锻炼注意力的稳定性。

第二种：训练圈数字"3"前面的一个数字，目的是训练注意的转移力。

第三种：训练圈数字"3"字前一位的数字"7"，这种训练有助于发展注意的选择性。

第四种：训练圈数字"3"和数字"7"中间的偶数或奇数，目的在于扩大注意的广度和分配能力。

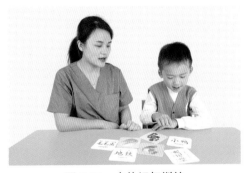

图3-86　卡片记忆训练

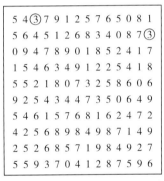

图3-87　圈数字训练随机数字表

4）注意事项：①治疗师应先评估，再根据孩子现有的能力制订训练计划；②要求孩子在规定的时间内完成相应的注意训练，每种训练一般3分钟内完成，每次连续练习的时间应控制在10~20分钟；③训练期间可采用行为强化的方式，当孩子答对时给予奖励，答错时不要批评，不给奖励即可，以免让孩子失去兴趣。

2. 注意力的分配能力训练　指同一时间内，要求个体同时进行两种或两种以上的行为，从而提升个体在同一时间内将注意分配于不同选择对象的能力。下面介绍几种提高注意力分配训练的方法：

（1）拍手、踩脚游戏

1）准备：两把小椅子。

2）目的：能够听指令拍手、踩脚，很好地分配注意力。

3）方法：让孩子听指令一边拍手一边踩脚。①孩子先站好，听训练者讲解游戏规则，确保孩子能理解游戏规则。②训练者示范第一次拍1次手的同时跺1次脚,让孩子跟着做,第二次拍2次手的同时跺2次脚……。③逐渐加大难度,孩子和训练者面对面站着,以同样的方法训练。

(2)萝卜蹲游戏

1)准备:父母、孩子,或3个以上小朋友。

2)目的:锻炼孩子口、耳、心并用,能将注意力很好地分配,活跃气氛,孩子也乐于参与。

3)方法:训练者可以组织几个小朋友一起玩,大家围成一个圈站,每人说出一个水果、蔬菜或数字,所说的内容就是孩子的代码。①水果代码:孩子说:"西瓜蹲、西瓜蹲、西瓜蹲完苹果蹲。"叫"苹果"的孩子或训练者就要接上,"苹果蹲,苹果蹲,苹果蹲完桃子蹲。"叫"桃子"的孩子或训练者再接上……如此反复,速度可以逐渐加快。②其他代码:还可以取其他名字,如"1号蹲、1号蹲、1号蹲完3号蹲"。"萝卜蹲、萝卜蹲、萝卜蹲完白菜蹲",也可以选一些复杂的词作为代码。人越多要记住的词语就越多,并且可以玩几圈就更换名字增加难度。

(3)左右手同时操作

1)准备:铅笔、白纸、各种颜色的蜡笔。

2)目的:左手画图形,右手写数字训练。

3)方法:通过左右手拿笔完成不同的任务,训练儿童的注意力分配能力。①让孩子坐在小桌子前,听训练者讲解游戏规则,确保孩子能理解游戏规。②孩子两只手各拿一支笔,听训练者口令完成相应的任务。每次双手同时进行,不分先后,用时约15秒钟。③听清要求,按口令操作:第一次左手画"圆形",右手按顺序写"1、2、3、4、5";第二次左手画"三角形",右手按顺序写"1、2、3、4、5"……

3. 注意力的转移能力训练 是培养个体将注意资源在几种刺激对象上主动、快速、正确地切换的能力。注意力转移在生活中几乎无处不在,如上课与课间切换困难;不能对老师的提问及时反应;书上的课文与作业本上的文字切换困难。我们可以根据不同的感觉通道,在生活和学习中进行注意力转移训练,下面介绍几种提高注意力转移训练的方法:

(1)数数或计算过程中回答问题

1)准备:1个空纸盒,1个装进绿豆的瓶子,计算题和问题若干(训练者先想好适合孩子的问题,如你的好朋友是谁? 我们家附近有哪些大超市? 熊猫喜欢吃什么? 3+5=?4+3=? 6+2=? 等)。

2)目的:能够边数绿豆边回答问题。

3)方法:边数绿豆边回答问题(图3-88)。①训练者讲解游戏规则,确保孩子能理解游戏规则:要求孩子在数豆子或计算过程中回答大人的提问;②训练者要求孩子从瓶中数出50颗绿豆放到盘子里,并同时回答训练者的随机提问,孩子要一边回答问题,一边继续数绿豆放到盘子里;③一段时间后,训练者可比较在相同提问数量下,孩子计算的正确率,反应时间上的变化。

(2)1分钟游戏

1)准备:积木、串珠、镶嵌板、各种卡片、书籍等。

2）目的：能够 1 分钟内做更多的事。

3）方法：训练者先设计适合 1 分钟的各种游戏，通过转换锻炼孩子的注意力转移能力（图 3-89）。①训练者可以规定项目和孩子们比赛，对比谁在 1 分钟里做的事情最多，如能搭几块积木、串多少珠子、记几张卡片、识几个字、摆几副碗筷、晒几件衣服等，多样化的内容会让孩子更感兴趣；②游戏反复进行，不断地变换内容，可以很好地锻炼孩子注意力的转移能力，让孩子在不同的学习内容中顺利进入状态，这样您想要孩子学的内容、需要做的事情，就不知不觉地完成了。

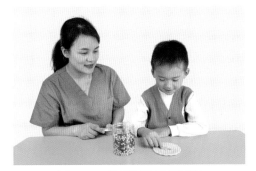

图 3-88　边数豆边回答问题

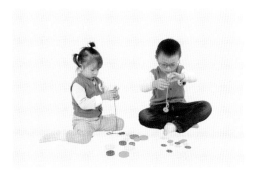

图 3-89　1 分钟游戏

（二）观察力训练

观察力也是智力发育的基础，是人们认识世界、进行创造性劳动的基础。儿童的观察力不是与生俱来的，而是在一定的生活环境和教育下，经过系统的培养和训练逐渐发展起来的。有的孩子观察力缺陷，经常会出现"视而不见、听而不闻"的现象，这种缺陷会严重阻碍他们的认知发展。这里我们会从观察力的目的性、条理性、理解性和敏锐性等诸多维度来对孩子进行训练，提高孩子的观察力。常用的方法有特征观察法、顺序观察法、视线分割观察法。

1. 观察的目的性训练　有的孩子在观察过程中经常注意力不集中，容易受其他事物的影响，忘记了观察的目的。因此，在给孩子进行观察力训练时，首先应进行观察的目的性训练。

（1）观察图片内容

1）准备：各种图片（结合图片内容，训练者拟定好需要观察的任务）、铅笔、橡皮擦、各种颜色的蜡笔。

2）目的：能够圈出训练者所说的动物。

3）方法：训练者选一张有主题的图片，让孩子观察并圈出来（图 3-90）。①找一找：训练者交代观察任务，让孩子仔细观察图片，并找出有几只蝴蝶、几只小鸟、几朵花……。②圈一圈：孩子观察后用铅笔圈出来。③泛化：继续进行其他任务，也可加大难度，如吃草的动物有哪些？水里的动物多还是岸上的动物多？

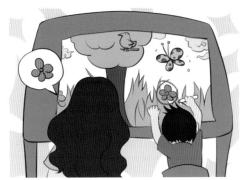

图 3-90　图片观察训练

（2）我爱蔬菜

1）准备：菜篮子。

2）目的：可以根据蔬菜的名称说出特征，并能够按颜色、形状对蔬菜进行分类。

3）方法：训练者利用各种方法让孩子认识蔬菜，并能按不同的特征进行分类：①去菜市场：训练者可以带孩子去菜市场观察蔬菜，先和孩子商量要买什么，让孩子找出要买的蔬菜。②说出特征：引导孩子根据平时的观察和记忆说出蔬菜的特征，尤其是一些细微的差别。如果说错了，训练者不要断然否定，只是表示怀疑，逐渐引起孩子的注意，使孩子随后的观察更有目的性。③分类：回家后引导孩子对蔬菜进行分类，既可按颜色也可按照形状，只要孩子有自己的分类标准，就能锻炼孩子观察的目的性、思维能力和创新能力。

（3）走迷宫

1）准备：各种走迷宫训练的图片、书籍、教具（难度适合孩子的现有水平）、铅笔、蜡笔、橡皮擦。

2）目的：学会用磁铁棒走迷宫、用笔在书上走迷宫。

3）方法：训练者给孩子讲解走迷宫的要点，让孩子练习。①磁铁棒走迷宫：如果孩子是初次训练，可先用教具给孩子讲解游戏规则并示范，用磁铁棒把彩珠都吸入中间的圆形中就算完成任务（图3-91）；②铅笔画线走迷宫：能在教具上完成迷宫后再用卡片练习，如蝴蝶要飞到花丛中，让孩子帮助蝴蝶找一条最适合的路，让孩子先观察图片，再用铅笔画路线（图3-92）；③用手指画走迷宫书籍：如果孩子画得又快又好，可以加大难度，选择复杂的迷宫图片或专门的迷宫书籍让孩子用手指跟着迷宫的路径找出出路。

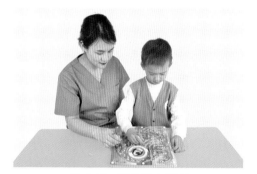

图 3-91　磁铁棒走迷宫

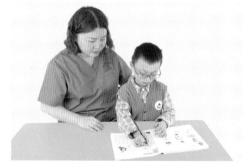

图 3-92　铅笔画线走迷宫

2. 观察的条理性训练　主要是提高孩子有序观察的能力，并引导他们掌握一定的观察策略，逐步提升观察的系统性。要引导孩子根据不同观察对象的特征，学会先看什么后看什么，应该怎样看。

（1）学会放镶嵌板

1）准备：各种动物、蔬菜、水果、交通工具、日常用品的镶嵌板。

2）目的：学会正确摆放各种类型的镶嵌板。

3）方法：训练者让孩子观察镶嵌板的特征，然后有序地放回去（图3-93）。①观察有什么：训练者每次拿出1个镶嵌板，先让孩子观察镶嵌板上有什么，然后再取下来打乱，根据看到的内容让孩子学会逐个放到对应的位置；②特征观察法：训练者提示儿童观察镶嵌板上物品的特征,如果孩子不会,可以提示物品的特征,如香蕉是弯的、苹果是圆的,这样孩子才能把物品放到对应的位置。

(2)找不同

1)准备:不同难度的找不同卡片(可以从1个不同的卡片组开始训练,逐渐加大难度)、找不同的书籍、计算机辅助训练软件、铅笔、蜡笔、橡皮擦、尺子。

2)目的:学会有条理、完整地找出两幅图的不同之处。

3)方法:训练者先从难度低的图片教,再教孩子将复杂图片分解后对比每一部分

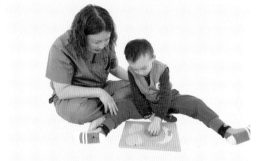

图 3-93　放镶嵌板训练

(图 3-94)。①游戏规则:训练者先给孩子讲解游戏规则,让孩子理解;②观察低难度卡片:刚开始训练的孩子,先选择难度低卡片组进行观察,待有一定观察能力后再选择复杂的图片或找不同的书籍,为了提高孩子的兴趣,也可下载一些找不同的软件来给孩子训练(但时间不宜过长);③视觉分割法:对于比较复杂的图片容易漏掉,可以让他先用铅笔在图片上用横竖两条虚线把画面分成四部分,然后按照对应的部分进行比较,这样就容易多了,这种方法就是视觉分割法。

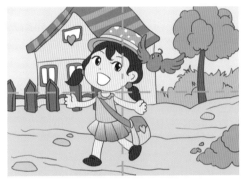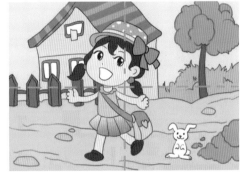

图 3-94　找不同

(3)数字排列位置改变

1)准备:训练者先写好不同的数字观察卡片若干张(每张卡片包含两行相近或相同的数字串)、铅笔、蜡笔、橡皮擦。

2)目的:能够观察两串数字的不同之处。

3)方法:训练者教孩子有序的观察两组数字,并找出不同之处。①圈出不同的数字(图 3-95):训练者先把写有数字串的卡片给孩子,跟孩子讲解游戏规则:让她观察卡片中的两行数字是否完全相同?如果有不同的地方,让孩子用铅笔圈出来。②顺序观察:如果孩子不能圈出不同的数字,训练者就要用顺序观察法(图 3-96)来观察这两组相似数字的不同,如在孩子观察时可按从左到右的次序依次比较,这样就很容易了。③增加难度:如果孩子不熟练,可以进行多次练习,并加长数字串的长度增加难度(图 3-97),直至孩子能熟练快速地完成任务。

822339996666772277	96345962185632548562162	752896635412368112663259963223366666202333
822139996669772367	96355962165632848212160 2	751896638412358132662250963223366566208334

图 3-95 圈出不同的数字　　　图 3-96 顺序观察法　　　图 3-97 长数字串的练习

3. 观察的理解性训练　学会观察有两个重要的因素：首先是感知因素（视觉占多数），其次是思维因素。思维可以提高孩子观察的理解性，其重点在于训练概括事物主要特征的能力。让孩子能有重点地观察，并在比较的基础上加以概括，最后归纳出某一类事物的主要或突出特征。

（1）看图说话

1）准备：不同年龄阶段的卡片和书籍。

2）目的：能够理解图片所包含的内容，并回答相应的问题。

3）方法：训练者教孩子观察情景图片的各个细节，并能提出与孩子年龄相当的问题，引导孩子正确回答。①观察：训练者给孩子一张图片，并解释训练任务，仔细观察图片，然后回答跟图片相关的问题（图 3-98）。②根据年龄提出不同的问题（图 3-99）：A：3~4 岁的问题：谁在摘梨子？梨子是什么颜色？梨子摘下来放哪里了？回家时篮子里还有没有梨子？梨子哪去了？ B：4~5 岁的问题：小猴在哪里摘梨子？树上有几个梨子？小猴回家时心情怎么样？小猴是怎样走路的？为什么到家时梨子不见了？篮子为什么会破？C：5~6 岁的问题：小猴在什么季节才能摘梨子？树上的梨子多还是篮子里的梨子多？小猴在回家的路上为什么没发现梨子掉了？如果路上发现梨子掉了该怎么办？小猴真粗心，我们能像它一样吗？③归纳图片内容：最后让孩子用自己的语言完整的把图片内容编成一个小故事，讲给其他人听。

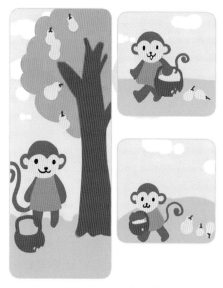

图 3-98 观察图片

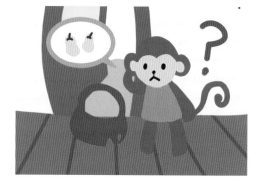

图 3-99 看图提问

（2）图片挑错

1）准备：不同难度的挑错卡片、书籍、铅笔、橡皮擦。

2）目的：学会找出图片中不合逻辑之处。

3）方法：教孩子仔细观察图片,结合自己了解的常识判断图片中的情景有什么不合理之处。①常识挑错：训练者根据孩子的认知水平选择适合的训练卡片,在挑错训练前,孩子一定要知道正确的什么？ 如孩子知道男女的差别,才能判断男孩不能穿裙子,女孩能穿裙子(图3-100);先要认识红色和绿色,知道交通规则,才能分辨出闯红灯是错误的。②季节挑错：跟季节相关的挑错图片比较难,首先孩子要知道四季的不同特点,包括不同季节中植物的生长规律、动物的生活习惯、人的穿着、活动、气候变化等,这样孩子才能观察图片哪里是错误的(图3-101)。③描述错误理由：孩子可以把错误的地方用铅笔标记并说出理由,这样既可以训练孩子观察的理解力,还可以锻炼语言表达能力。

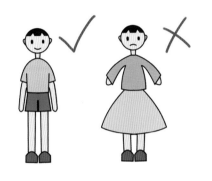
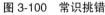

图 3-100　常识挑错

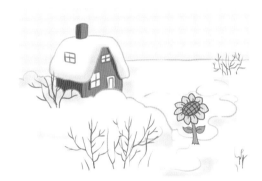

图 3-101　季节挑错

（3）排序游戏

1）准备：不同难度的排序卡片、书籍、铅笔、橡皮擦。

2）目的：学会将图片按发生顺序排列好。

3）方法：训练者先给孩子讲解事情发生的先后顺序,再根据顺序排列图片。

①观察：训练者先给孩子第一组图片,让孩子仔细观察每一张图片的不同之处(图3-102);②讲述含义：让孩子将每组图片表达的含义讲出来;③排序：训练者把图片的顺序打乱,让孩子按顺序重新排列(图3-103);④写序号排列：如果孩子不能理解或容易忘记,可以用铅笔在图片上写好序号重新排列,反复多次,慢慢就能学会了。

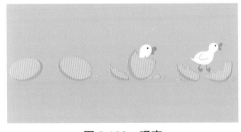

图 3-102　观察

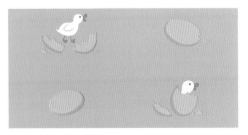

图 3-103　排序

4. 观察的敏锐性训练　很多孩子在观察过程中容易出现粗枝大叶、走马观花,容易遗漏的现象。这时,就要给孩子进行敏锐性训练,帮助他们养成良好的观察习惯,学会发现事物之间的细微差别、重要特征、内在联系等。可以采用比较法、补全法训练。训练形式有配对、找不同、挑错、图画补缺、找隐藏事物等。

（1）影子配对游戏

1）准备：不同难度的影子配对卡片、铅笔、橡皮擦。

2）目的：学会匹配事物及影子。

3）方法：训练者教孩子观察实物及影子，并将两者联系起来。①观察：训练者给孩子观察两组图片，观察的时候要注意每个小细节，按顺序依次进行比较；②连线：给孩子一支铅笔，让他把不同树叶的影子连起来，有的孩子注意力不容易集中，可在动脑的同时动手，来提高他的兴趣；③泛化：继续进行第二组、第三组的训练，直至孩子熟练掌握。

（2）缺少了什么

1）准备：相关卡片若干。

2）目的：学会找出图片上缺失的部分。

3）方法：训练者选择有缺失的图片让孩子仔细观察，找出缺少的部分（图 3-104）。①观察：给孩子提供有缺失部分的图片，让孩子认真观察少了什么。②解释原因：如果孩子发现了，要鼓励他说出来，并解释为什么不可缺少的原因。③加快速度：如果孩子学会了，训练者可以选出 10 张图片计时，统计孩子在规定的时间内能找出多少。速度越快、找出的数量越多，说明孩子的敏锐力增强了，要给予奖励来增加孩子的学习兴趣。

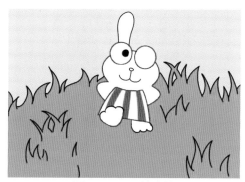

图 3-104 图片找缺

（三）记忆的训练

记忆是人脑对过去经验的保持和再现，是个体认知加工活动的重要环节，也是大脑最重要的功能之一。没有记忆，个体就无法认识世界、思考问题，生活所需的各种知识就无法积累和传承，也不可能有社会的进步与发展。很多孩子会在记忆领域表现出不同的记忆缺陷，因此，我们可以通过促进孩子的记忆目的性、改善记忆策略的运用水平，来增加个体记忆的容量和信息保持的时间，提高记忆的准确性。

1. 记忆目的性训练 很多孩子记忆的目的性差，有意记忆能力不足，缺乏目的性记忆行为，使记忆的内容带有偶然性和片段性，难以对记忆信息形成系统的认识，因此，在进行记忆训练时，首先要加强记忆目的性训练。

（1）物品增减游戏

1）准备：孩子熟悉的物品若干件，最好选用孩子能正确命名的物体（如日常生活用品、零食、小玩具、仿真动物、蔬菜、水果等）；卡片；黄色的方巾一块。

2）目的：能够记住 3 个以上摆在面前的物体，并观察物体的增减。

3）方法：训练者教孩子记忆看到的物体名称，并回忆是否有增多或减少。①讲解游戏规则：训练者与孩子面对面坐着，先给孩子讲解游戏规则。②说出物品名称：训练者先让孩子看已经认识的几样物品，说出并记住物品的名称。③回忆盖住物体的名称：让孩子把认识的物品逐个放到方巾下面,可以马上,也可以等候一下再让孩子说出方巾下面有哪些物体。说出得越多就说明记忆容量越大(图 3-105)。④物品增减:训练者可把孩子面前的几样物品摆成一排或一圈,让孩子记住位置,然后用手蒙住他的眼睛,拿走其中一件,再移开蒙住孩子眼睛的手,让孩子观察少了什么。也可以在蒙住孩子眼睛时添加一样物体,让孩子观察多了什么(图 3-106)。⑤增加难度:一般从 2~3 个物品开始训练,孩子能记住 3 个时再增加数量,蒙住眼睛增减物体要先从 1 个开始,慢慢增加数量及训练难度。

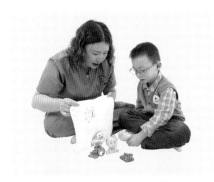

图 3-105　回忆盖住物体名称

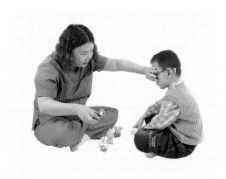

图 3-106　物品增减游戏

(2)吃东西游戏(图 3-107)

1)准备:若干仿真食物玩具、食物图片;布偶、仿真人物、动物玩具;动物图片、各种不同人物图片(这些物品都是孩子认识并能说出来的)。

2)目的:能够记住人或动物吃的食物。

3)方法:训练者教孩子将动物与食物联系起来,并记住。①吃什么:训练者把仿真小鸡、乌龟、小宝宝摆在孩子面前,将仿真食物或食物图片或假装喂给它们吃,让孩子有意识的记住。②回忆:收走仿真食物或图片后,让孩子回忆每个动物或人物刚才"吃"的食物。③增加难度:如果孩子记住了,可以更换仿真动物或人物的位置,增加数量和难度或。④泛化:训练者在孩子进餐时让孩子记忆每餐的食物,待到晚上再问孩子早餐、中餐、晚餐各吃了什么?

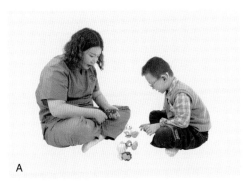

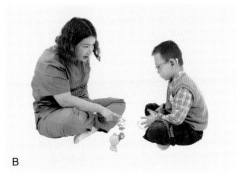

图 3-107　吃东西游戏

A. 吃什么;B. 回忆

（3）动作模仿游戏

1）准备：提前设计适合不同年龄的几组动作。开始训练时动作不宜太复杂，但每个动作间界限清楚。

2）目的：能够按演示动作的顺序模仿，学会一小段舞蹈。

3）方法：训练者教孩子模仿动作，从短到长，从简单到复杂。①讲解游戏规则：训练者和孩子都立正站好。训练者告诉孩子游戏规则，要求孩子仔细看后模仿动作。②动作设计（图3-108）：第一组：双手拍头、拍肩、拍手、拍肚子、拍屁股、拍大腿、摸脚尖；第二组：双手拍头2次、拍肩2次、拍手2次、拍肚子2次、拍屁股2次、拍大腿2次、摸脚尖2次；第二组：双手拍头1次、拍肩2次、拍手3次、拍肚子4次、拍屁股5次、拍大腿6次、摸脚尖7次。③动作记忆：让孩子按照顺序模仿。如果孩子学会了，可询问孩子拍肚子是第几个动作、拍肩是第几个动作。每组动作完成后都要询问孩子动作的次序和规律。可以调换次序反复模仿，同时向孩子提问（图3-109）。④泛化：如果能完成动作模仿，还可让孩子进行乐器演奏、体操、舞蹈等训练。

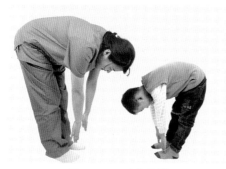

图3-108 动作设计

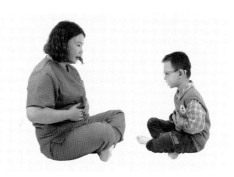

图3-109 动作记忆

（4）视-听-动结合记忆游戏

1）准备：各种图片（蔬菜、水果、动物、日常生活用品、交通工具、各种场所），小木棍。

2）目的：可以指出训练者一次性说出的三张以上图片，并按叙述的顺序摆放图片。

3）方法

第一种方法为训练者说出多张图片的名称，让孩子去指认（图3-110）。①观察：训练者先选一些不同类别的图片，让孩子熟悉图片内容。②指认：训练者一次说出3张图片（可以是同类的，也可是不同类的），再让孩子拿小木棍去敲击训练者所说的图片；如果没有敲对，训练者可以重复几次，但重复的时候还要一次说3张图片。③增加难度：如果孩子3张图片都难找到，再加大难度进行训练。

第二种方法为训练者讲故事，让孩子根据故事顺序排列图片（图3-111）。①讲故事：训练者根据图片内容给孩子讲一个生动有趣的故事，讲完后打乱图片顺序。②排序：让孩子按图片在故事中出现的先后顺序摆放，可边摆边复述故事。这样既能锻炼孩子的记忆能力，又能锻炼口语表达和组织能力。如妈妈星期天要带宝宝去公园玩，先坐1路公交车到超市买宝宝爱吃的零食，再坐地铁5号线到公园，公园里有一个动物园，动物园里有老虎、狮子、斑马等，还有一个儿童乐园，宝宝可以荡秋千、滑滑梯。

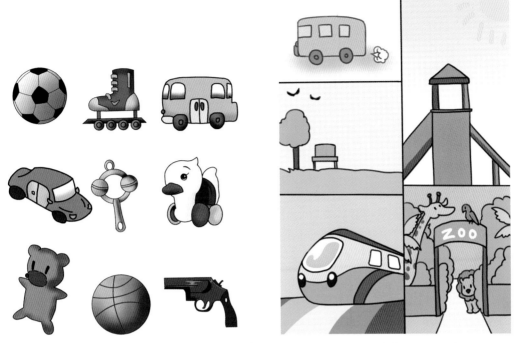

图 3-110 视 - 听 - 动结合记忆游戏　　　　　图 3-111 故事顺序排列游戏

2. 复述策略训练　复述是一种常用的记忆策略,它能加深信息在大脑中的痕迹,促使信息从短时记忆转入长时记忆。复述策略分为两种:一种是无保留复述,类似于机械重复;另一种是保留复述,能对记忆内容进行整理和提炼,属于精细复述。先要训练孩子的无保留复述,然后再训练保留复述。训练时常结合听觉记忆一起进行。

(1)妈妈说了什么——传话游戏

1)准备:提前设计好适合孩子的词或句子(根据孩子目前的理解能力来选择)。

2)目的:能够复述训练者的话。

3)方法:训练者与孩子进行传话游戏,训练孩子的记忆策略合复述能力(图 3-112)。①准备:让参与游戏者坐一排准备好,训练者交代任务。②词的复述训练:训练者在孩子耳边轻轻说几个词汇(如西红柿、苹果、长颈鹿等),让孩子马上记住传给另一个人,另一个人再把自己听到的传给下一个人,依次后传。游戏结束后比较最后一人所说的是否与训练者所说的内容一样。　③句子复述训练:方法同①,训练者在孩子耳边轻轻说一个句子,如 "我明天先去理发店剪头发,再去服装店给宝宝买毛衣",让孩子进行传话游戏。④词和句子结合起来训练:方法同①,训练者在孩子耳边轻轻说一个句子,如 "我要去水果店买 3 个苹果、5 根香蕉、8 颗草莓;还要到书店买 2 本书、4 支铅笔、1 个卷笔刀",让孩子进行传话游戏。⑤互换角色:让孩子传话,训练者复述,训练者可故意说错,观察孩子能否听得出来。

(2)学说儿歌、童谣、绕口令

1)准备:儿歌、童谣、绕口令卡片和书籍。

2)目的:学会几首简单的儿歌、童谣。

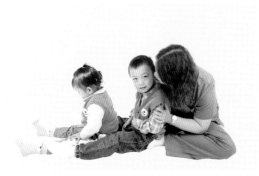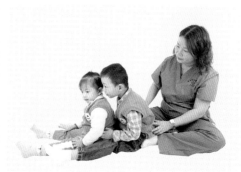

图 3-112　传话游戏

3）方法：教孩子儿歌、童谣、绕口令锻炼记忆策略。①分解教学：选择一首孩子喜欢的儿童、童谣、绕口令，可先选择短的孩子熟悉的内容学习，训练者说一句，孩子跟读一句，反复练习，先逐句跟读，再两句跟读。②整体教学：训练者把一首儿歌或绕口令完整地说出，孩子也能完整地跟读，孩子的复述能力就进步了。③结合动作：训练者在说儿歌、童谣、绕口令时，可以做一些相关的动作帮助孩子记忆，如果孩子忘记了，可以通过动作提醒孩子。

3. 精致策略训练　精致策略不仅能促使新旧知识间建立联系，还可为长时记忆中的内容提取有效的途径和线索。我们可以通过表象记忆法、谐音记忆法、联想记忆法等精致策略来训练孩子的记忆力。

（1）表象记忆

1）准备：孩子不能理解的卡片。

2）目的：学会记忆平时难以理解的卡片。

3）方法：训练者教孩子用想象物体特征的方法，帮助记忆难以理解的物体名称。①收集卡片：训练者把孩子平时很难记住的卡片收集起来，如孩子分辨不出的体育用品（篮球、足球、橄榄球、桌球、棒球、羽毛球等）。②想象辅助记忆：帮助孩子用想象的方法记住这些词汇，如篮球——可以投到篮子里的球；足球——用脚踢的球；橄榄球——长得像橄榄，是个椭圆形的球……。③反复练习并泛化：训练者示范后让孩子描述，反复练习后孩子就能记住和分辨不同的球类了。其他的复杂词汇也可用这种方式来记忆。

（2）谐音记忆

1）准备：家人的电话号码、数字记忆材料（如车牌号码、门牌号等）。

2）目的：能够记住爸爸妈妈的电话号码、自己家的车牌号码。

3）方法：教孩子用谐音的方法记忆数字材料。①记电话号码：训练者告诉孩子，记电话号码时可以借助谐音法，如 18631591414 这个电话，可以念成"要爬楼，三姨五舅意思意思"。②记车牌号码：爸爸的车牌号是 40228，可以记成"4 个汽车轮子两个两个地爬"。③记门牌号码：1803 可以记成"要爬东山"。

（3）联想记忆

1）准备：动物、水果、生活用品、人物、数字等图片。

2）目的：需要记忆的信息是独立情况时，会使用联想记忆的方法。

3）方法：①训练者教孩子将独立信息用情节串起来辅助记忆：a. 独立信息记忆：当孩子需要记忆大量独立信息时，训练者可教孩子人为地创造一种联系，使许多独立的信息成为一个组块,从而提高记忆效果。孩子要记住许多动物的名称,如大象、老鼠、猫、狗、猪、鸡……,训练者可指导幼儿运用联想记忆法。先把"大象"与"老鼠"联系起来,可想象"老鼠钻到大象的长鼻子里了",再把"老鼠"与"猫"联系起来,可想象"猫抓住了老鼠",再想象"狗与猫在打架",再想象"狗与猪是好朋友"……这样就把所有的内容串起来了:只要一提到大象就会想到钻到它长鼻子里的老鼠……b.训练者教孩子将难以认识颜色、数字、拼音字母等通过形象的名词或动词帮助记忆。②颜色联想记忆:红色——像苹果一样的颜色;绿色——像树叶一样的颜色;黑色——像头发一样的颜色……。③数字联想记忆:"1"像铅笔能写字;"2"像鸭子游;"3"像耳朵听声音……(图 3-113)。④拼音字母联想记忆:"a"的读音——张大嘴巴发的音就是"a";"o"的读音——公鸡打鸣的音就是"o"……。⑤练习联想记忆:孩子学会方法后要随时练习,或与其他家人比赛,看看谁的想象力更丰富,谁能快速记住复杂的材料。

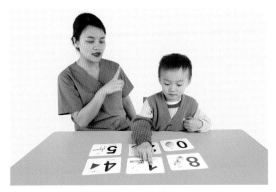

图 3-113　数字联想记忆

4. 组织策略记忆　是识记者在识记过程中根据记忆材料之间的关系,对材料信息进行整理、概括或归类的过程。我们可以用排序策略、分类策略等训练孩子的组织策略记忆。这些方法既训练了儿童的思维能力,又使记忆变得简单。

(1)排序记忆策略

1)准备:图形记忆材料、颜色记忆材料、动物记忆材料、蜡笔、铅笔、绳子、橡皮擦。

2)目的:学会记忆事物的排列顺序、时间的运转顺序等。

3)方法:训练者教孩子记忆颜色、图形、数字等排列顺序。①颜色排序记忆:训练者先把各种颜色的雪花片或其他玩具按规律摆给孩子看,让孩子努力记住排列顺序,然后打乱顺序,再请孩子重新按之前的排列顺序穿起来。孩子观察、记忆时间不宜过长(不超过30 秒钟),便于更好地锻炼孩子的速记能力(图 3-114)。②增加难度:刚开始训练时排列顺序从两个一组开始,然后逐渐增加至 3 个、4 个或更多。③图形排序记忆:训练者还可用各种颜色的蜡笔在纸上有规律地画图形,让孩子按规律接着画下一个图形,先是两种图形排序,然后逐渐增加至 3 种、4 种或更多(图 3-115)。④数字排序记忆:年龄大的孩子还可进行数字排列,记住数字的规律,按规律填写。孩子完成后,训练者可问孩子是按什么规律排列的(图 3-116)。⑤泛化:生活事件也有规律,如早饭之后是午饭、午饭之后是晚饭;白天过完是晚上,晚上过完又是白天;星期一过完是星期二等,学会在生活中找规律,并进行排序记忆。

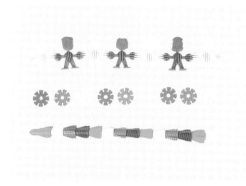

图 3-114　颜色排序记忆

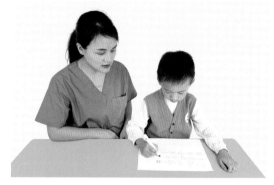

图 3-115　图形排序记忆

（2）分类记忆策略

1）准备：不同类型的卡片（动物、植物、家具、家电、学习用品、水果、蔬菜等）。

2）目的：学会分类记忆法。

3）方法：当记忆材料较多时教孩子学会分类后记忆（图 3-117）。

①观察：训练者给孩子一组记忆材料（多种类型的实物或图片，数量超过 6 个）并持续 20 秒钟。训练者把实物或图片拿走，询问孩子看到了哪些内容，如果记不住，可以教孩子用分类记忆的方法记忆。②分类记忆：识记很多动物时，可把动物分为飞行动物、会游的动物、爬行动物、陆地上的动物、食草动物、食肉动物等。识记很多水果时，可以把水果分为红色水果、绿色水果、黄色水果、紫色水果等。③泛化：不同类的物体放在一起，也可分类记忆，如汉堡包、鞋子、床、面包、衣服、椅子、香肠、书桌、裤子、袜子等。汉堡包、面包、香肠都是食物，可以放在一起；床、椅子、书桌都是家具，可以放在一起；衣服、鞋子、袜子都是衣物，可以放在一起。这样就很容易把杂乱无章的内容记住了。

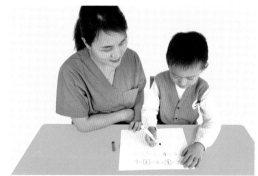

图 3-116　数字排序记忆

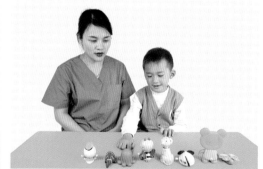

图 3-117　分类记忆策略

（四）数前概念训练

要想让孩子理解数概念，建立数概念和计算能力，首先要让他们对一些有可比性事物的抽象特点有所了解。如：1 与许多、长与短、大与小、高与矮……这些都可以用数字来表示的概念，在正式学数之前，不要急于用精确的数字表示两个可比量的数字关系，只要概念上理解就可以。下面提出 6 组数前概念，让训练者教孩子理解。

1.1 与许多、多与少、同样多比较训练

(1)准备:各种同类可以比较的物品(10 颗糖、10 块饼干、10 个小鸭子等)、卡片、书籍、纸、铅笔、橡皮擦。

(2)目的:能够分清 1 与许多,比较多与少、同样多。

(3)方法:训练者教孩子用各种物品比较 1 与许多、多与少、同样多。

1)1 与许多:训练者让孩子坐在桌子前,首先进行数 1 与许多的比较,因为数奠基于 1, 1 与许多构成了数的最基本的概念。训练者在桌子上摆好进行比较的物品:1 颗糖、9 颗糖,让孩子比较 1 和许多(图 3-118)。

2)多与少:先比较两组差别较大的物体,然后再比较两组差别不大的物体,如果孩子不能一眼看出,可将两组物品排列成一一对应的行列,这样就能对比了(图 3-119)。

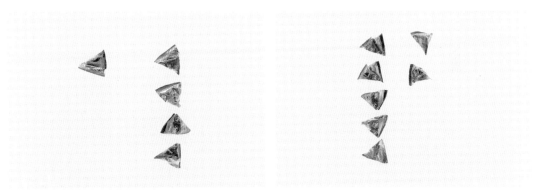

图 3-118　1 与许多比较　　　　　　　　图 3-119　多与少比较

3)同样多:只有理解了 1 和许多,多与少才能教同样多的概念。训练者把糖果分成两排。一排 4 颗,一排 3 颗,上下对应,能明显看出 4 颗的那排多了 1 颗。然后对孩子说:"这两组糖一组多,一组少。现在拿掉上面一组糖中的一颗,看看变成什么样?"训练者拿走 4 颗一组糖中的 1 颗,然后说:"现在两组一样长了,我们来数数"。"都是 3 颗,那么这两排糖就一样多了"(图 3-120)。

4)反复练习:训练者可先用实物,再用图片,也可以画图给孩子看,反复让孩子进行比较,这样孩子就学会了。

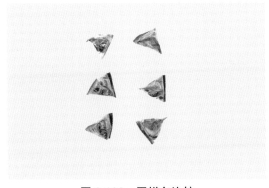

图 3-120　同样多比较

2. 大与小、长与短、高与矮比较

(1)准备：各种可以用来比较大小、长短、高矮的实物、玩具、图片、书籍等。

(2)训练目标：能比较大小、长短、高矮。

(3)方法：训练者用各种物体教孩子比较大小、长短、高矮。

1)两个比较：训练者先用两样东西来教，由于孩子有生活经验，对概念很容易理解（图 3-121A）。

2)多个比较：学会比较两样东西后，可以学 3 样、4 样或更多的，最好要求孩子把物体（蔬菜、水果、玩具、图片）从大到小排列，一开始可以随他把物体从左到右排列或反之，先不管大小、长短、高矮，这样就能发现有的是不按大小顺序排列的，可让孩子自己调整。以孩子的经验来体会大小、长短、高矮的关系，以及物品的相对性，比听别人教学容易理解（图 3-121B）。

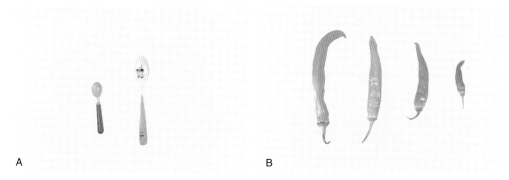

A

B

图 3-121　比较物品属性
A.两个比较；B.多个比较

(五) 数概念

数概念是数学中最基础的知识。数概念的掌握和数学知识的丰富，除了对儿童的生活有许多实际的帮助外，可以让儿童理解时间、空间、测量、速度、距离、钱币等概念，更重要的是有助于儿童逻辑思维水平的提高和科学思维方式的形成。数概念的掌握是一个很复杂的过程，我们要先教会孩子数数（计数）、理解数的含义，掌握数的读书写、数的顺序和大小，才能理解数的组成和计算。下面我们从游戏的角度来训练孩子的数概念。

1. 口头数数和理解数的实际含义（按物点数、说出总数、按数取物）　口头数数指的是顺口数：1、2、3、4……。数的实际意义即："1" 指的是 1 个东西、1 件事情、1 次游戏……；"2" 指的是 2 个东西、2 件事情、2 次游戏……；也包括邻近数有多 1、少 1 的关系，如 "3" 比 "2" 多 "1"；"1" 比 "2" 少 "1" 等。

(1)小猫钓鱼游戏

1)准备：小猫钓鱼玩具一套，一个小桶，把各种带有磁性的鱼放在离孩子 5 步、8 步、10 步处的不同方向。

2)目的：能根据指令钓相应条数的鱼。

3)方法：训练者以钓鱼的游戏方式教孩子数数（图 3-122）。①游戏规则："你今天扮演小猫，那里有很多鱼，你要边走边数才能钓到鱼，看看你走多少步才能钓到鱼。"②开始

游戏:孩子拿起钓杆(这种钓竿和鱼都有磁性,只要钓竿于鱼一接触,马上就可以被钓起来),一边走一边唱数——1、2、3、4、5……当孩子走到鱼旁边时就停下来,问孩子走了几步,说出来了就让他钓鱼,如果没说出来,再返回去再重新走一次,直到孩子每次都说对,钓到的鱼都放到桶子里。③增加难度:训练者也可以变换动作,通过拍手、踢脚、踩脚、蹲起、拍手等简单动作,引导孩子同时进行口头数数和记忆数字。如让孩子拍5次手或踢5次脚再钓一条鱼,孩子学会以后再拍8次手或踢8次脚钓一条鱼,以此类推。训练者还可以教孩子变换口头数数的节奏,如两个数字或多个数字一停顿,或拖长音,以增加口头数数的趣味性。

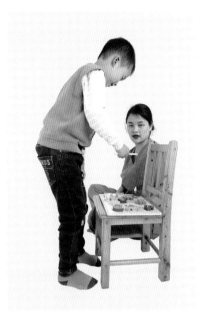

图 3-122　小猫钓鱼游戏

(2)看谁数得对

1)准备:小猫、小狗、小羊卡片各一张(可自选)。

2)目的:能根据训练者指令学相应次数的动物叫声。

3)方法:训练者通过学动物叫的游戏教孩子数数和理解数的实际含义(图 3-123)。①学猫叫:训练者先拿出小鸭子说:"你是小鸭,先叫一下,孩子会叫'嘎、嘎',现在我们做游戏。我说小鸭叫一声,你就叫'嘎',我说小猫叫两声,你就叫'嘎、嘎',依次直到 5 声"。训练者和孩子交换角色继续做游戏。②泛化:再拿出小狗、青蛙的玩具,依上面的方法继续游戏,直到孩子熟练掌握。

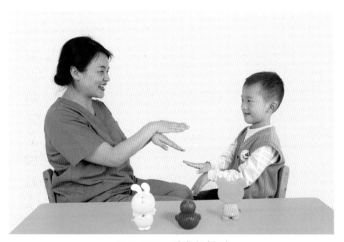

图 3-123　看谁数得对

(3)看谁记数字强

1)准备:1 个苹果、2 个皮球、3 条鱼、4 个小熊、大毛巾 1 块(其他幼儿熟悉的物品皆可,训练者可据情况引申)。

2）目的：学会记忆东西的个数。

3）方法：训练者通过实物教孩子记忆东西的个数（图 3-124）。①记一记：训练者将准备好的物品放在桌上，让孩子向后转，等训练者用篮子把这些物品覆盖后，再请孩子转过身来坐好。跟孩子说："篮子下面覆盖了许多样小物品，把篮子掀开之后，你仔细看一看，要记住这些物品的名称和个数"。②说一说：训练者打开篮子，先让孩子仔细观察 15 秒钟，再用篮子遮盖起来。让儿童把看见的物品都说出来，有几个同类物品要说出同类物的总数，看看是否说得对。

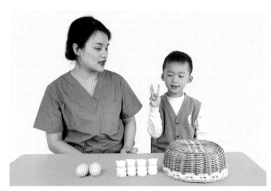

图 3-124　看谁记数字强

（4）套圈

1）准备：一些套圈（5~20 个）、1 个木柱子（纸筒）、1 根标准尺、1 根粉笔。

2）目的：学会套圈并数套中的个数。

3）方法：训练者用套圈的游戏方式教孩子数数和理解数的实际含义。①游戏：训练者将木柱子（纸筒）放在地板上，先在地板上画一条线，这条线离木柱子（纸筒）要有适当的距离，再对孩子说："站在这条线后面，一次扔 1 个套圈，看你能把多少个套圈套到木柱子上。"②数一数：当所有的套圈扔完后，让孩子数出总数，再把所有的套圈拿出来再玩，看看孩子最多能扔中多少个（图 3-125）。③加大难度套套圈：如果孩子在规定的距离内，能把所有的套圈按照指令套到不同的物体上，那么就把距离拉远一些或设置障碍物，增加游戏的难度（图 3-126）。

（5）要多少拿多少

1）准备：小积木、雪花片、糖果、饼干等各 20 个，骰子 1 个。

2）目的：能根据骰子数拿相应数目的物体。

3）方法：训练者通过扔骰子的游戏教孩子数数和理解数的实际含义。①拿多少：训练者先选择一种物品，再扔骰子，扔后让孩子数骰子最上面的点数并说出总数，按点数一边数一边拿训练者所需物品。②互换角色：训练者和孩子可以互换角色，轮流扔骰子，并拿出一定数量的物品。③比赛：还可进行比赛，看谁扔到的骰子点数多，谁最后拿到的东西多，谁就赢了，这样既可以锻炼孩子按数取物的能力，还能培养孩子比较多少的能力。

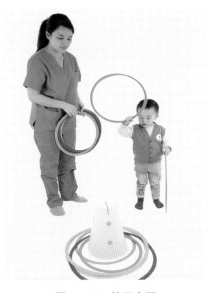

图 3-125　柱子套圈

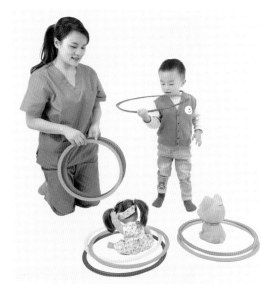

图 3-126　加大难度套圈

2. 数的认识　首先要帮助孩子认识抽象数字符号及含义,并能用数字符号来表示事物的数量。然后再帮助孩子理解这些符号的属性,包括认识序数、相邻数、单数、双数等。

(1)数 - 物匹配来理解数字的含义

1)准备:10 以内的数字卡片 2 套,鸭子、小熊、小鱼、积木教具若干个,学认数字儿歌一首。

2)目的:认识 10 以内的数字。

3)方法:训练者通过数字卡片和手指数量与实物匹配来教孩子理解数字含义(图3-127):通过匹配理解数字含义:训练者在桌子上放 4 只小熊,先让孩子数出是几只,孩子回答正确后,再用手指表示出来,并把数字卡片"4"放在教具旁边,让孩子理解卡片上的"4"和"4 个玩具""4 个手指头"是对应的,用同样的方法让孩子认识并理解其他的数字。

训练者通过背诵数字儿歌来教孩子认识数字:训练者引导儿童观察数字"1"特点,帮助孩子把抽象的数字性形象化,便于孩子记忆。

数 字 儿 歌

1 像铅笔细又长;2 像小鸭水中游;3 像耳朵听声音;

4 像小旗迎风飘;5 像鱼钩能钓鱼;6 像哨子吹得响;

7 像镰刀割青草;8 像葫芦架上摇;9 像勺子能舀饭

训练者通过数字配对来教孩子认识数字:配一配。让孩子拿两套一样的数字卡片进行配对游戏,将相同的数字放一起,这样反复辨认后就能认识数字了(图 3-128)。

(2)看数字捶捶背游戏——数字的运用

1)准备:10 以内的数字卡片 1 套。

2)目的:能够运用 10 以内的数字。

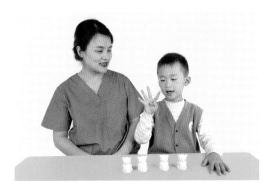

图 3-127　数 - 物匹配理解数字的含义

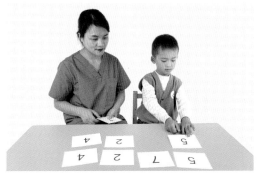

图 3-128　数字配对训练

3）方法：训练者通过游戏的方式教孩子理解 10 以内数字的含义。①锤几次：训练者让孩子从 1~10 的数字卡中任意抽取一张，看一看是几，如果认识就让孩子大声读出来；如果不认识就让孩子跟读，读出后要求孩子按照数字表示的次数给训练者捶几下背，若与数字卡的数量相同，游戏成功。②交换角色：训练者给孩子捶背，可故意将捶背的次数和卡片数字不符，观察孩子是否能辨别出来，以增加游戏的难度和孩子对数字的敏感。

（3）数字排列顺序：理解物体在序列中所处位置的数学含义。

1）准备：一辆火车模型，小熊、狮子、长颈鹿、小猫、猫头鹰 5 种仿真动物，礼物盒，10 以内的数字卡片。

2）目的：理解第几个及相邻的数。

3）方法：训练者通过情景图片教孩子理解 10 以内数字的排列顺序。①训练者设计故事情境：秋天到了，动物园要开音乐会，小动物们要坐火车去参加，每个动物都上了火车，小鸭是第 1 个，接着是蜜蜂、糖宝宝、小熊，最后是小狗。②提问："糖宝宝排在队伍的第几位？"，如果孩子不能一眼看出，就让他用手指点数，回答正确后让孩子把数字"3"找出来放在糖宝宝旁边并问："为什么选 3 呢？"引导孩子回答："3 表示糖宝宝在队伍的位置，糖宝宝排在第 3 个"（图 3-129）。③反复练习：同样的方式随机问孩子其他动物的排列位置，让孩子反复理解"第几"的概念，从而理解数字序列。④从后往前数：训练者变换数数的顺序，要求孩子从后往前数，然后提出相关问题："从后往前数，蜜蜂排第几个"，引导孩子正确回答。⑤拓展问题："蜜蜂第 2 个，它前面是谁、后面是谁，蜜蜂和谁挨得最近（是相邻的）？"引导孩子回答"蜜蜂和鸭子跟糖宝宝是相邻的。"由此引出"2 前面是 1，后面是 3，1 和 3 是 2 的相邻数"。每个数字都有它的邻居，前后 2 个数字都是它的相邻数。⑥增加故事情节：小猫很淘气，它要跟长颈鹿换位置，训练者根据动物新的位置对孩子进行相关提问。如蜜蜂排在队伍的第几个？换了位置后排第几了？孩子把 5 以内的序数弄清楚后，可增加火车和动物的数量，进行 10 以内的序数训练（图 3-130）。

（4）找朋友——认识 10 以内的单数、双数

1）准备：10 只小熊、1~10 数字卡片。

2）目的：认识 10 以内的单数、双数。

3）方法：训练者通过游戏方式教孩子认识和理解 10 以内的单数及双数。

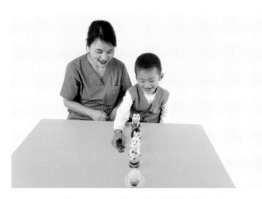

图 3-129　数字排列训练(提问)

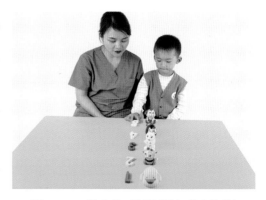

图 3-130　数字排列训练(增加故事情节)

①训练者设计故事情境:"我们来给小熊找朋友了,小熊喜欢两个两个的玩游戏,现在我们来给它们分一分,看看有谁找不到朋友?"②5 只小熊找朋友:训练者先给孩子 5 只小熊和一张数字"5"的卡片,让孩子两个两个地分,分完之后问孩子:"还有小熊没找到朋友吗?"引导孩子理解如果 5 只小熊两两交朋友,会有一只找不到朋友,应把那只小熊放到数字"5"的旁边,表示这只小熊落单了,所以数字"5"是单数(图 3-131)。③6 只小熊找朋友:训练者再给孩子 6 只小熊和一张数字"6"的卡片,让孩子两个两个地分,引导孩子发现 6 只小熊两两交朋友,都是成双成对的,不会出现找不到朋友的现象,把数字"6"放到 6 小熊旁边,表示这些小熊都成双成对了,所以数字"6"是双数(图3-132)。④泛化:用同样的方法把其他数字以小熊两两找朋友的方式让孩子理解单数和双数,还可利用手指头、身体部位、其他生活事物来理解。如两只眼睛可以互相做好朋友,是双数;1 个鼻子找不到好朋友,是单数(图 3-133)。⑤最后给孩子总结:10 以内的单数——1、3、5、7、9;10 以内的双数:2、4、6、8、10(让孩子顺着、倒着唱数并记忆)。⑥训练者还可增加故事情境:"你本来有 3 只小熊,我又送给你 1 只,现在你的小熊还有落单的吗?"训练者再拿 1 只小熊放在数字 3 旁边,由此引导孩子理解单数多一个或少一个就会变成双数。同理去引导孩子理解:双数多一个或少一个就会变成单数(图 3-134)。

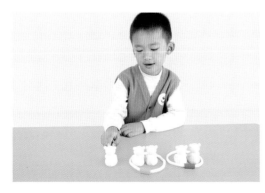

图 3-131　5 只小熊找朋友

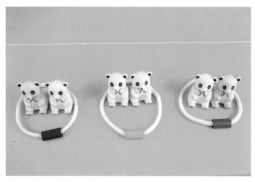

图 3-132　6 只小熊找朋友

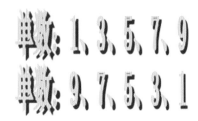

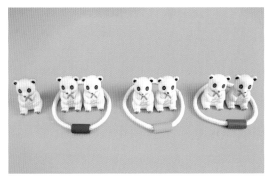

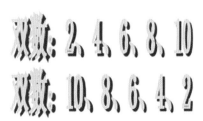

图 3-133　泛化(7 只小熊找朋友)　　　　图 3-134　双数单数理解训练

3. 分解与合成

(1)适应人群:5~6 岁不理解分解与合成的儿童。

(2)准备:5 个苹果、6 只青蛙、4 只小鸟、2 棵树等。

(3)目的:理解 10 以内数字的分解与合成。

(4)方法

1)训练者用实物教孩子理解数字 2 的分解与合成。

①训练者讲解示范:把两个苹果分到两个果篮里,提问:2 可以分成几和几? 再把两个果盘中的苹果放到一起,提问:1 和 1 合起来是几? 引导孩子认识分合符号"∧""∨"初步理解部分数与整体数的关系,发现数的多种分解方法,激发幼儿学习的兴趣。②教孩子读作:2 可以分成 1 和 1,1 和 1 合起来是 2(图 3-135)。

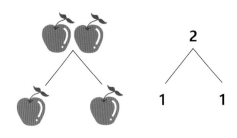

读一读:2可以分成1和1,1和1组成2

图 3-135　2 的分解与合成

2)训练者用实物教孩子理解数字 3 的分解与合成。

①训练者设计情境:引导孩子想一想 3 个苹果分给两个人玩,该怎么分? (左边的孩

子1个苹果,右边的孩子两个苹果)3个苹果分成了1和2,1和2合起来是几个？想一想还有别的办法分吗(左边的孩子2个苹果,右边的孩子1个苹果)3个苹果分成了2和1,2和1合起来是几只)？②教孩子读作:3可以分成2和1,1和2；2和1合起来是3,1和2合起来是3(图3-136)。

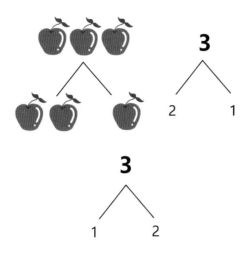

读一读：3可以分成2和1，1和2；
2和1合成3，1和2合成3

图 3-136　3 的分解与合成

3)训练者用同样或其他的方式教孩子 4~10 的分解与合成(图3-137,图3-138)。

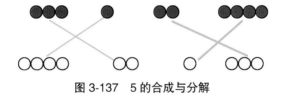

图 3-137　5 的合成与分解

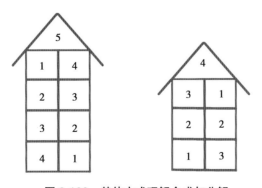

图 3-138　其他方式理解合成与分解

4)训练者还可以用儿歌的方式教孩子 6~10 的分解与合成。

6 的组成:一五6,二四6,三三6,四二6,五一6;6的组成没遗漏。

7 的组成:一六7,二五7,三四7,四三7,五二7,六一7;7的组成记仔细。

8 的组成:一七8,二六8,三五8,四四8,五三8,六二8,七一8;8的组成记全它。

9 的组成:一八9,二七9,三六9,四五9,五四9,六三9,七二9,八一9;9的组成全都有。

10 的组成(凑 10 歌):一九一九好朋友,二八二八手拉手,三七三七真亲密,四六四六一起走,五五凑成一双手。

4. 数字的书写　数字的书写对有的孩子来说较困难,训练者要给孩子较多的时间反复练习,在教孩子书写之前,一定要学会写横线、竖线和画圆圈。

(1)准备:田字格本子、铅笔、蜡笔、橡皮擦。

(2)目的:学会写数字。

(3)方法:训练者教孩子正确书写数字(图 3-139)。

1)保持正确的坐姿:两脚自然平放于地,身体坐正,头要直,胸部和桌边保持约一拳头的距离,纸放正,左手轻轻按住纸,右手握笔。握笔的要领是用拇指、示指、中指这三个手指握笔,握笔部位约距离笔尖两手指宽,小指轻触纸面作为支点。

2)描写:训练者画上虚字,让孩子描写,写得好的字可以画圈,满篇都写得好可以在左下方画小红旗、小红花以资鼓励。

3)书写:训练者在左侧写上字头以示范,让孩子按从左往右写,表扬方式如上。下面以写"2"字为例:

第一步:给孩子田字格本子和一支红铅笔写虚字(按字笔画用虚点组成),让孩子描写。第二步:每行开头写数,让孩子照着写,写得好的字就在上面画一个圈。

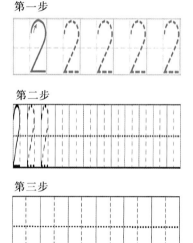

图 3-139　数字的书写

5. 数的简单运算　孩子学会数数、理解数字的含义,能对数进行分解和组成后,就具备了开展数运算的前提。一般先通过摆放物体或扳手指来进行口头运算,然后再慢慢开始用符号进行数运算。这时,我们可以通过理解加法和减法的含义,理解和、差的概念,学会用数学关系来分析和解释生活中的数学现象,还要注意教会孩子掌握一些简单的运算方法,如凑十加法、破十减法等,发展他们的逻辑思维和解决问题的能力。

(1)理解加法的含义和 10 以内加法计算准备:10 根小木棍、10 个仿真鸭子、小狗、主题图片等。

1)目的:学会 10 以内加法。

2)方法:①训练者教孩子用实物辅助学习 5 以内的加法:a. 2+3:训练者让孩子在桌前坐好,先把 2 根木棍放在桌上,让孩子说出是几根,再拿出 3 根木棍放在桌子上,让孩子观察并说出木棍是这增加还是减少了? 如果孩子能正确说出是增加了,那么就引导他理解增加就用加法计算,加法是将原有的和后来增加的合起来,并且要在 2 个数字之间加上一个"+"(2+3)(图3-140)。b.理解加法算式:训练者让孩子把2根木棍和3根木棍合起来之后,点数出来是5,引导孩子理解2加3就和5一样多了,"="是"两边相等,一样多的意思(3+2=5)。c.训练者还可通过让孩子复述来加强加法含义的理解和识记:2个和3个合起来就是5个;2个加3个跟5个相等。

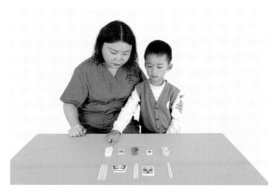

图3-140 加法训练

②利用手指计算:a.训练者先教孩子伸出的手指头所包含数的含义。b.训练者对孩子说:"一只手先伸出3个手指,另一只手再伸出2个手指,数一数,一共有几个手指"?让孩子理解3个加2个跟5个相等。c.用同样的方法教孩子计算其他加法算式(图3-141)。

③训练者可根据实际生活提出与加法相关的运用问题,教孩子用加法来解决:篮子里有4个鸡蛋,你再放进去1个,现在篮子里的鸡蛋是增加还是减少了?增加了我们就要加法计算(4+1=5)(图3-142)。

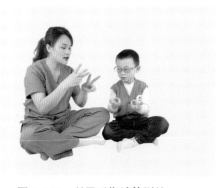

图3-141 利用手指计算训练

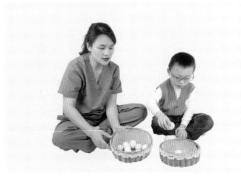

图3-142 计算训练在生活中的应用

(2)20以内的加法

1)适应人群:5~6岁不会20以内计算的儿童。

2)准备:10的分解儿歌。

3)目的:学会2~10的分解与合成。

4)方法:

①训练者让孩子反复练习 2~10 的分解与合成,熟练掌握 2~10 的不同组合方式。

凑 十 儿 歌

一九一九好朋友;二八二八手拉手;

三七三七真亲密;四六四六一起走;

五五凑成一双手;看大数,分小数;

凑成十,加剩数;大数记心里,小数记手里。

②让孩子学会应用题的计算:a.训练者给孩子设计问题:树上有 7 只鸟,又飞来了 5 只,现在树上有几只鸟? 先让孩子点数,在相应的位置写上数字,并引导孩子理解,因为树上又飞来了 5 只小鸟,所以树上的小鸟变多了,要把树上原来的鸟和后来飞来的鸟合起来,通过加法进行运算,要 7 和 5 的中间写上"+"(图 3-143)。b.训练者详细讲解凑十法的运算过程:一凑:想象两个数中较大的数跟谁可以凑成 10,即 7 可以和 3 凑 10;二分:把另一个小的数分解出来一个数与较大的数凑 10,即 5 可以分成 3 和 2,3 可以去和 7 凑 10;三合:把 10 和 2 合起来与 12 相等。

③"凑十法"是 20 以内进位加法的基本思路。运用"凑十法"能够将 20 以内的进位加法转化为孩子所熟悉的 10 加几的题目,从而化难为简(图 3-144)。

④根据孩子的认知水平,可以先利用实物、圆点、手指等辅助措施进行分解和合成,最终要求孩子不用辅助物,可以熟练的进行心算。那么就说明孩子已经学会了。

口 诀

看大数,分小数,凑成十,加剩数。

一凑九,二凑八,三凑七,

四凑六,五五相凑就满十。

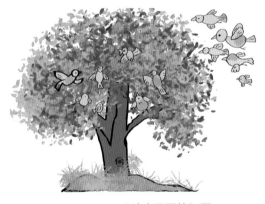

图 3-143　设计应用题的问题

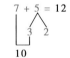

$7 + 5 = 12$

$3 \quad 2$

10

想:把(5)分成(3)和(2),(7)和
(3)凑成10,10加(2)等于(12)

图 3-144　凑十法的运算过程

(3)理解减法的含义和 10 以内的减法计算准备:10 块积木、10 个仿真鸭子、小狗、主题图片等。

1)目的:学会 10 以内的减法。

2)方法:训练者用实物辅助教孩子学习 10 以内的减法。

增加还是减少:训练者利用图片、实物引导孩子理解减法的含义,如对图片进行数学信息分析:3 个小朋友一起在玩荡秋千的游戏,有 1 个小朋友回家了,现在玩秋千的小朋友是增加了还是减少了(图 3-145)。

解释减法:如果孩子能正确说出是减少了,那么就引导他理解减少就用减法计算,减法就是把要去掉的内容减掉,并且要在 2 个数字之间加上一个"–"(3–1),训练者让孩子把要回家的小朋友用手遮住,然后让孩子数还在秋千上的小朋友,点数出来是 2,引导孩子理解 3 减 1 就和 2 一样多了,"="是"两边相等,一样多的意思(3–1=2)。

(4)20 以内的减法

1)适应人群:5~6 岁不能进行 20 以内的减法的儿童。

2)准备:相关图片和不同颜色的小木棍。

3)目的:学会 20 以内的减法。

4)方法:训练者结合物品教孩子 20 以内的减法(图 3-146)。

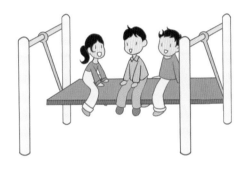

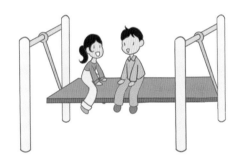

读一读:3个减去1个就和2个相等

$$3-1=2$$

图 3-145　理解减法的含义

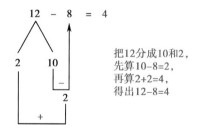

把12分成10和2,
先算10–8=2,
再算2+2=4,
得出12–8=4

图 3-146　破十法运算过程

训练者设计问题:水果店里有 12 个大西瓜,卖掉了 8 个,还剩下几个?

列式:引导孩子分析问题并列出算式(12–8=__)

训练者给孩子讲解破(平)十减法的运算过程:一破:把算式中较大的数破成 10 和几,即 12 可以破成 10 和 2;二减:用 10 减去算式中较小的数,即 10 减 8,还剩下 2;三加:把剩下的 2 和破出来的 2 相加,等于 4。

<h1 style="text-align:center">口　诀</h1>

看大数,分小数,凑成十,加剩数。
一凑九,二凑八,三凑七,
四凑六,五五相凑就满十。

帮孩子总结破(平)十法的运算口诀,并鼓励他在运算过程中用语言描述出来。

同凑十加法一样,训练者根据孩子对计算的掌握水平决定是否需要加入扳手指、数木棍、画圆点等提示方法,直至孩子最终能快速心算。

(5)包含计算的数数技巧:我们都知道在学习计算之前要先学数数,但是利用多种数数形式为计算打基础,却被很多父母忽视。不少父母在孩子会唱读1~100之后就认为孩子学会了数数,可以教计算了,但实际上孩子并没有真正建立数的概念,也没有真正掌握计数的技巧。

1)目的:学会递增1的顺序顺数、递减1的顺序倒数、顺数单数、倒数单数、顺数双数、倒数双数、顺着逢10数、倒着逢10数、顺着逢5数、倒着逢5数。

2)准备:100根小木棍(图3-147)。

3)方法

训练者让孩子拿出小木棍,向孩子介绍多种数数技能,主要形式有:a. N加1,即按递增1的顺序顺着数(1、2、3、4、5、6、7……),这是学加1计算的基础,让孩子理解顺数一个就是加一个的意思。b. N减1,即按递减1的顺序倒着数(100、99、98、97、96……),这是学N减1计算的基础,让孩子理解倒数一个就是减一个的意思。c. 顺数单数(1、3、5、7、9、11、13……),倒数单数(99、97、95、93、91……),建立奇数概念。d. 顺数双数(2、4、6、8、10……),倒数双数(100、98、96、94、92……),建立偶数概念。e. 顺着加10数(10、20、30、40……),倒着减10数(100、90、80、

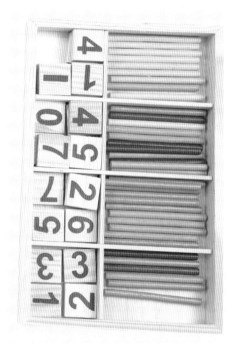

图 3-147　数数的道具

70、60……),建立进位概念。f. 顺着逢5数(5、10、15、20、25……),倒着逢5数(100、95、90、85、80……),将5作为一个基本单元,这是一个很重要的数数技能,对以后认识时钟有很大的帮助。

训练者在孩子熟练各种计数方式后,可以加大难度,让孩子能从某个数开始数,如从8开始顺数、从25开始倒数、从20顺数双数、从51倒数单数、从30顺着逢5数、从40倒着逢5数等。

顺数:　　　　　　11、__、13、14、15、__、17、18、__、20、21

倒数:　　　　　　55、54、__、52、51、__、49、48、47、__

顺数单数:　　　　21、23、__、27、__、31、33、35、__

倒数单数:　　　　61、59、__、55、53、__、49、47

顺数双数：　　　　40、42、44、__、48、50、52、__

倒数双数：　　　　70、68、__、64、62、__、58、56

顺着逢 5 数：　　　5、10、15、__、25、30、__、40、45

倒着逢 5 数：　　　50、45、__、35、30、__、20、15

顺着逢 10 数：　　__、20、30、__、50、60、70、80

倒着逢 10 数：　　__、90、80、__、60、50、40、30

注意事项：如果孩子一开始数不好，训练者可以给一些提示（木棍和手指），再逐渐减少提示，直至孩子能够熟练地从中间某个数开始，用不同的方式进行计数。

前后是谁：通过让孩子熟练掌握数之间的前后关系来理解加减法，如 5 的前面是几（提示：5 前面一个就是 5 个少 1 个，也就是 5 个减 1 个）；5 的后面是几（提示：5 后面一个就是 5 个多 1 个，也就是 5 个加 1 个）（图 3-148）。

通过念题让孩子分辨加减法：很多孩子不会念题，父母念题时孩子能马上说出正确答案，但孩子自己念题时总是会把加法、减法弄错，所以要多让孩子自己读题目。告诉孩子：当念到 "+" 时就是往后数，加几个就往后数几个；当念到 "−" 时就是往前数，减几个就往前数几个（图 3-149）。

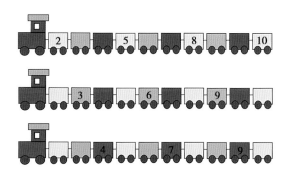

图 3-148　数的前后关系

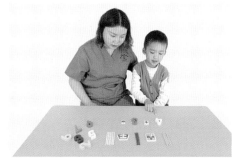

图 3-149　念题 - 分辨加减法

（6）用符号来比较数字的大小：让孩子知道用 "<"">" 和 "=" 三种符号来表示数的大小，建立符号感，培养初步判断、分析及处理问题的能力。

1）准备："<"">" 和 "=" 的符号卡片、主题图片、数字卡片、小木棍、仿真动物玩具。

2）目的：学会使用 "<"">" 和 "=" 三种符号。

3）方法：训练者用物体和数字卡片教孩子理解 "<"">" 和 "=" 三种符号（图 3-150）。

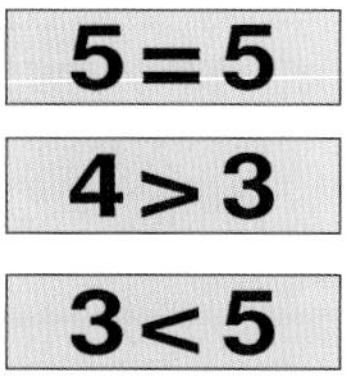

$$5=5$$

$$4>3$$

$$3<5$$

图 3-150　理解三种符号

训练者先教孩子认识和说出 "<"">" 和 "=" 符号卡片，引导孩子理解符号所表示的含义，如开口要对着多的事物、大的数字；尖尖要对着少的事物、小的数字；事物一样多就用 "="。还可用顺口溜帮助孩子理解和记忆，如数字相同用等于、开口大朝大数、尖尖小对小数。

训练者设计故事情境：草地上有几只猴子在吃水果，它们吃得很开心。让我们来数一数有几只猴子、几个梨、几个香蕉、几个桃子。孩子数完后再让他复述一遍：3 只猴子、2 个香蕉、4 个梨、3 个桃子。

训练者依次引导孩子用 3 个符号进行比较:a. 学会用"="比较(猴子和桃子比),训练者先将道具一一对应竖着排列,引导孩子观察猴子和桃子一样多,然后选出相应的符号图片和数字,让孩子说出"猴子和桃子一样多,所以 3 等于 3(3=3)"。b. 学会用">"进行比较(猴子和香蕉比较),先引导孩子观察猴子比香蕉多,然后选出相应的符号图片数字正确放置,让孩子说出"猴子比香蕉多,所以 3 大于 2(3>2)"。c. 学会用"<"比较(猴子和梨比较),先引导孩子观察猴子比梨少,然后选出相应的符号图片数字正确放置,让孩子说出"猴子比梨少,所以 3 小于 4(3<4)"(图 3-151)。

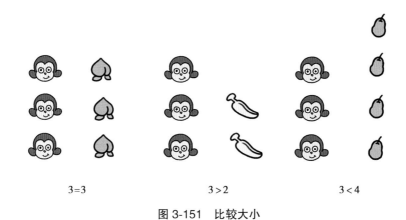

3=3   3>2   3<4

图 3-151 比较大小

4)拓展:训练者还可准备各种颜色的木棒,将不同颜色、不同数量的木棒对比,看看哪种颜色多、哪种颜色少。并利用生活中的不同数字进行比较,让孩子熟练地掌握符号的含义(图 3-152)。

(六)时间认知训练

时间是运动着的物质存在的基本形式,人们对时间的认识就是对客观事物或现象持续性和顺序性的反映。时间的顺序性又称为时序,是指事物出现的先后顺序,包括相对固定的时序,如一年四季的顺序、一年 12 个月的顺序、一月的顺序、一周的顺序、一日的顺序等;还包括相对可变的时序,如相对于今天的"早上",昨天的"晚上"又在前面。时间的持续性又称为时距,是指事物持续存在的长短,如从

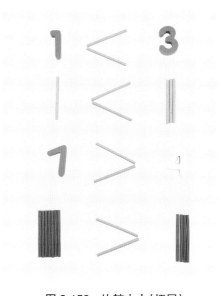

图 3-152 比较大小(拓展)

家走到超市的时间、上课到下课的时间等。时距在日常生活中的应用表现为时间估计,如要去看电影但时间紧迫,估算从家到电影院坐地铁和公交车哪个更快,时间更短,以便选择路线。

儿童对时间的认知是在日常生活经验的基础上逐渐发展的,随着年龄的增长,儿童对

时间概念掌握的精确性也越来越高,我们要从时序、时距、钟表认识来训练孩子对时间的认识。

1. 时序认知训练 儿童理解相对可变的时序比固定时序困难,因此时序概念的训练,应先从相对固定的时序开始,不要依赖于直接课堂教学,要通过生活经验慢慢积累,从运动的物质中感知事件的先后顺序进而掌握时序概念。要让儿童掌握时序,一定要将时间和具体的生活事件(生活习惯和作息制度)联系在一起,并且要清晰地将事件的先后顺序描述出来,使事件的"先"与"后"具有明确的界限。如早上——天亮了,太阳升起;中午——太阳在天空中;晚上——天黑了,太阳落山了。下面介绍几项活动来帮助孩子理解时序概念。

(1)认识白天、晚上

1)准备:白天和晚上孩子从事活动的情景图片若干张,太阳和月亮图片各一张。

2)目的:分清白天与晚上。

3)方法:训练者结合图片利用参照物,教孩子理解白天与晚上的概念(图 3-153)。

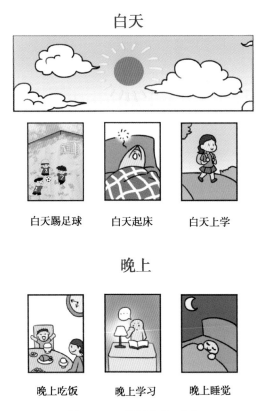

图 3-153 认识白天、晚上

太阳与月亮:训练者先给孩子看太阳和月亮的图片,并给他解释太阳出来就是白天,月亮出来就是晚上;太阳代表白天,月亮代表晚上。然后把月亮和太阳的卡片分开放在桌子上。

分辨白天、晚上：训练者再拿出白天和晚上从事活动的情景图片，让孩子分辨说出是白天还是晚上发生的，并说明原因。

归类：让孩子将所从事活动的图片，按照"白天"和"晚上"进行归类。把"白天"从事活动的图片跟太阳放在一起，把"晚上"从事活动的图片跟月亮放一起。

（2）现在该做什么（早上、上午、中午、下午、晚上排序）

1）准备：儿童早上、上午、中午、下午、晚上从事活动的情境图片若干张，作息时间表一张。

2）目的：理解早上、上午、中午、下午、晚上的顺序。

3）方法：训练者利用情景图片和作息时间表教孩子理解早上、上午、中午、下午、晚上的顺序（图 3-154）。

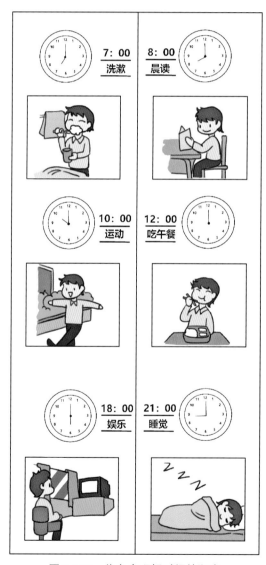

图 3-154　作息表理解时间的顺序

作息表：训练者先拿一张作息时间表，给孩子介绍一天中每个时间段应该从事的活动，并让孩子复述和记忆。如早上起床后刷牙、洗脸、吃早饭、去上幼儿园；上午在幼儿园和小朋友玩游戏等；中午吃午饭；晚上看电视、睡觉等。

什么时间：训练者随机抽出一张图片问孩子是什么时候从事的活动，并且说明理由，反复多次练习，直至孩子全部说对。

挑错：训练者故意将与时间相关的活动说错，看孩子是否能辨别对错。如宝宝晚上去幼儿园，好不好？为什么不好，要引导孩子理解是早上去幼儿园，晚上老师、小朋友都回家了，没人跟他玩。

排序：孩子记住每个时间段应从事的活动后，让他按时间顺序排列图片，训练者还可以打乱图片排列次序，让孩子修正。

（3）认识星期

1）准备：星期娃娃表情卡片。

2）目的：理解每周七天的顺序及每天要做什么。

3）方法：训练者利用星期娃娃表情卡片教孩子理解每周七天的顺序。

训练者先跟孩子解释：一个星期有七天，星期一到星期五爸爸、妈妈要上班，宝宝要上幼儿园，只有星期六、星期天才有时间去公园玩。

想象：然后让孩子想象一下星期一到星期天是什么表情，并鼓励孩子做出表情，在游戏中理解一星期的时间变换和顺序性、不可逆性。

例如训练者提问："假如今天是星期一，你感觉怎么样呀？"引导孩子回答："昨天是星期天，玩得太累了，星期一早上起床就会有点困。"训练者提问："假如今天是星期四，你心情怎么样啊？"孩子回答："还好！再过一天就是星期六了，您要记得带我去海底世界玩！"

排序：训练者把星期娃娃表情卡片的次序打乱，让孩子按一星期的次序从新排队，反复练习直至孩子完全理解。

（4）认识四季（四季的基本特点和轮换的顺序）

1）适应人群：5~6岁分不清四季的儿童。

2）准备：春、夏、秋、冬四幅大图，一个大轮盘，春、夏、秋、冬四个字的纸块。在一块场地上划分好四份代表四个季节。

3）目的：学习四季的特点和轮换的顺序。

4）方法：

训练者利用各种图片向孩子解释四季的特点和轮替，并让孩子分辨和记忆（图3-155）。

训练者拿出各种图片向孩子介绍四季的特点：一年中有四个季节，第一个是春天，春天天气暖和，到处是嫩绿的小草，小树长出的新芽，还有翩翩起舞的蝴蝶，我们可以去公园捉蝴蝶、放风筝。春天过去之后是夏天，夏天天气炎热，树叶茂盛，我们可以去游泳，去划船。女孩子可以穿上漂亮的花裙子，男孩子可以穿上酷酷的小背心、小短裤。夏天过去秋天到。秋天天气凉爽，树叶变黄了，落叶满地，大雁南飞，小朋友可以去摘苹果，是丰收的季节。秋天过去冬天就要来了，冬天天气寒冷，雪花纷飞，小朋友可以穿上厚厚的大衣堆雪人。

四 季 儿 歌

春风暖,蝴蝶飞,小苗出土咧嘴笑;

夏天热,蝉儿叫,荷花出水咧嘴笑;

秋天凉,雁儿叫,颗颗棉桃咧嘴笑;

冬季里,雪花飘,朵朵梅花咧嘴笑。

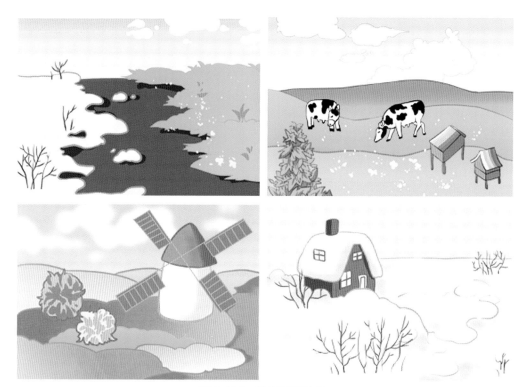

图 3-155　认识春夏秋冬

利用转盘游戏让孩子记住四季的特点和轮替:训练者一边念儿歌《一年四季我知道》一边转四季大轮盘。孩子待转盘转起来后就围着转盘跑,念完儿歌后训练者说某个季节到了,孩子就要停下来,做出这个季节特征的对应动作,并说出是什么动作。说不出的就没有奖品(图 3-156)。

一年四季我知道

一年四季我知道,小朋友,本领高,

一年四季都知道,春天过去夏天到,

夏天过去秋天到,秋天过去冬天到,

冬天过去春又到。

训练者与孩子共同商定每个季节的特征动作:a. 做动作:训练者与孩子共同商定每个季节的特征动作。如训练者发出信号说"春天到了",孩子做小鸟飞,放风筝的动作;"夏天到了"做游泳的动作;"秋天到了"做落叶转圈的动作或捡树叶;"冬天到了"做滑雪的动作。b. 训练者可以把商定好的动作加进游戏中,邀请其他家庭成员一起轮流按规则利用转盘玩游戏,让孩子在游戏中掌握一年四季的特点、变化和顺序。

（5）昨天、今天、明天

1）准备：一周食谱卡、"昨天、今天、明天"的识字卡。

2）目的：理解昨天、今天、明天的含义。

3）方法

利用一周吃的食物让孩子理解昨天、今天、明天。a. 理解今天：训练者出示一周食谱卡并提问："今天是星期几？"要求孩子使用"今天"的词语；"今天早餐你都吃了什么？"再在食谱卡上找出今天的位置，并用红笔圈出来。b. 理解昨天：训练者引导孩子回忆并提问："你知道昨天在食谱的哪个位置吗？""昨天是星期几？""昨天的午餐你吃

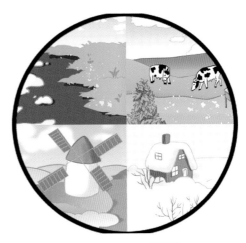

图 3-156　四季节转盘

了什么？"c. 理解明天：训练者引导孩子找到食谱上的明天，并告诉孩子今天的后面是明天，并提问："明天的早餐你吃了吗？""明天幼儿园会准备什么点心？"d. 训练者总结：今天、昨天、明天是三个好朋友，从早晨到晚上这一整天叫做今天，今天的前一天是昨天，已经过去；今天的后面一天是明天，还没有到来。

利用一周的天气理解昨天、今天、明天：a. 利用天气：训练者拿出气象卡和气象标识让孩子理解"昨天、今天、明天"，先让孩子说出昨天和今天的天气，然后再把气象标识贴上去，最后学会查看天气预报，把明天的气象标识也贴上去（图 3-157）。b. 事件排序：训练者可把孩子昨天、今天做了什么和明天准备做什么拍成照片，让孩子根据事情发生的时间排序（图 3-158）。

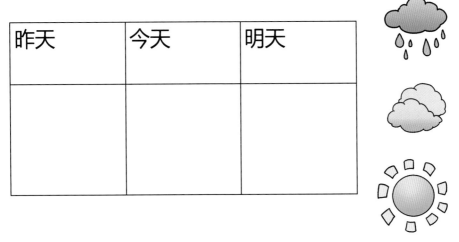

图 3-157　天气表

利用故事发生的不同时间让孩子理解昨天、今天、明天：a. 讲故事：看动画讲述故事《等明天》：有一只小松鼠，昨天被雨淋了，就想盖房子，可是它很懒惰，说今天是个好日子，要等到今天盖，可是到了今天它又偷懒了，又去荡秋千了，说等明天吧！到了明天它能盖

105

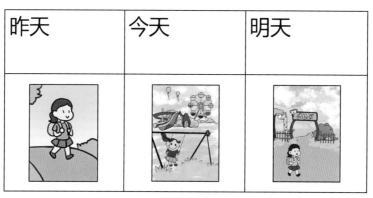

图 3-158　事件排序

好房子吗？为什么(图 3-159)。b.孩子体会：时间一天天过去了,我们可不能像小松鼠一样把昨天的事情留到今天做,把今天的事情留到明天做,这样事情是永远做不好的。

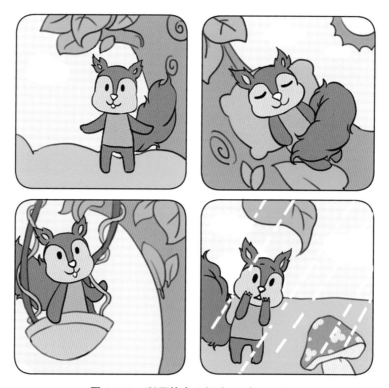

图 3-159　利用故事理解昨天、今天、明天

2. 时距认知训练　时距是指事物持续存在的长短,反映了时间的持续性。时距具有较强的主观性,常受个人体验的影响。个体从事自己感兴趣的事情时,会觉得时间短暂,对自己不感兴趣的事就会觉得时间特别长。因此,个体需要通过一定的参照物来协助准确估计时间,参照物分为外在参照物和内在参照物。外在参照物包括钟表、日历、太阳位置变化、月亮盈亏、四季变化等;内在参照物是指个体内的物理或化学变化(如脉搏、心

跳、新陈代谢、睡眠时间等)和内在心理认知变化(如默数)。对儿童进行时距训练时,首先要让儿童具备一定的节律感,尽可能地为孩子提供数数、有节律的声音等明确的外在参考标准,再进行时间估计能力训练。

(1)1分钟是多久

1)准备:大闹钟一个,隔音效果较好的房间。

2)目的:对1分钟的长度有一个印象。

3)方法:训练者通过各种方式让孩子理解1分钟是多久(图3-160)。

听:训练者让孩子认真听闹钟"滴答、滴答"的声音,并复述"滴答、滴答"。

模仿:训练者看着闹钟秒针转动,听着"滴答、滴答"声,数数直至1分钟。让孩子模仿训练者行为3~4次。

闭眼数:让孩子闭上眼睛,边听闹钟"滴答、滴答"的声音,边数数至1分钟。重复3~4次。

默数:将闹钟消音,训练者和孩子一起闭上眼睛,训练者在心里默数,孩子可口数至60(代表1分钟)。

比一比:睁开眼睛,训练者和孩子一起比较闹钟所走的时间与孩子自己数的1分钟时间是否相符。重复几次,直至孩子所数的1分钟与闹钟1分钟的时间大体一致。

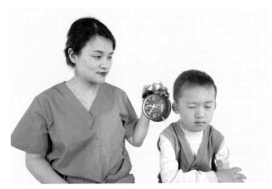

图3-160　时距的认知训练

(2)想一想,估一估

1)准备:孩子从事某些活动的照片若干张,可以在5分钟、30分钟、60分钟等不同时间完成。

2)目的:对5分钟、30分钟、60分钟的长度有印象。

3)方法:训练者通过活动照片让孩子了解5分钟、30分钟、60分钟的长度(图3-161)。

回忆:训练者让孩子看以前的照片,回忆和说出照片的内容。

估一估:训练者和孩子一起估计每张照片显示的活动及所需的时间。如大约5分钟:刷牙、洗脸、穿衣服;大约30分钟:看一集动画片、吃饭、理发;大约60分钟:午睡、上手工课、到游乐场玩。

归类:让孩子按照片上活动可能需要的时间进行归类。

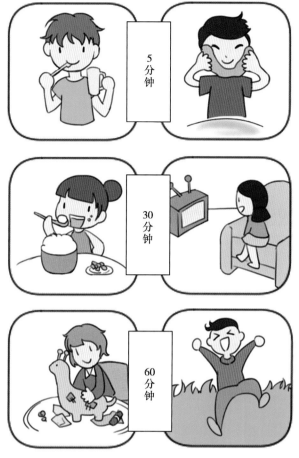

图 3-161　时间长度估算

3. **认识时钟**　时钟是人们用来认识时间的工具，儿童要学会认识时钟，首先要掌握钟面上所有零部件的名称及含义，如时针、分针、秒针、钟面说的刻度及相对应的数字，然后还要学会钟面的时针、分针、秒针运转的规律：即时针、分针、秒针都按顺时针方向转动，秒针转动一圈，分针转动一格；分针转动一圈，时针转动一格；时针转动一圈，代表 12 小时。最后根据时针、分针、秒针的运转规律，认识整点、半点、分钟等时间。

(1)认识各种钟表钟面上的零部件名称和含义

1)准备：不同形状、颜色、大小的时钟图片若干张，可以手动拨动的教学时钟 1 个。

2)目的：认识各种类型的时钟，以及时钟上的各个部件。

3)方法：训练者通过图片和教学时钟教孩子认识各种类型的时钟，以及时钟上各个部件、刻度的含义。

时钟的种类：训练者让孩子认识各种类型的时钟，告诉他这些时钟的相同与不同之处，可以用在哪些地方(图 3-162)。

教学时钟：训练者拿出可以手动拨动的教学时钟，让孩子认识时钟的时针、分针，并按顺时针方向依次读出 1~12 的数字，让孩子仔细观察钟面上数字的顺序(图 3-163)。

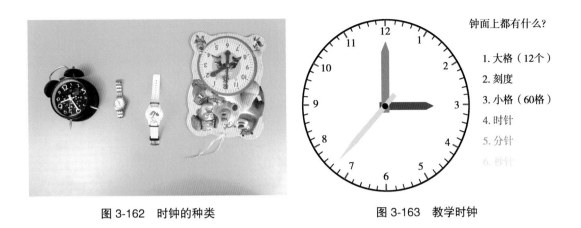

图 3-162　时钟的种类

钟面上都有什么?

1. 大格（12个）
2. 刻度
3. 小格（60格）
4. 时针
5. 分针
6. 秒针

图 3-163　教学时钟

补一补:训练者可将钟面上 1~12 中的数字随意取下几个,让孩子按照顺时针序列重新填补进去(图 3-164)。

钟表上的格:训练者引导孩子理解钟面上一共有 12 个大格,1 大格里又有 5 个小格,一共 60 个小格(图 3-165)。

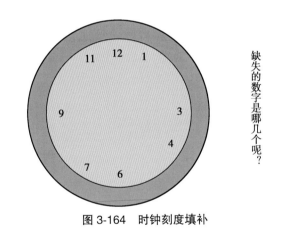

缺失的数字是哪几个呢?

图 3-164　时钟刻度填补

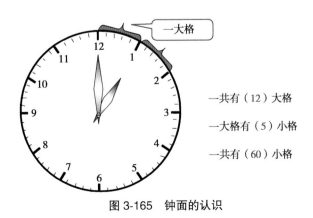

一大格

一共有（12）大格

一大格有（5）小格

一共有（60）小格

图 3-165　钟面的认识

大格代表几分钟:训练者引导孩子理解 1 个大格代表 5 分钟,2 个大格代表 10 分钟,每个大格 5 分钟 5 分钟地数,就能填出每个数能代表多少分钟(图 3-166)。

理解刻度:如果孩子不能记住每个大格所代表的分钟,可用蜡笔在钟的旁边标识出来,并引导孩子理解刻度的含义,以便孩子更好认识时间(图 3-167)。

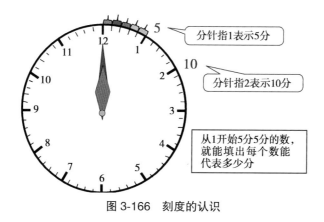

图 3-166 刻度的认识

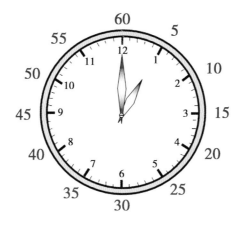

图 3-167 通过标识 - 理解刻度

口 诀

钟面上 1 个大格的刻度表示两种含义:
当它表示时针的刻度时,表示"1 小时";
当它表示分针的刻度时,表示"5 分钟"。
时针走一大格是 1 小时。

(2)认识整点

1)准备:整点时钟图片、可以手动拨动的教学时钟 1 个。

2)目的:对整点有一定的认识。

3)方法

训练者通过教学时钟教孩子认识整点:a. 观察:训练者给孩子看整点时钟图片,让孩子观察时针与分针所在位置的异同(图 3-168)。b. 训练者引导孩子发现异同:分针都指向 12,时针分别指在不同的数字上,分别代表 8 点、3 点、6 点。即整点时,分针指向 12,时针指向几,就是几时。

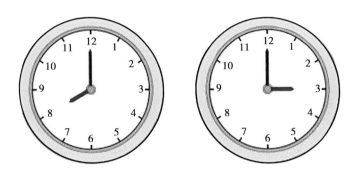

图 3-168　整点时时针所在位置

训练者通过手动时钟教孩子认识不同的整点:a. 学会报出时间:训练者手动拨动的教学时钟,反复让孩子认识不同的整点,并能正确报出时间。b. 学会拨动时间:训练者报读整点时间,如 1 点、3 点、6 点、9 点、12 点,让孩子拨动教学时钟到相应的时间。c. 由于时间认识比较难以理解,需要孩子反复练习才能掌握。

(3)认识半点

1)准备:半点时钟图片、可以手动拨动的教学时钟 1 个。

2)目的:能认知半点。

3)方法:训练者利用教学时钟教孩子理解半点。

观察:训练者给孩子看半点时钟图片,让孩子观察图片上时针、分针所在位置的异同。

训练者引导孩子发现异同:分针都指向 6,时针分别指在两个数字的中间,分别代表 7 点半、8 点半、4 点半、11 点半。

分析:半点时分针指向 6,表示 1 个小时 12 格走过了 1 半。时针都是指向两个数字的中间表示 1 个小时走了一半,如 3 点半,时钟指在 3 和 4 的中间,表示 3 点过了半小时。

拨一拨:训练者报读半点时间:1 点半、3 点半、6 点半、10 点半、12 点半,让孩子拨动教学时钟到相应的时间。

连一连:训练者引导孩子将时钟与活动连一连。由于时间认识比较难以理解,需要孩子通过把时间与每天发生的事件联系来认识时钟,并且需要反复练习才能掌握(图 3-169)。

(七) 空间方位认知训练

空间方位是指物体的空间关系位置或个体自身在空间所处的位置,包括前、后、上、下、里、外、中间、左、右等方位词所标识的空间相对关系。儿童空间方位概念的获得具有一定的特点。第一,儿童在获得空间方位概念遵循一定的顺序,即上下→前后→里外→左右。第二,儿童在辨别空间方位能力的发展过程中,要经历以自身为中心逐步到以客体为中心的过程,如孩子在学"前""后"概念时,总是先区分自己的前面和后面,然后才能区写出钟面上的时间。

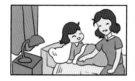 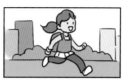 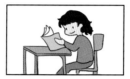 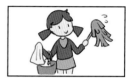

图 3-169 时间与活动相连

分别人的前面和后面。第三,儿童在学习空间方位概念时,起初都是将方位词和相应的活动结合起来。如玩具在盒子里面、拿勺子吃饭的是右手等。随着生活经验的丰富,儿童可以不借助活动或物品掌握抽象的方位概念相对性。有些孩子由于视觉、听觉等先天因素影响,教育和训练就成为获得与发展空间方位概念的重要途径。下面我们按儿童获得空间方位的顺序来设计训练思路和方法。

1. **理解上下训练** "上下"是儿童最早学会的空间方位概念,任何的空间方位概念都有相对性,这种相对性决定了某一物品在上面还是下面,主要取决于参照点。参照点发生变化,所属空间方位自然也发生了变化。参照点可分为自我参照和客体参照两类。给孩子训练时,一定要清晰地呈现参照点。另外,方位定向能力是方位概念发展的基础,在进行"上下"方位空间概念训练前要先进行"上""下"方向的定位能力训练。

(1)听一听,娃娃在哪里?

1)准备:会说话的娃娃、录音机一台。

2)目的:闭上眼睛能够找到声音的方向。

3)方法:闭眼睛找声音,让孩子分辨声音出现的方向。

向孩子说明游戏规则:闭上眼睛认真听布娃娃在哪里唱歌,把头转向那里,或用手指指出方位。

辨别方向:孩子闭上眼睛,训练者用布娃娃随机在孩子的头上方或桌子下方,让孩子抬头或低头寻找声音的方向(图 3-170)。

干扰下辨别方向:如果孩子都指向正确,可以加大难度,用录音机播放背景噪音,再进行训练,观察孩子在有噪音干扰的环境下是否能定位准确。

互换角色:为了增加训练的趣味性,训练者和孩子可以互换角色,训练者可以故意出错,看孩子是否能辨别(图 3-171)。

(2)找一找,放一放

1)准备:一张桌子、一把椅子、各种玩具(鸭子、小熊、小狗等)、各种物品。

2)目的:能够在日常生活中理解上下空间方位。

3)方法

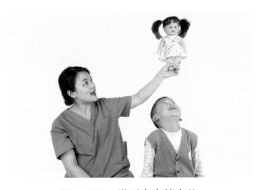
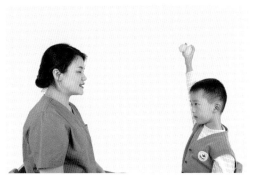

图 3-170 辨别声音的方位   图 3-171 互换角色辨别声音的方位

以桌子为参照点让孩子理解上、下。a. 观察：训练者在桌子放一本书，在桌子下面放一只小熊，引导孩子观察哪个在上面、哪个在下面（图 3-172）；b. 理解：孩子能说出哪个玩具在上面、哪个在下面后，训练者可以在桌子上和桌子下多摆几个玩具，训练者再任意说一个玩具，让孩子找到底在上面还是下面；c. 反复体会：训练者可让孩子把玩具放到桌子上面或下面，或让孩子自己爬到桌子上或钻到桌子下面，反复体会上下。

通过椅子为参照点理解上、下：在其他参照点反复练习，如把物品放在椅子上面或下面、床的上面和下面等（图 3-173）。

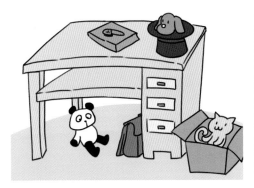
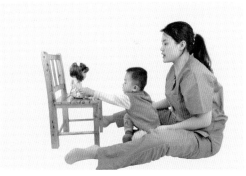

图 3-172 以桌子为参照物理解上下   图 3-173 以椅子为参照点理解上下

（3）听指令、做动作（图 3-174）

1）准备：训练者准备与上下概念相关的指令、桌子、书、积木等物品。

2）目的：听指令指认五官，理解上下空间方位。

3）方法

训练者发出指令：眼睛看上面的灯、看下面的地板；把小手放在桌子上面、桌子下面等。

如果孩子不会，训练者可以先示范，经过反复练习，直至孩子能独立完成。

可以做眼保健操来理解上下：示指揉眼睛下面，示指揉眼睛上面。

听指令熟悉自己身体部位的上下关系：摸摸眼睛上面的眉毛，摸摸眉毛下面的眼睛。

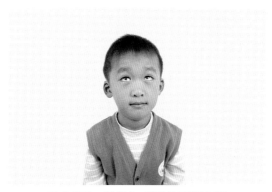

图 3-174　听指令、做动作理解上下

(4)到底谁在上面,谁在下面?

1)准备:与上下方位相关的方位图片若干张。

2)目的:能够说出图片中动物的方位。

3)方法:看图片理解上下。

训练者根据图片设计情境:森林里,小鸟、松鼠、小白兔是好朋友,要搬到大树爷爷那里一起做邻居。请你说一说大树爷爷是怎么安排的。

引导孩子指着动物理解并说出:小鸟在松鼠上面,也在小白兔上面,小鸟住在最上面,因为它可以飞很高;松鼠住在小鸟的下面,但是住在小白兔的上面,因为它会爬树;小白兔在松鼠和小鸟的下面,因为它不会飞也不会爬树(图 3-175)。

训练者跟孩子解释:上、下相对是有参照物的,说上下的时候,要说清楚什么在什么的上面或下面,不能简单说上面或下面。还可把上下结合起来说明物体的位置,如松鼠住在小鸟的下面、住在小白兔的上面(图 3-176)。

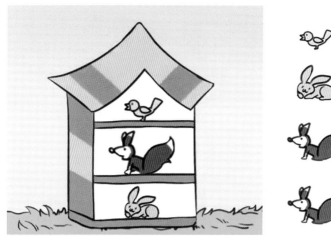

图 3-175　看图片理解上下

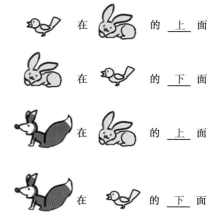

图 3-176　理解上下的相对性

(5)整理物品

1)准备:多层置物架或储物柜,以及机器人、布娃娃、机器猫、花瓶、书籍、时钟、小老虎、轮船等。

2)目的:通过整理玩具柜理解上下关系。

3)方法:和孩子一起整理物品,理解上下(图 3-177)。

先让孩子把玩具和生活用品放到玩具柜或储物柜内,再让孩子说出每个物品所处的相对位置,如布娃娃在机器人的下面、在机器猫的上面等。

训练者和孩子一起整理好储物柜的玩具后,再问孩子"为什么把花瓶放到最上面,为什么把船放到最下面?"引导孩子回答:"因为花瓶里的花很漂亮,摆在最上面很容易看到,船很大很重,放到上面不容易拿下来"。这样既可以培养孩子的生活自理能力,又可以把空间方位概念与实际生活联系起来。

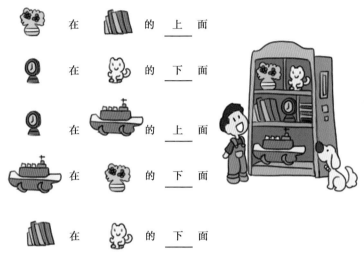

图 3-177　通过整理物品柜理解上、下

2. 理解前后训练 "前后"方位概念与"上下"方位概念一样具有相似性,这种相似性决定了某一物品是在前面还是在后面,主要在于参照点。训练者要清楚地呈现参照点与目标物之间的相互关系或空间距离,这样才能让孩子理解前后概念。训练时先让孩子理解以自身为参照点的前后概念,再过渡到以客观事物为参照点来理解前后概念。

(1)转转头,找找看

1)准备:各种玩具、食物若干。

2)目的:能够找出训练者说的前面和后面的物品。

3)方法:转头找物品(图 3-178)。①训练者让孩子坐在地毯上,闭上眼睛,在孩子前面和后面摆一些物品。②让孩子睁开眼睛,说一说放在他前面的物品,并告诉孩子:这是前面。③再让孩子转过头,说一说放在他后面的物品,并告诉孩子:这是后面,后面要转过头才能看到。④让孩子再次闭上眼睛,训练者将孩子前后的物品重新放置,再让孩子睁开眼睛。训练者报出物品的名称,孩子能找出或说出物品是在自己的前面还是后面。如果说对了,可以奖励孩子爱吃的食物。⑤训练者与孩子可以互换角色,在说前后物品时,训练者可以故意说错,让孩子判断对错,加强孩子对前后概念的理解。

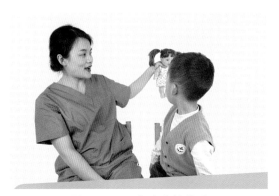

图 3-178 理解自身的前后

（2）捶背

1）准备：3 把小椅子。

2）目的：通过前后位置变化捶背，理解前后关系。

3）方法：通过捶背游戏让孩子理解前后关系。①训练者和孩子一起将 3 把小椅子按前后顺序摆好。②妈妈坐最前面，孩子坐在妈妈后面，训练者坐在孩子后面，让孩子依次说出谁在谁的前面，谁在谁的后面，让孩子体会前后是相对的。③捶背：让孩子体会只有坐在某人的后面才能捶背，让孩子在生活中理解前后概念。④ 3 个人不断更换位置，让孩子反复体验前后概念是相对的，参照点变了，相对应的前后也会变。

（3）森林运动会

1）准备：森林运动会图片等空间方位故事图片若干。

2）目的：理解图片中动物的前后位置关系。

3）方法：通过图片让孩子理解前后。

训练者设计故事情境：秋天到了，森林里的动物要开运动会了，长颈鹿、松鼠、小白兔、乌龟、蜗牛参加跑步比赛，大家猜猜谁会得第一（图 3-179）？

引导孩子观察图片并回答：谁跑在最前面，谁跑在最后面？要求孩子回答时一定要把参照点说清楚。

拓展：为什么梅花鹿会跑在最前面，蜗牛跑在最后面？

把数学和空间方位融合一起训练：松鼠排在第几名，前面有几个，后面有几个？

3. 理解里外训练 "里外"与其他方位概念相似，也具有相对性。另外，"里外"概念的认识与空间大小有很大关系。空间小，物体之间的空间关系能够在孩子的视野范围内呈现，这时理解"里外"概念就比较容易。空间关系扩大时，孩子往往无法全部知觉到物体之间的空间关系，就很难把握"里外"概念。因此，我们应先在较小的空间内进行"里外"概念学习，然后再逐渐扩大空间范围。

（1）小空间距离认识里外

1）准备：2 个透明杯子、2 块积木、2 个小盒子、2 个皮球、1 个大盒子，以及各种玩具。

2）目的：通过物品的摆放理解小空间距离里外。

3）方法：通过物品的放置来让孩子理解小空间距离里外（图 3-181）。

孩子坐在桌前闭上眼睛，训练者拿 2 个透明的杯子，把一个玩具放在杯子里，一个玩具放在杯子外,让孩子比一比,哪个玩具在里面,哪个玩具在外面,一定要把杯子这个参照点说出来(图3-180)。

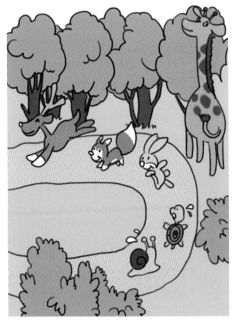

图3-179 通过图片理解前后

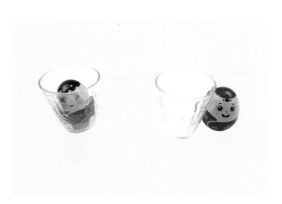

图3-180 物品摆放—理解里外训练

训练者将装满玩具的盒子放在孩子面前,让孩子说出"盒子里面有什么"?

示范:训练者从大盒子里拿出一辆玩具车说:"我把玩具车从盒子里面拿到了盒子外面。"

模仿:让孩子模仿训练者的句式:"我把×××从大盒子里面拿出来放在盒子外面"。

统计:孩子每拿完一个玩具,就让孩子说说盒子里面还有几个玩具,盒子外面还有几个玩具?

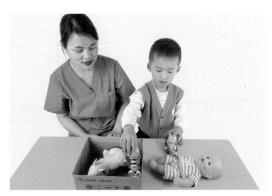

图3-181 小空间距离认识里外

（2）大空间距离认识里外

1）准备：空间方位教学图片若干张。

2）目的：说出图片中栅栏里有哪些动物，栅栏外有哪些动物。

3）方法：通过图片让孩子理解大空间距离里外。

训练者出示图卡一：让孩子观察并说出哪些动物在农场栅栏里，哪些动物在栅栏外。栅栏里面的动物有几个，外面的有几个；里面的动物多还是外面的动物多（图3-182）？

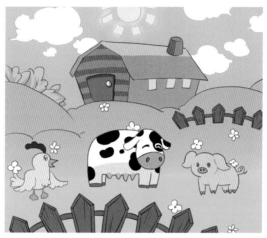

图 3-182 观察农场理解里外

训练者出示图卡二：秋天到了，果园里的果树丰收了，白色栅栏里面有几棵果树，外面有几棵果树，哪棵果树上结的果子最多（图3-183）？

训练者出示图卡三：让孩子指出笼子里面是哪个动物，笼子外面是哪些动物，并根据图片编一个小故事：如森林里，小熊不小心掉入猎人的笼子，其他的动物都很着急，在想办法救小熊（图3-184）。

该训练是在大的空间范围里理解里外概念，如从"农场"到"果园"再到"森林"，空间范围不断扩大。

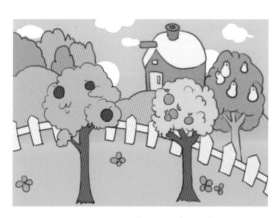

图 3-183 观察果园理解里外

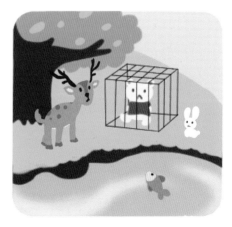

图 3-184 观察森林理解里外

4. 理解左右概念 "左右"概念是孩子较晚理解的空间方位概念,与概念本身具有明显的相对性和灵活性有关。人与物体的朝向不同,左右方位就有可能不同。如当两个人面对面站立的时候,两个人的左右是完全相反的,孩子要理解这种左右的相对性,就要完成主体和客体的转移,并通过一定的想象推理,把自我参照的模式转移到所认识的对象上去,实现感性认知向理性推理的过渡。因此,训练时首先应让孩子认识自身的左右,再学会认识对立面的人或物的左右。

(1)听指令认识左右

1)准备:一副手套(颜色不同),红、蓝两种颜色五角星的贴纸(图 3-185)若干。

2)目的:通过贴的标识听指令举出相应的手。

3)方法:听指令做动作。

训练者跟孩子坐同一方向,告诉孩子吃饭时拿勺子或筷子的手是右手,端碗的手是左手。

图 3-185　五角星标识

贴标识:给孩子的右手贴蓝色五角星,左手贴红色五角星;向孩子介绍:蓝色的是右手,红色的是左手(图 3-186)。

介绍游戏规则:我说左手,你就要举左手,我说右手,你就要举右手等。训练者可以先给孩子演示一遍。

随机发指令:让孩子听指令做动作,当孩子不能做出正确反应时可结合颜色提示。如举左手,举右手;耸耸左肩,耸耸右肩;跺跺左脚,跺跺右脚;右手拍头,左手拍肚子;左手摸左耳,右手摸右耳;左手摸右耳,右手摸左耳;右手手指做 2,左手手指做 3。

训练者把孩子的手上贴纸拿掉,再次随机发指令,左手把兔子举起来、右手拿鸭子等,观察孩子的执行情况(图 3-187)。

孩子熟练后可邀请家里其他成员一起比赛,训练者随机快速说出 20 个指令,看谁完成得又快又好,可以设置奖励,增加游戏的趣味性。

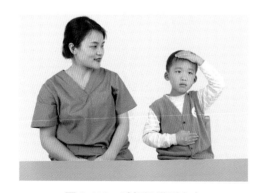

图 3-186　贴标识辨别左右

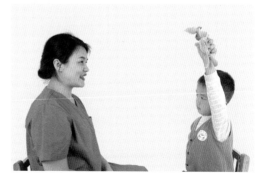

图 3-187　无标识辨别左右

(2)摆一摆,指一指

1)准备:铅笔、橡皮擦、小刀、文具盒、尺子,以及红、蓝两种颜色五角星的贴纸若干。

2)目的:观察物品的摆放顺序,理解左右。

3)方法:通过物品摆放理解左右(图 3-188)。

贴标识：训练者把蓝色五角星贴在孩子的左手上，红色五角星贴在孩子的右手上，告诉他蓝色代表左手，红色代表右手，并让孩子多复述几次。

排序：训练者让孩子将铅笔、橡皮擦、尺子、小刀按从左到右的顺序摆好。

观察：以尺子为中点，让孩子观察尺子右边有什么？左边有什么？

训练者提问："你看看放在最左边的是什么文具？并用左手指出来；放在最右边的是什么文具？用右手指出来。"

让孩子理解左右的相对性：文具盒在尺子的右边，在小刀的左边。让孩子理解相对性的参照物变了，左右也会变。

（3）小动物排队做游戏。

1）准备：几个仿真动物、一张桌子、一把椅子。

2）目的：把小动物按指令摆放。

3）方法：通过帮小动物排队让孩子理解左右（图 3-189）。

给孩子设计情境：小动物要排队做游戏了，但是它们不知道怎么排队，你来帮帮它们吧！

在桌子上放一只小狗，以小狗为参照物，然后听训练者指令放置：把蜜蜂放在小狗的右边；把老鼠放在小狗的左边；把青蛙放在老鼠的左边等。

把左右概念与数学结合：以小狗的角度来看，从左边数，小狗排在第几个，鸭子排在第几个；从右边数，第 1 个动物是什么，第 5 个动物是什么，蜜蜂右边的动物多还是左边的动物多等。

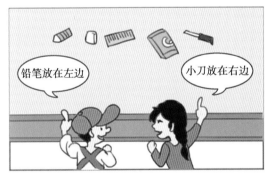

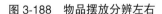

图 3-188　物品摆放分辨左右

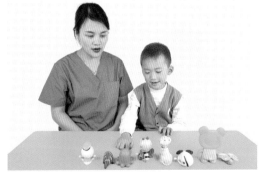

图 3-189　设计情境理解左右

（4）"左右"概念在生活中的运用

1）准备：衣服、裤子、袜子、鞋子、手套若干；"左右"生活情境教学卡片；红、蓝两种颜色五角星的贴纸若干。

2）目的：日常生活中区分左右。

3）方法

通过左右标识练习穿衣物：a.训练者和孩子一起把自己的衣服、裤子找出来，让孩子分辨哪面是正面，哪面是反面；哪边是左边，哪边是右边。b.让孩子把红、蓝两种颜色五角星的贴纸贴在衣物上，左边贴蓝色，右边贴红色。c.让孩子按照左右标识穿好各种衣物。如果孩子穿反了，可以给予提示，反复练习，直至无误。

上下楼梯理解左右：训练者出示生活情境图片，如为什么上下楼梯都靠右走不会碰到别人？引导孩子理解：因为"左右"是相对的、灵活的，"上下"方向变了，左右方向也会变的。在上下楼梯时，你跟别人是相对的，你的右边是别人的左边，你的左边是别人的右边。所以大家上下楼梯都靠右走，反而不会碰到（图 3-190）。

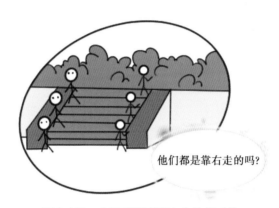

图 3-190　上下楼梯理解左右的相对性

（八）分类能力训练

分类就是将具有相同或相似属性的事物归并在一起。分类训练能促进儿童比较、分析、综合等思维能力的发展，同时对数学能力、语言能力的发展也有很好的促进作用。学前儿童分类能力的发展大致分为：①3~4岁：基本不能进行逻辑分类，主要表现为盲目的、随意的、非本质的分类；②4~5岁：开始出现简单的类概念，有了初步的分类意识，主要依靠事物的外部特征进行分类，但未包含类概念；③5~6岁：能根据物体的本质属性进行简单分类，完成一些简单的类包含任务。因此，我们可以从以物体的感知特点分类、功用分类、概念分类等方面对儿童进行分类能力训练。

1. 以感知特点分类的训练　首先通过评估了解孩子的分类水平，是否已具有一定的感知经验和知识（已经认识颜色、形状，能分辨大小），根据现有的能力水平确定训练目标：对于完全无分类能力的孩子，需要先进行物体外部特征的感知训练，逐渐培养分类意识，对于有一定分类能力的孩子，则要帮助孩子设定标准，寻找事物的共同点，逐渐提高其分类标准的稳定性。

（1）颜色分类训练

1）准备：不同的颜色分类材料（多种颜色的雪花片、蘑菇钉等），红色和绿色的杯子各一个。

2）目的：不同颜色的雪花片放到相应颜色的杯子里。

3）方法

不同颜色雪花片分类放进杯子:a. 评估:训练者先评估孩子是否认识需要进行分类的颜色,如果已经认识,就可以进行颜色分类训练了。b. 游戏规则:桌子上有两个杯子,一个红色,一个绿色,还有两种颜色的雪花片。将红色的雪花片放到红色的碗里,绿色的雪花片放到绿色的碗里。c. 示范:孩子观察后照做,能连续放对 5 个就说明孩子理解游戏了。d. 训练者再更换蘑菇钉,让孩子进行颜色分类。e. 如果两种颜色分类熟练后,可逐渐增加难度。

将颜色相同的实物或图片分类:a. 评估:训练者先评估孩子是否已经认识需要进行分类的实物和图片。b. 将分类技能在日常生活中的进行泛化。如将绿色的物品放一起,将红色的物品放一起……绿色的水果有哪些? 红色的水果有哪些(图 3-191)?

(2)形状宝宝回家了(图形分类训练)

1)准备:训练者用彩纸剪好多种颜色的形状、一块小黑板、一根胶棒、图形分类教学图片、铅笔。

2)目的:不同形状的物品分类放置。

3)方法:形状宝宝回家(图 3-192)。

评估:训练者先评估孩子是否已经认识需要进行分类的形状。

训练者设计游戏情境:这里有一座房子,住了 3 种图形宝宝,天黑了,图形宝宝要回家了,但是它们都忘记自己住哪儿了,请你来帮助它们找到自己的家吧!

示范:训练者先用粉笔在黑板上画一座房子,房子有 3 间,在每间房子画一个圆形、三角形、方形,代表它们的家,训练者先示范一遍,把剪好的图形分别用胶棒涂上胶水然后贴在黑板上相应的房间里。孩子能连续贴对 5 个就说明孩子理解游戏了。

图片练习:训练者还可用图形分类教学图片,让孩子用铅笔把同类的图形跟图形房子相连。

增加难度:如果 3 种图形分类熟练后可进行 4 种、5 种等图形分类,逐渐增加难度,以便提高孩子对图形分类的稳定性。

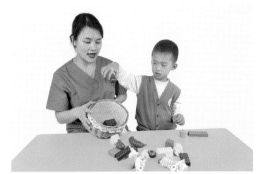

图 3-191 将颜色相同的实物分类

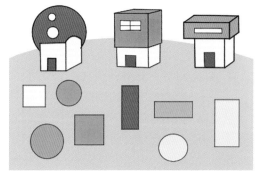

图 3-192 图形分类训练

(3)大小分类训练

1)准备:准备一套蒙氏大小训练教具。

2)目的:不同大小的物品分类放置。

3）方法：各种物品大小分类（图 3-193）。

评估：训练者先评估孩子是否能够分辨大小。

训练者拿出一套蒙氏大小训练教具，向孩子详细介绍游戏规则：把不同大小的小熊按指示条分类。

指示条有多种：A：同一颜色、同一动物、不同大小的指示条；B：同一颜色、不同动物、不同大小的指示条；C：不同颜色、不同动物、不同大小的指示条。

按照 A → B → C 的流程进行训练。

训练者还可利用日常生活用品进行训练，如大纸杯跟大纸杯放一起，小纸杯跟小纸杯放一起；

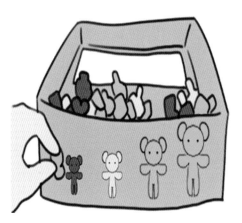

图 3-193　大小分类训练

大晒衣架跟大晒衣架放一起，小晒衣架跟小晒衣架放一起等，以便提高孩子对图形分类的稳定性。

2. 以功用分类的训练　要求儿童能按物体的功用进行分类，如让孩子根据已知的某种功能找出相应的物体；根据功用关系，在属于某类别的事物中挑出不属于该类别的事物等。训练目的是帮助孩子认识物体的功用特征，并以此作为稳定的分类标准。

（1）用图片进行功用分类

1）准备：功用分类图片若干组。

2）目的：根据物品的功能分类。

3）方法：不同图片功用分类。①训练者给孩子展示分类训练图片，先让孩子观察这一类物品，再让孩子说出物品的功能和用途，如酒杯、茶杯、咖啡杯、玻璃杯、漱口杯、小杯子都可以用来喝水，脸盆、盘子虽然也能装水，但不能用来喝水。如果孩子不能说出，训练者可以提示。②孩子理解哪些是用来喝水的物品后，再进行分类，能喝水的归一类，不能喝水的归一类。③根据以上的方法，继续进行其他功用分类图片的训练。

（2）功用分类训练——挑出异类

1）适应人群：4~5 岁功用分类能力不足的儿童。

2）准备：功用分类图片若干组。

3）目的：找出同一组图片中功能不同的物品。

4）方法：让孩子学会找出不同。

理解功用：训练者让孩子观察并说出这组图片上物体的用途，如铅笔是用来写字、画画的；碗是用来装饭的；筷子是用来夹菜、夹饭的；勺子是用来舀汤的。如果孩子不理解，训练者可以提示。

找出不同：孩子知道这些物品的功能和用途后，再让孩子挑出功能、用途不一样的物品。

稳定功用分类：按照以上方法，继续进行其他组的挑出异类的训练，每次都让孩子说出原因，加强孩子理解各种物品的功能和用途，更好的稳定功用分类。

（3）功用分类训练——挑出同类

1）准备：功用分类图片若干组。

2)目的：找出同一组图片中功能相同的物品。

3)方法：让孩子学会找出同类(图 3-194)。

理解功用：训练者让孩子观察并说出这组图片上物体的用途,如电话是用来和别人通话的；闹钟是用来看时间的；台灯是用来照明的；手机也是用来和别人通话的。

找出同类：孩子知道这些物品的功能和用途后,再让孩子挑出功能、用途一样的物品。

稳定功用分类：按照以上方法,继续进行其他组的挑出同类的训练。每次都让孩子说出原因,加强孩子理解各种物品的功能和用途,更好地稳定功用分类。

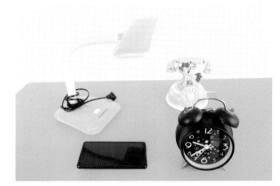

图 3-194　找出同类

3. 以概念分类的训练　概念分类训练的目的是让儿童在理解许多常见事物可分为不同的概念类别(例如动物、蔬菜、水果、交通工具)的基础上命名,并能在一些事物中挑选出同类、异类的事物。分类标准应该是简单、具体、熟悉的概念,或是基本类概念。

(1)逛超市

1)准备：超市各个区域的图片,或带孩子去超市。

2)目的：能够分类找出购买物品在超市里的区域。

3)方法：逛超市找物品。

训练者设计情境：我们今天去逛超市,妈妈想买菜、水果、零食、饮料、日常生活用品和你最喜欢的玩具。你来告诉我要去哪些区域?

辨认：训练者依次出示超市各个区域的图片(蔬菜区、文具区、水果区、零食区、肉类区、生活用品区、玩具区、饮料区家用电器区等),让孩子辨认图片中货架上的商品,历数这些商品,以帮助孩子认识所属的类别。

挑选：如果孩子不能理解,可以带他去超市的各个区域,把计划购买的物品挑选出来,如果找不到,训练者可以提示。

强化：从超市回来,让孩子回忆各个区域有哪些物品,如饮料区有牛奶、酸奶、豆奶、咖啡、绿茶、红茶、椰奶等,以此不断强化孩子类别概念。

(2)概念分类训练——给出类标准

1)准备：分类训练图片若干组、铅笔、彩色蜡笔、橡皮擦。

2)目的：把图片中水果、蔬菜分类圈出来。

3)方法：圈出图片中的水果。①圈水果：训练者给孩子一张有很多蔬菜、水果的图片,让孩子仔细观察图片,再给孩子一支铅笔,请孩子把所有的水果圈出来。②如果圈错了,训练者可以用红色蜡笔标出来,再跟孩子解释蔬菜和水果的差别。

(3)概念分类训练——异类辨别

1)准备:分类训练图片若干张(由多种属于不同概念类别的物品组成的材料)。

2)目的:能够找出图片中不同类物品。

3)方法:通过图片找出不同类物品(图 3-195)。①训练者出示分类训练图片,让孩子仔细辨别,把图片中不属于同一类的物品找出来。②如果孩子找错了,训练者可给予提示。孩子指认后要说明理由,以防孩子是猜测得出的。③按以上方法继续训练其他分类图片,直至孩子完全掌握。④训练者不用分类图片提供视觉提示,让孩子仔细听训练者出题,并说出不属于同类的物品。

(4)送它们回家

1)准备:概念分类图片若干组、铅笔、橡皮擦。

2)目的:锻炼 4~5 岁儿童概念分类能力。

3)方法:同类物品连线(图 3-196)。①训练者出示概念分类教学图片,设计故事情境:草地上有很多物品,它们都找不到家了,你来帮帮它们吧! ②让孩子用铅笔把同类的水果、动物、交通工具,跟收集这些物品的房子相连。③如果孩子连错了,训练者可给予提示,并说明理由。

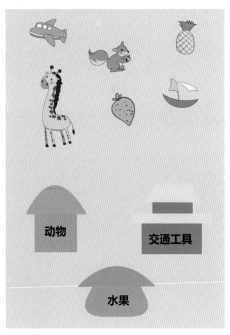

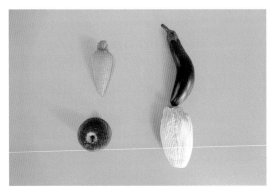

图 3-195 异类辨别 　　图 3-196 通过连线进行分类训练

(5)分类技能在日常生活中泛化

1)分类整理:在收拾家里时,让孩子把玩的、用的、吃的、穿的分开整理;从超市回来,让孩子学会把物品分类整理,食物放在一处、日常用品放在一处;叠衣服时,按人物把爸爸、妈妈和自己的衣服各放一处,再把每个人的上衣、裤子、内衣、袜子分开摆放等。

2)分开放置:先按类别将物品分开后,再让孩子把相同的一类放到一起,如洗碗后,将筷子、勺子、饭碗、汤碗、盘子逐一分开放置(图 3-197)。

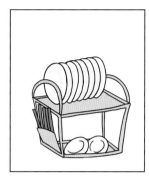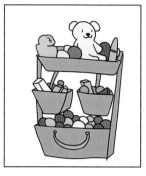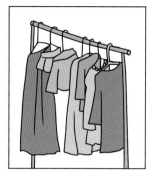

图 3-197　分类技能在日常生活中泛化

(九) 推理能力训练

推理是人类的一种高级思维活动,是指从已知或假设的事实中引出结论的过程。儿童推理能力和其他认知能力一样,是随着年龄的增长而逐步发展的。儿童推理能力发展的顺序大致为:3 岁前儿童无法进行真正意义上的逻辑推理,仅有部分儿童能进行简单的推理;3~6 岁学前儿童开始能够理解简单的推理;从 7 岁开始,儿童的推理能力得到较快的发展。下面我们从传递性推理能力、序列推理能力两方面来训练孩子的简单推理能力。

1. 传递性推理能力训练　主要训练孩子的三项和多项系列传递性推理能力。一般先从物体的长度、大小、粗细、重量等主要物理属性的角度进行训练,然后再从空间方位、速度、力量等抽象概念来进行,最后是日常情境中的传递性推理能力训练。

(1)哪种蔬菜最重

1)准备:传递性推理图片若干张。

2)目的:通过图片推理哪种蔬菜最重? 哪种蔬菜最轻?

3)方法:推理最重的蔬菜(图 3-198)。①设计情境:妈妈买了 3 种蔬菜,但不知道哪种重,现在要放到称上比一比,白菜比萝卜重,萝卜比茄子重,哪种最重,哪种最轻呢?②让孩子思考一下,说出或指出哪种最重? 并说明理由。③等孩子熟练后可增加可比量,让孩子说出或指出哪个最重?

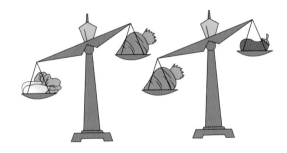

图 3-198　三项式传递性推理能力训练

(2)谁先来

1)准备:传递性推理图片若干张。

2)目的:通过图片中小动物的话推理谁是先来的,谁是后来的。

3)方法:推理谁先来(图 3-199)。①设计情境:小熊过生日了,小动物们都来小熊家做客,小熊准备了它们爱吃的食物,请你根据小动物们的描述,说一说,谁是最先来的? 谁是最后来的? ②训练者把小动物们的话说给孩子听,如果孩子没记住,训练者可以反复说几遍。③如果孩子不能理解,训练者可以帮助孩子推理,如先找到小松鼠说的话:"我到的时候其他的客人都没来。" 那它就是第 1 个来的;再找到小猫说的话 "我到的时候客人都到齐了。" 那它就是最后到的。接下来根据小动物们的话推理出小猴是第 2 个,小兔子是第 3 个,小羊是第 4 个,小猫是第 5 个。④按以上的方法给孩子看其他的传递性推理图片,直至孩子熟练掌握。

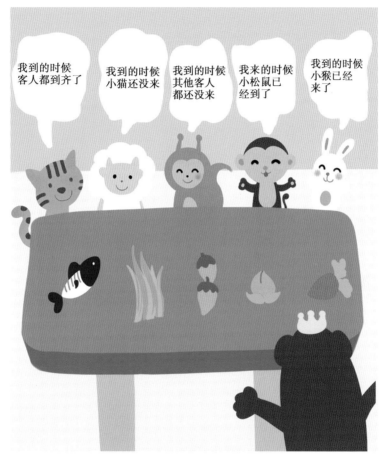

图 3-199　多项式传递性推理训练

2. 序列推理能力训练　序列推理能力训练主要是正确引导儿童发现序列所表达的各种关系,掌握事物变化的规律。可以通过数字序列推理、各种物体序列推理和因果关系序列推理来训练孩子的序列推理能力。

(1)数字序列推理

1)准备:训练者提前在纸上设计好按自然数排列规律、单数、双数规律及加减法运算等规律排列的难易不同的 5 组数字,其中空出一些数字让孩子按规律填写。

第一组:

1	2	3		6		8		10	

第二组：

10	9	8			5		3		

第三组：

1	3	5	7			13	15		19

第四组：

20	18	16				8	6		

第五组：

1	4	7		13		19		25	

2）目的：通过推理把数字序列表填写完整。

3）方法：数字序列推理（图3-200）。①训练者先给孩子复习序数、相邻数、单双数的概念，看孩子是否熟练掌握，再给孩子看第1组数字序列：这一组数字从1到3，都有一个特点，就是后面1个数字比前面1个数字多1个，那3后面是几呢？②引导孩子思考并将后面空着的格子填上。③出示第2组数字，引导孩子推理，要鼓励孩子出声思维，尝试说出数字序列排列的规律。④继续进行第3组、第4组、第5组的训练，直至孩子完全掌握。

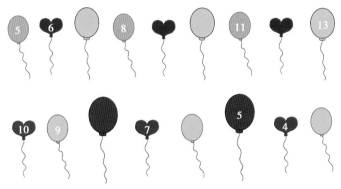

图 3-200 数字序列推理

（2）各种物体序列推理

1）准备：不同颜色、不同形状的积木若干块，雪花片、夹子、塑料小人、不同颜色的笔、大小不同的玩具汽车、大小不同的水果。序列推理图片若干张。

2）目的：根据物品摆放规律推理下一个是什么？

3）方法

通过摆放物品推理：a.示范游戏规则：训练者将两个物品摆在桌上（图3-201）。选择准备好的三个教具中的任意两个按ABAB的规律摆在孩子面前（图3-202）。b.模仿训练者指着呈现的物品，要求孩子跟随命名摆放的物件，如红枣、木夹子、红枣、木夹子（图3-201）。c.说出规律：在命名最后一个物品时，训练者手指在下一个物品应该摆放的位置，给指令："下一个是什么？"如果不能说出"红枣"，训练者可给予提示完成操作。d.重复以上步骤，每次训练可进行8~10个回合直至孩子熟练掌握。e.增加物件的属性特征：如使用雪花片、小人、笔等物品时，可能会有不同的颜色（图3-203）。在这个过程中，孩子要能排除其他特征的干扰，只按物品进行排序（图3-202）。f.按特征规律进行排序，如颜色、形状、大小，给出的一些例子（图3-204）。

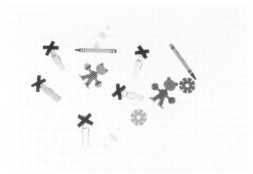

图 3-201　物体序列推理用品

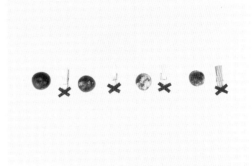

图 3-202　ABAB 式序列推理

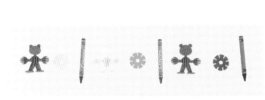

图 3-203　增加物件的属性特征进行推理

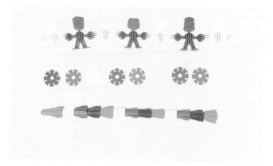

图 3-204　按特征规律进行推理

日常生活中进行推理练习：使用卡片、实物进一步扩展按规律排序的训练。在这个阶段，准备的图片或物件中并不需要完全相同，当使用不完全相同的物件或卡片时，孩子排序的是各个物件（如香蕉、梨、橘子等）。相应的，生活中孩子认识的任何东西都可以拿来做按规律排序的练习。

（3）情景序列推理

1）准备：有发展顺序的事件卡片若干张。

2）目的：根据刷牙卡片推理排序。

3）方法

三张刷牙卡片推理排序：a. 训练者与孩子面对面坐在桌边，两人保持同一高度。将三张卡片乱序地放在桌上（保持每张卡片间距为 5~10cm）（图 3-205）。b. 训练者给出指令："请你按顺序排"。如果孩子不会，训练者口语描述第一张卡片内容"小朋友在刷牙"，提示孩子找出来放到一边（图 3-206）。c. 训练者让孩子找出第二张，如果孩子不理解，训练者口语描述第二张卡片内容"小朋友在挤牙膏"。提供口语辅助："先挤牙膏，然后再刷牙"，如果还不理解，训练者可提供更多的口语辅助："先挤牙膏，所以要放在前面"指一指已经放好的卡片前面的位置（图 3-207）。d. 当孩子将第二张卡片摆好后，训练者可用同样的方法辅助孩子摆放第三张卡片（小朋友在漱口）（图 3-208）。e. 当孩子将三张卡片摆好后，训练者马上夸奖孩子"很厉害，排对了"，并且让孩子依序指出三张卡片并复述内容"先挤牙膏、再刷牙、最后漱口"。f. 依照上述方法让孩子进行下一组图片推理训练。

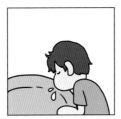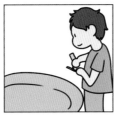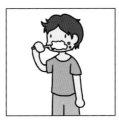

图 3-205 情景序列推理（乱序）

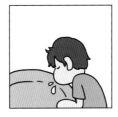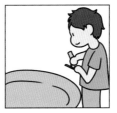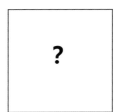

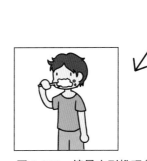

图 3-206 情景序列推理（1）

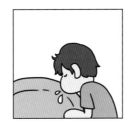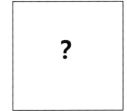

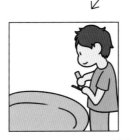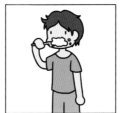

图 3-207 情景序列推理（2）

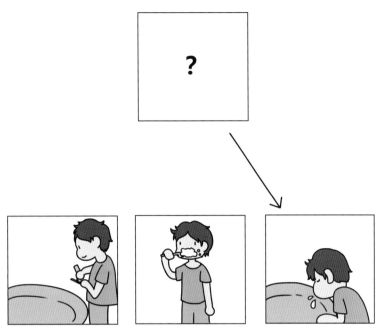

图 3-208　情景序列推理(3)

　　增加排序卡片的数量进行排序推理:a.4 张排序卡片:当孩子掌握三张卡片的排序后,可以增加卡片的数量,但训练程序都是一样的(图 3-209)。b.5 张排序卡片(图 3-210)。

口语提示:松鼠吃玉米

松鼠拿到了一根大大的玉米;

小松鼠开始吃玉米;

小松鼠把玉米吃剩一半了;

小松鼠把玉米全部吃完了。

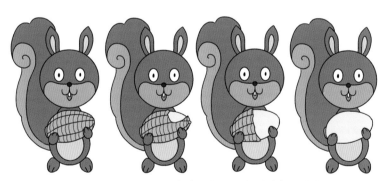

图 3-209　增加排序卡片的数量进行排序推理(1)

口语提示:花开的历程

有一棵很小很小的幼苗;

小幼苗慢慢地长出了几片新的叶子;

小幼苗长出了一颗小小的花苞;

131

小花苞开始开花了；
小幼苗开出了一朵漂亮的花。

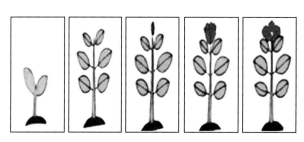

图 3-210　增加排序卡片的数量进行排序推理(2)

利用生活事件进行排序推理：a.整理书包：按规则依序整理，大的书本放下面，小的放上面。b.收拾碟子、碗：收拾碟子时按大小放置。

二、3~6 岁学龄前期儿童精细动作干预方法

(一) 3~4 岁学龄前期儿童精细动作干预方法

1. 穿线板(图 3-211)

(1)准备：幼儿个人用物、有孔的纸板、鞋带。

(2)目的：改善双手精细操作和协调能力。

(3)方法：给儿童看有孔的木板，训练者的手放在儿童能看清的位置，用鞋带自上而下逐个穿孔，边穿边说"看我穿鞋带"。给儿童看穿好的纸板，然后取出鞋带。把纸板和鞋带都交给儿童，让他一手拿纸板，另一手拿鞋带学习穿孔。刚开始可给予帮助，再逐渐减少，直至孩子独立完成穿线板。

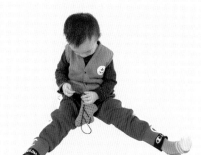

图 3-211　穿线板

2. 玩彩泥

(1)准备：幼儿个人用物、彩泥一盒、模具若干、塑料玩具小刀一把。

(2)目的：改善双手精细操作和协调能力，促进孩子抽象思维发展。

(3)方法

1)搓圆压扁：训练者把彩泥放在桌上，和儿童各拿一小团，对他说："我们来搓个汤圆"，然后训练者把手放在儿童看得清的地方，将手中的彩泥搓成一个球给儿童看，并示意他照做。当儿童搓好小球后再教他把彩泥压成饼(图 3-212)。

2)趣味彩泥：孩子学会压饼后，可以给孩子几个动物模具，跟他说："我们来做小动物"，教儿童把模具在彩泥饼上用力压出形状来，然后把压出的小动物摆在桌上，可增强孩子的自信心和成就感。也可以让儿童拿玩具小刀把彩泥饼切成一块一块来玩(图 3-213)。

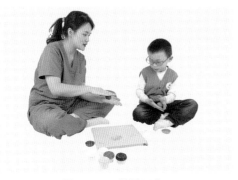

图 3-212 搓圆压扁

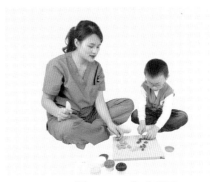

图 3-213 趣味彩泥

3. 插水管(图3-214)

(1)准备:幼儿个人用物、拼插玩具水管一袋。

(2)目的:改善双手精细操作和协调能力。

(3)方法:把水管放在桌上,训练者把手放在儿童看得清的地方,双手各拿一根水管,将两根水管拼插在一起,然后示意儿童照做。当儿童插好两根水管后,再给他更多的水管,可以有几个弯的或有接头的,做成不同的形状。

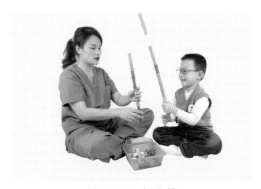

图 3-214 插水管

4. 转门把手开、关门

(1)准备:幼儿个人用物、球形门把手。

(2)目的:改善双手精细操作能力、旋前和旋后功能。

(3)方法:训练者带领儿童站在门后,先示范往左或往右转动门把手,把门打开或关上,再让儿童自己动手转动门把手,把门打开或关上。当孩子完成后,可以对他微笑给予鼓励。孩子熟练后可教他开家中其他类型的门。

5. 放置型板

(1)准备:幼儿个人用物,各种几何形状、动物、交通工具等型板。

(2)目的:改善双手精细操作能力,提高认知水平。

(3)方法

1)放置图形型板:训练者和儿童面对面坐于桌前,先给儿童2~4个简单对称几何形状(如圆形、正方形等)的型板,教他一个一个地放(图3-215)。

2) 放置其他型板：孩子会放置图形型板后，更换为不对称且需要旋转后才能放置的形状(如人物、车船、牛羊、水果等)，有意将形状板摆放成不同角度，增加难度。当儿童一只手不能完成时可以双手协作完成(图 3-216)。

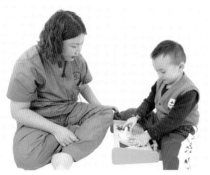

图 3-215　放置图形型板

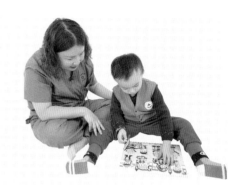

图 3-216　放置其他型板

6. 剪纸(图 3-217)

(1) 准备：幼儿个人用物、钝头剪刀、纸。

(2) 目的：改善双手精细操作能力和协调能力。

(3) 方法：训练者先手把手地教儿童拿剪刀、空剪，可给儿童一张纸试剪，能剪出口子就行，再教他将纸剪成两半。然后给他一张画有一条直线的纸，让他沿直线剪。用剪刀时要注意安全，预防戳伤。

(二) 4~6 岁学龄前期儿童精细动作干预方法

1. 绘画

(1) 准备：幼儿个人用物、笔、纸、画有不同简单图形的卡片。

(2) 目的：让孩子学会用笔，画出不同的形状和部分简图，为入学做准备。

(3) 方法

1) 两点连线：训练者把纸放在孩子面前，将笔递给他，先指一个点，然后再指另一个点说："从这点到另一点画一条直线。" 两点之间的距离先短后长，可以是竖着排列的，也可以是横着或斜着排列的。如果孩子握不住笔，可以选用握笔器或其他自制辅助握笔用具帮助学习连线(图 3-218)。

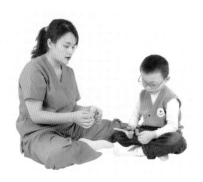

图 3-217　剪纸

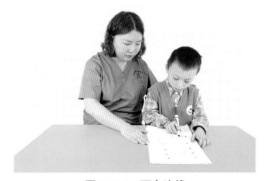

图 3-218　两点连线

2)画竖波浪线、横波浪线:训练者先用蜡笔画横、竖波浪,让孩子模仿,如孩子不能完成,可给予辅助,然后再减少辅助,直至独立完成。

3)画三角形、正方形:a. 画三角形:训练者先给孩子看卡片上的各种图形,让孩子认识三角形,能指认并说出三角形的名称,再把纸放在孩子面前,观察孩子是否会画斜线,让他学会如何让两条斜线相交,最后画出三角形。如果孩子不会画,也可以把三角形的相交点打好,让孩子连斜线,再学画三角形(图3-219)。b. 画正方形:训练者先给孩子看卡片上的各种图形,让孩子认识正方形,能指认并说出正方形的名称,再把纸放在孩子面前,观察孩子是否会画十字架,让他学会如何让两条直线垂直相交,再教孩子画"L"和"7",把两者合拢就变成正方形了。如果孩子不会画,也可以把正方形的相交点打好,让孩子连线,再学画正方形(图3-220)。

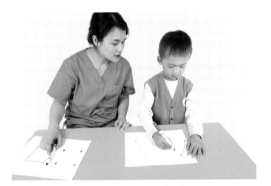
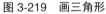
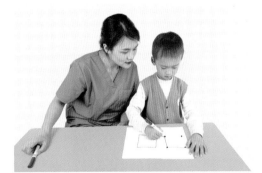

图 3-219　画三角形　　　　　　　　图 3-220　画正方形

4)画简图:训练者先画好需要的图形,如苹果、梨、旗帜、鸭子等,让孩子先体会形状,在示范的图形上"摸画"。待孩子反复临摹图形后再单独画。如果画得不像,让孩子观察示范的图形和自己画的有什么区别后改正。

(4)注意事项:针对手腕力量控制不好的孩子,训练者可将各种简单图画用蜡笔打好点或借助中间剪成不同形状的硬纸板,先让孩子反复练习连线,学会控制力量后再单独画不同的图形。

2. 剪纸

(1)准备:幼儿个人用物、剪刀、纸、笔、画有不同简单图形的卡片、废纸或剪纸。

(2)目的:改善儿童动手能力、双手力量控制能力及协调能力,促进智力开发。

(3)方法

1)正确使用剪刀:拇指穿过上边的把柄,示指、中指和无名指穿过下边的把柄,小手指抵住把柄;使用的时候,剪刀的上下刀刃和水平面垂直,拇指朝上。

2)剪纸:a. 胡乱剪:开始用剪刀时,孩子可能会拿不稳、不会使力或不会开合等。这个阶段训练者主要是教孩子学会正确使用剪刀的姿势,练习手眼协调,可以先给孩子一张纸让他胡乱剪,重要在于孩子能随意剪开,并退出剪刀(图3-221)。b. 剪直线:给孩子一张已画好若干不同长度垂直线的纸,告诉孩子沿垂直线剪开,如果孩子不会,可先示范或握住孩子的手反复练习,直至独立完成(图3-222)。c. 剪方形:孩子学会剪直线后就可以练习剪正方形或长方形了。让孩子拿住平头剪刀,把已画好的正方形或长方形轮廓按图形剪下来。如果孩子不会,可先示范或握住孩子的手反复练习,直至独立完成(图3-223)。d. 剪弧形或圆形：拿出画有弧形的纸，训练者先让孩子观察弧形的走向，然后把着孩子的手反复，让他体验剪弧形的技巧。待孩子练习熟练后，再学剪圆形（图3-224）。e.沿轮廓剪：给孩子一张旧画报或有画的画纸，观察各种图像轮廓的特点，想好在哪里开始剪。可以先练习容易的物品，如太阳、月亮、气球等，再练习剪复杂的人形、小鱼、玫瑰花等。f.目测剪再粘贴：给孩子一张彩纸，先观察一个简单的图形，再用剪刀在纸上照样剪出来。若孩子不能完成，可先画出轮廓再剪，熟悉后就能目测剪。当孩子把图形剪好后，再教孩子粘贴到纸的适当位置。

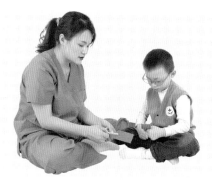

图 3-221　胡乱剪

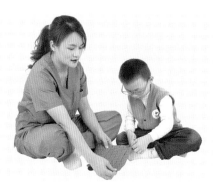

图 3-222　剪直线

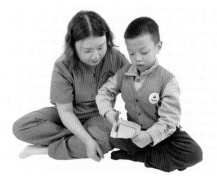

图 3-223　剪方形

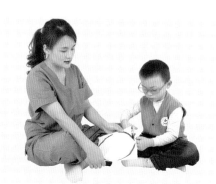

图 3-224　剪弧形或圆形

　　（4）注意事项：①剪刀选择：选择专用的儿童平剪，不要太大或太重，要适合儿童抓握；剪刀的握柄是由塑料制成的，不会磨伤儿童的手。②使用安全：不要用剪刀对着自己或他人，传递剪刀时，应把剪刀合拢，手握合拢的刀尖，刀柄对着他人；加强监护。③持之以恒：灵活地剪出所需物品需要长期的训练。

　　3. 粘贴

　　（1）准备：幼儿个人用物，各种颜色、厚薄适中的彩纸，自然材料（树叶、瓜子皮、麦秆、铅笔屑等），胶棒或胶水。

　　（2）目的：让儿童理解空间关系概念，改善双手精细操作能力、双手协调能力，促进智力开发。

　　（3）方法

　　1）理解空间关系概念：训练者把要粘贴的图形让孩子放在相应位置上，经过反复几次放置，观察其位置，让孩子有空间关系概念（图3-225）。

2）粘贴：训练者指导孩子在图形的背面涂上胶水，立即粘在对应的位置上。如果有些图形需要添枝加叶才能形象逼真，训练者可指导孩子完成（图3-226）。

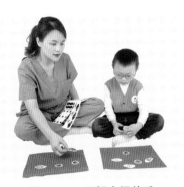

图 3-225　理解空间关系

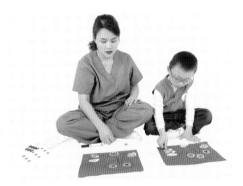

图 3-226　粘贴成一幅画

（4）注意事项：不要先把图形背面涂上胶水，再去寻找对应的位置，如果没有提前摆放的体验，很难一次就把图形摆正确。

4. 折纸

（1）准备：幼儿个人用物、彩纸。

（2）目的：改善儿童双手精细操作能力、双手协调能力，促进智力开发。

（3）方法

1）折方形：a. 画边：训练者将几张（10cm×10cm 大小）彩纸的四边涂上红、绿色条子，相对的边为同色的，约 1cm 宽。每张纸的正反面都涂（图 3-227）。b. 对折：把一张画好边的纸给孩子，教他对折，边折边说"我们来给红宝宝找红宝宝朋友啊"。当孩子把红边与红边对齐后，告诉他这是把正方形变成长方形了，再让他把纸边抹平，换个 90° 进行对折（图 3-228）。c. 折方形：待孩子熟练前面步骤后，再给他几张不画边的彩纸，让他对折、抹平，学会边与边对齐。如果要折正方形，可用尺子把不同的纸画好 4 条相同长度的线条，孩子按线条对折就可以了（图 3-229）。

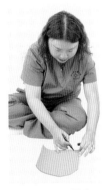

图 3-227　画边

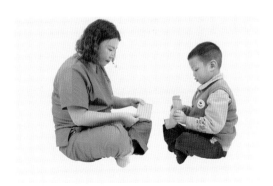

图 3-228　对折

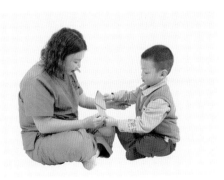

图 3-229　折方形

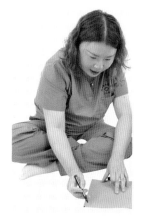

2）折三角形：a. 打点：把几张彩纸（10cm×10cm 大小）的四个角，涂上红、绿 4 个点，相对点为同色的，一张纸的正反面都打上点（图 3-230）。b. 对折：把一张打好点的纸给孩子，教他按角对角对折，边折边说"我们来给绿娃娃找朋友啊"。当孩子把绿点与绿点对齐后，告诉他这是折三角形，再让他把纸边抹平，把纸打开旋转 90°，用同样的方法把两个红点对齐、折上、抹平（图 3-231）。

3）折纸飞机：给孩子一张长方形的彩纸，教他先对折再打开展平，将左、右上角往中线折，然后三角形朝内沿着中线对折，选择合适的位置将上面的纸向外折形成机翼，翻过来，用同样的方法折出下面的机翼即可（图 3-232）。

图 3-230 折三角形（打点）

4）折钱包：给孩子一张长方形的彩纸，让孩子边与边对齐先对折，打开抹平；再将对折线上下两边向中心线对折，另外两边也向中心线折，最后对折就成为钱包了（图 3-233）。

5）折方盒：给孩子一张正方形彩纸，让孩子横竖对折出痕迹再打开，将四个角先后沿着折痕向上对折。先打开其中 2 个相对的角，将未打开的 2 个角分别向中线对折，再全部打开，另外 2 个角按相同方法对折，再沿新的折痕打开形成方盒的两边。最后将另外两边折好，就是不带盖的盒子（图 3-234）。

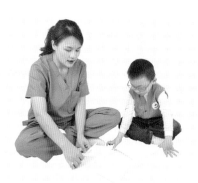

图 3-231 折三角形（对折）

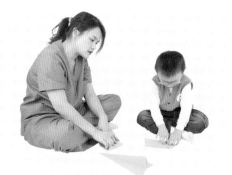

图 3-232 折纸飞机

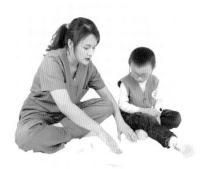

图 3-233 折钱包

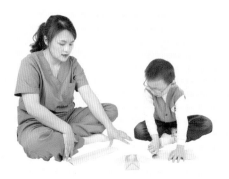

图 3-234 折方盒

6)折纸船：先将纸张对叠两次展开，将四角向中间内折；再将四边也向内折出折痕后，沿折痕将其收拢；两边内折后，另外两边向外覆盖折叠，翻过来将两边对叠，稍微展开内部后，一个简单的纸船就折好了(图3-235)。

7)折飞镖：给孩子一张长方形的彩纸，在三角形的基础上，再往外折一下，就变成飞镖了，边要基本对齐，抹平(图3-236)。

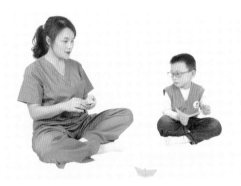

图 3-235　折纸船

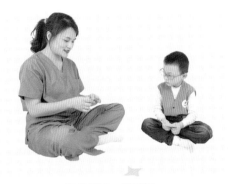

图 3-236　折飞镖

5. 涂色

(1)准备：幼儿个人用物、蜡笔、画有不同轮廓的纸。

(2)目的：让孩子学会用笔，对颜色有更深地认识，可对简单图片进行着色。

(3)方法

1)线内涂色：训练者把纸放在孩子面前并给他一支蜡笔，告诉他只能在两条线之间涂颜色。如果孩子不能完成可先示范，或握住孩子的手反复练习，直至独立完成(图3-237)。

2)画内涂色：准备一些轮廓画，训练者先示范涂色方法，让孩子懂得画均匀的方法。孩子画好后，训练者指出没有着色的部位，观察模画样品，再把没上色的地方涂好(图3-238)。

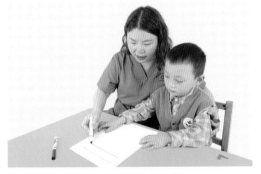

图 3-237　线内涂色

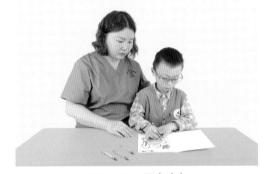

图 3-238　画内涂色

6. 摆图形

(1)准备：幼儿个人用物、同样的火柴棍两套，一半为原长，另一半为半根长，每一套各20根。

(2)目的：让孩子学会用火柴棍模仿摆出各种简单图形。

（3）方法：训练者和儿童各用一套火柴棍，训练者用火柴棒摆成三角形、红旗等，让儿童依次模仿（图3-239）。可手把手教或反复示范，直至儿童单独完成。结束后训练者应把火柴棍清点收起，以免儿童误食并洗手。

7. 捏橡皮泥

（1）准备：幼儿个人用物、不同颜色的橡皮泥若干块。

（2）目的：让孩子学会搓、压，模仿捏饼、捏面条、捏筷子、捏香肠等，促进想象力开发。

（3）方法

1）捏简单形状：训练者可教孩子将橡皮泥捏成泥团，让孩子想象成皮球、元宵等，也可让孩子压扁做成饼干、烧饼的形状，或教孩子将橡皮泥搓长变成蜡笔、香肠的形状，搓细变成筷子、豆角形状（图3-240）。

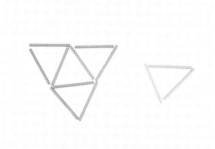

图 3-239　摆图形

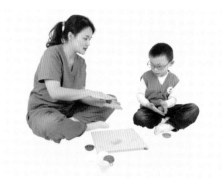

图 3-240　捏简单形状

2）创意捏橡皮泥：孩子学会搓和压橡皮泥后，训练者可以让孩子发挥想象，在搓好的泥团上用手指压坑，插上小棍可变成苹果，用小木棍串起来可变成糖葫芦等（图3-241）。

8. 投球

（1）准备：幼儿个人用物、盆口直径不小于30cm的筐1个；乒乓球若干个。

（2）目的：让孩子学会辨距、双手灵活用力。

（3）方法：训练者给孩子若干个乒乓球，告诉他将球逐一扔到50cm处的筐里（可先量好距离）。如果孩子做到了，可逐渐将筐放到100cm、150cm处。如果孩子都可完成，可把筐换成小口径的水桶或花瓶，由近到远反复练习（图3-242）。

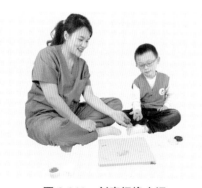

图 3-241　创意捏橡皮泥

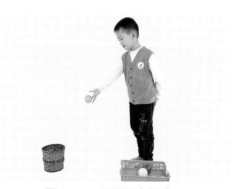

图 3-242　不同距离投球

9. 穿线珠

(1)准备:幼儿个人用物、细小的线和珠子。

(2)目的:提高手眼及双手协调能力。

(3)方法:训练者给孩子一根细线和一些珠子,让他用细线把珠子串起来,如果孩子不能完成,可以辅助完成,并逐渐减少帮助。待孩子能独立完成串珠子后,训练者可以计时,观察孩子串珠的速度(图 3-243)。

10. 搭积木

(1)准备:幼儿个人用物、各种形状积木若干块。

(2)目的:提高手眼协调能力,促进孩子空间概念和空间思维能力发展。

(3)方法

1)搭楼梯:训练者手放在孩子看得清的位置示范搭楼梯,底层力、促进孩中间 2 间示范搭楼梯,底层力、促进孩子空间后倒,将积木放于孩子面前让他模仿搭楼梯。如果孩子不能完成,可以给予辅助,再逐渐减少辅助,直至孩子独立完成(图 3-244)。

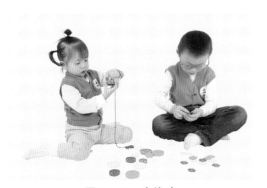

图 3-243 穿线珠

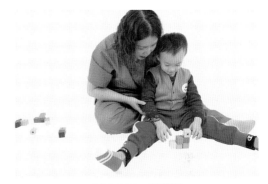

图 3-244 搭楼梯

2)搭金字塔:训练者和孩子各准备 6 块积木。训练者手放在孩子看得清的位置示范搭金字塔,并保留金字塔让他模仿。如果孩子不能完成,训练者可以给予辅助,再逐渐减少辅助,直至孩子独立完成。

3)搭城堡:训练者和孩子各准备 1 套含有相同形状的积木若干块,训练者手放在孩子看得清的位置示范搭城堡,并保留城堡让他模仿。如果孩子不能完成,训练者可以给予辅助,再逐渐减少辅助,直至孩子独立完成。

11. 书写

(1)准备:幼儿个人用物、铅笔、白纸、红色铅笔、橡皮擦。

(2)目的:让孩子学会写数字和简单汉字。

(3)方法

1)体会字形:训练者观察示范字形,用手按笔顺在示范字形(数字、简单汉字)上触摸,并把笔顺说出来,体会字形的笔画。

2)写字:训练者先在白纸上画好格子或准备已经有格子的本,让孩子把字尽量写在格子里。将写出格子的字做上记号,在写得正确的字上画"○"。孩子要先写基本笔画(竖、横、撇、点、折等)再写汉字,最好是先学写已经认识的简单汉字。

（4）注意事项：如果孩子写不好垂直线和水平线，可先用打点连线的方法，点可由密变疏到只打头、尾两点，再用连线的方法来写。当所写汉字是由左右或上下结构组成时，应先分开再合起来练习。要注意各部分之间的大小、匹配。

（陈建树 阮顺秋 肖曙光）

参考文献

1. 茅于燕.智力落后儿童早期教育手册.北京：人民教育出版社,2002.
2. 张茂林,杜晓新.特殊儿童认知训练.南京：南京师范大学出版社,2015.
3. 窦祖林.作业治疗.北京：人民卫生出版社,2008.
4. 韦小满.蔡雅娟特殊儿童心理评估.北京：华夏出版社,2006.

4

第四章
促进智力发育的感觉统合训练

感觉统合能力的发展是孩子智力发育的垫脚石,它好比一座高楼大厦的根基,根基不牢固,上面的建筑就会有问题。实际上感觉统合并不是那么高深莫测,作为家长,如果能掌握感觉统合的基本常识和训练技巧,对孩子将来的生活和学习是非常有益的。如果感觉统合失调,会导致孩子好动、注意力不集中、缺乏自制力、情绪急躁、易怒、做事磨磨蹭蹭、粗心马虎、语言发育落后、手脚笨拙、胆小等,可以通过早期的预警信号发现感觉统合失调,并进行训练。

第一节 感觉统合概述

一、感觉统合的概念

感觉系统包括视觉、听觉、味觉、嗅觉、触觉、前庭觉、本体觉七大感觉。其中触觉、前庭觉、本体觉是人感觉统合中最重要的感觉系统。图 4-1 介绍了三大感觉系统的作用。

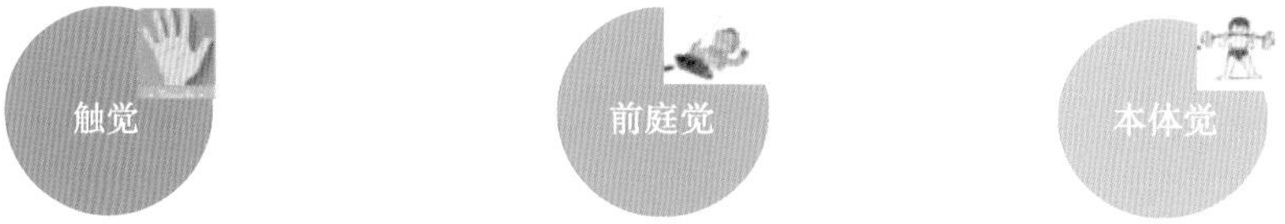

> ➤ 感知刺激表面的光滑程度、质地、形状、面积及刺激的强度等感觉
> ➤ 防御和保护功能
> ➤ 建立身体形象和传递情感
> ➤ 稳定情绪

> ➤ 维持身体平衡和姿势
> ➤ 影响个体醒觉状态和情绪
> ➤ 影响眼球的控制
> ➤ 与儿童的语言发展关系密切,影响社会交往

> ➤ 建立身体空间概念
> ➤ 调节平衡、姿势、力度和速度
> ➤ 有助于抑制交感神经,从而平衡情绪,影响醒觉度

图 4-1 三大感觉系统的作用

感觉统合是每个人的大脑必须具备的功能,是指我们在环境中,将这些感觉通过不同的感觉通路传递给大脑,大脑对这些信息进行加工、处理、整合,形成知觉,使身体与周围环境做出相应的反应,整个机体能够和谐有效地运作(图 4-2)。如宝宝看到桌上的饼干,饼干作为一种信息输入其大脑,通过大脑的感觉统合后,宝宝就会爬过去伸出手拿到饼干,放进嘴里吃。这个过程就是感觉统合。如果把感觉统合比喻成交警,他就是协调并保持各感觉神经网络通道通畅的指挥员,只有不让道路出现阻塞,才能保证所有的学习和动作顺利进行。

二、感觉统合失调的概念

随着都市生活的发展,各种生物因素、孕妇的不良习惯、剖宫产、宝宝出生后活动空间过于狭小,以及家长错误的带养方式和教育理念使宝宝在成长中缺乏感觉的学习和训练等,都可能造成感觉统合失调。感觉统合失调是感觉神经系统发育不完善的表现,大脑无法有效接收、传递、处理来自外在环境与内在神经系统的感觉信息,导致不能在日常生活中对各种感觉做出适当的反应。在不同程度上会削弱孩子的认知与适应能力,使他们无法完成更高级、更复杂的认知活动。影响孩子的智力即学习能力的提高,也会对儿童的姿势动作、语言表达、注意力、情绪的调节和控制造成影响,影响孩子的身心健康。

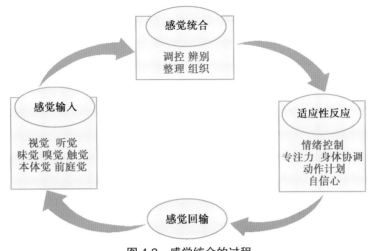

图 4-2 感觉统合的过程

三、感觉统合失调主要临床表现

感觉统合失调的不同类型如图 4-3 所示。

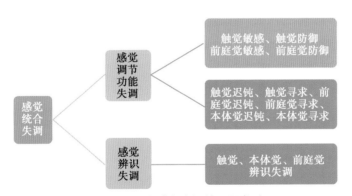

图 4-3 感觉统合失调的不同类型

因感觉统合失调的临床表现不会随着年龄的增长而消失(表 4-1,表 4-2),在今后的生活和学习中会造成一定的困扰,所以必须给予正确的感觉统合训练。

表 4-1 不同类型感觉统合失调的临床表现

类型	临床表现
触觉失调	触觉敏感、防御:讨厌陌生人触摸拥抱,不喜欢剪指甲、洗头、洗脸、淋浴、刷牙,偏食、挑食。胆小内向孤僻,喜欢咬指甲、咬被角;触觉敏感的孩子会出现人际关系紧张,情绪不稳定,喜欢熟悉的环境和事物,不喜欢去拥挤的人群,孩子常常自卑,缺乏自信

类型	临床表现
触觉失调	触觉迟钝、寻求：黏人,喜欢拥抱,被人或被别人拥抱,没有安全感;轻微触碰感觉不到,喜欢摸表面粗糙的物体,对疼痛不敏感;对危险防范意识差,容易受伤
	触觉辨识失调：很难指出身体被触摸的地方,很难用触觉分辨出熟悉的物体,扣扣子、系鞋带、整理衣服等精细动作完成差
前庭觉失调	前庭觉敏感、防御：不喜欢跳跃、奔跑,害怕举高、怕高,不喜欢荡秋千,拒绝快速地移动,容易受挫折,不自信,情绪不稳定
	前庭觉迟钝、寻求：易出现坐不住,小动作多,注意力不集中,喜欢旋转不觉得晕
	前庭觉辨识失调：阅读时跳字漏行,书写困难;无法直线翻跟头;无法走一条直线;左右分不清;双侧协调差,姿势平衡控制差;思维混乱,不喜欢整理自己的环境
本体觉失调	本体觉迟钝、寻求：方向感差,容易迷路、走失,观测距离不准,投篮、打羽毛球困难。闭上眼睛容易摔跤,站无站姿、坐无坐相
	本体觉辨识失调：手指肌肉控制差,学习动作慢,笨手笨脚,手眼不协调,写不好字,写作业慢。发音不准,口吃

表 4-2　不同年龄感觉统合失调的临床表现

年龄	临床表现
0~1 岁	运动发育缓慢或发育正常,但动作质量较差; 不喜欢陌生人抱,不喜欢别人触摸; 视听觉追踪能力差;肌肉松软;爱哭,很容易受惊吓
1~3 岁	注意力短暂;动作不灵活; 偏食、挑食; 情绪不稳; 语言发展有问题(迟缓或口齿不清等现象)
4~9 岁	粗大运动、精细动作发展(涂色、剪贴、写字)有问题; 很容易摔跤; 常常把东西弄坏; 多动;注意力不集中
10~12 岁	读、写、算的学习有困难; 出现情绪控制及行为问题; 人际关系差

四、感觉统合训练

感觉统合训练简称"感统训练",是通过科学的设计、特制的器材,以游戏的形式来训练,提供各种感觉刺激,让儿童在与特定环境相互作用时做出适应性的反应,从而促进大脑功能的完善,提高儿童感觉统合能力。

感觉统合训练对孩子有什么好处呢？感觉统合训练给孩子提供了丰富的感觉刺激,使孩子的神经细胞突起又不断地生出侧支、延展,加强了脑细胞之间的相互连接,形成纵横交错的神经网络通道,使信息连接传递更快捷,起到预防、治疗、矫正感觉统合失调的作用。通过感觉统合训练的孩子可获得较好的感觉统合能力,让孩子有灵活的动作、稳定的情绪、适当的社交行为、良好的学习和语言能力及组织能力,帮助儿童建立自信心、自尊心、自我形象等。

有的家长也经常问,孩子才 2 个月可以进行感觉统合训练吗？什么时候可以训练孩子的感觉统合能力呢？其实从宝宝呱呱落地开始,就会用感觉去感受自己和身边的世界了,他们通过看到的、听到的、闻到的、尝到的、触摸到的,以及自己的一举一动来建构对周围环境的理解,感觉统合能力已经在逐步发展。也就是说,宝宝从一出生我们就可以给宝宝进行感觉统合训练了。

0~12 岁是孩子感觉统合发育的主要阶段。孩子 3 岁之前是大脑发育最快的时期,是感觉统合能力发展的关键期,也是预防感统失调的最佳时期。3~7 岁是纠正感统失调的最佳时期;7~12 岁还可以改善,一旦超过这个年龄效果就会降低。如果家长能在早期有意识地、有目的给予孩子科学的丰富的感觉刺激,锻炼感觉统合能力,就能开发孩子的大脑,从而进而促进孩子的智力发育,而不是等到孩子出现了感觉统合的问题再来训练。感觉统合训练不仅适合有问题的孩子,健康的孩子同样需要感觉统合训练来提高孩子的感觉统合能力。

第二节　感觉统合失调测评

在日常生活中观察孩子的行为,每一种感觉失调都可以通过相应的项目来测评。如果孩子的感觉统合测评有 4 种以上的项目符合,需要进一步做综合测评。感觉统合失调问题评测方法,见表 4-3。

表 4-3　感觉统合失调问题评测方法

项目	测评方法
触觉系统测评	● 孩子不喜欢洗澡、洗头、洗脸、刷牙 ● 孩子对身上的碰撞或小伤口很在意或没有感觉 ● 孩子不喜欢赤脚走在沙堆上或草地上 ● 对衣服的标签感到不自在,表现为动来动去 ● 孩子不喜欢弄脏手 ● 孩子不喜欢别人触碰或电吹风吹在身上 ● 孩子喜欢咬手指甲或吸吮手指头 ● 孩子喜欢到处触摸乱摸或破坏东西 ● 孩子喜欢触摸某种特殊材质物品

项目	测评方法
前庭觉测评	◆ 抱着孩子举高或转圈,孩子很害怕 ◆ 孩子容易晕车 ◆ 上下楼梯比别人慢 ◆ 孩子喜欢动个不停,小动作多,经常摇晃自己的身体 ◆ 孩子玩游乐设施乐此不疲或喜欢自己转圈 ◆ 孩子无安全意识,喜欢从高处往下跳 ◆ 孩子容易撞到人或物品 ◆ 孩子注意力不集中,逻辑思维差
本体觉测评	● 孩子拿东西或写字或关门很用力 ● 孩子站无站姿、坐无坐相,一副慵懒的样子 ● 孩子写字或着色容易出格 ● 孩子没走几步就喜欢要爸爸妈妈抱 ● 孩子走路容易撞到别人或打到别人 ● 孩子动作笨拙,甚至口吃 ● 孩子闭上眼睛不能套好笔套或不用眼睛看就不能指出你触碰的地方 ● 孩子手上经常握不稳东西,不知不觉就掉在地上
听知觉测评	◆ 孩子排除听力障碍后,对你的掌声或玩具的响声反应欠佳,如 3 个月以上的孩子头会随声音转动,4 个月以上的孩子会寻找声源 ◆ 听到某种声音发呆或害怕听到某些声音 ◆ 孩子对听过的话一下子就忘了 ◆ 孩子听力和智力没问题,但听不懂词意和句意 ◆ 对家长的话充耳不闻,叫他好像没听见一样
视觉测评	● 孩子视觉没有障碍,3 个月以上没有注视和追视 ● 孩子不喜欢拼图 ● 孩子经常丢三落四,找不到东西 ● 孩子阅读时跳字漏行或经常抄错题 ● 孩子细节观察能力强 ● 孩子看过的东西很容易忘记

　　如果孩子有上述某些感觉统合失调的问题,不妨填写下面这张表格,此表是国内常用的《儿童感觉统合能力发展评定量表》,适用于 3~12 岁的儿童,内容分为 5 项共 58 个问题,5 项内容包括大肌肉及平衡、触觉防御及情绪稳定、本体感及协调能力、学习能力、大年龄的特殊问题。先得到各项原始分数后,再根据儿童的年龄查表得出标准分数,总分为50 分,低于 30~40 分为轻度感觉统合失调,低于 20~30 分为中度感觉统合失调,20 分以下为重度感觉统合失调。如果孩子有感觉统合失调的问题,应寻求专业治疗机构进一步训练和治疗(表 4-4)。

　　填写方法:根据孩子的实际情况在"从不这样[5]""很少这样[4]""偶有时候[3]""常常如此[2]""总是如此[1]"上画圈。题中所说的情况只要有一项符合就算。

表 4-4 儿童感觉统合能力发展评定量表

（一）前庭功能	从不这样	很少这样	偶有时候	常常如此	总是如此
1. 特别爱玩旋转或绕圈子跑，而不会晕	5	4	3	2	1
2. 喜欢旋转或绕圈子跑，而不晕不累	5	4	3	2	1
3. 虽然看到了仍常碰撞桌椅、旁人、柱子、门、墙	5	4	3	2	1
4. 行动、吃饭、敲敲、画画时双手协调不良，常忘记另一边	5	4	3	2	1
5. 手脚笨拙，容易跌倒，拉他时仍显得笨重	5	4	3	2	1
6. 俯卧在地板和床上，容易跌倒，拉他时仍显得笨重	5	4	3	2	1
7. 爬上爬下，跑出跑进，不听劝阻	5	4	3	2	1
8. 不安地乱动，东摸西扯，不听劝阻，处罚无效	5	4	3	2	1
9. 喜欢惹祸、捣蛋、恶作剧	5	4	3	2	1
10. 经常自言自语、重复别人的话，并且喜欢背诵广告语言	5	4	3	2	1
11. 表面左撇子，其实双手都用，而且无固定使用哪只手	5	4	3	2	1
12. 分不清左右方向，鞋子衣服常常穿反	5	4	3	2	1
13. 对陌生地方的电梯或楼梯，不敢坐或动作缓慢	5	4	3	2	1
14. 组织力欠佳，经常弄乱东西，不喜欢整理自己的环境	5	4	3	2	1
（二）触觉功能					
15. 对亲人特别暴躁，强词夺理，到陌生环境则害怕	5	4	3	2	1
16. 害怕到新场合，常常没多久便要求离开	5	4	3	2	1
17. 偏食、挑食，不吃青菜	5	4	3	2	1
18. 害羞、不安、喜欢孤独，不爱和别人玩	5	4	3	2	1
19. 容易黏妈妈等，不喜欢陌生环境，喜欢被搂抱	5	4	3	2	1
20. 看电视或听故事，易受感动，大叫或大笑，害怕恐怖镜头	5	4	3	2	1
21. 严重怕黑，不喜欢在空屋子里待着，处处要人陪	5	4	3	2	1
22. 早上赖床，晚上睡不着。拒绝按时到校，放学后不按时回家	5	4	3	2	1
23. 容易生小病，患病后便不想上学，常常没有原因就拒绝上学	5	4	3	2	1
24. 常吸吮手指或咬指甲，不喜欢别人帮忙剪指甲	5	4	3	2	1
25. 换床睡不着，不能换被子或换睡衣，外出常担心睡眠问题	5	4	3	2	1
26. 独占性强，别人碰他的东西，常会无缘无故发脾气	5	4	3	2	1
27. 不喜欢和别人聊天、玩游戏，视洗脸和洗澡为痛苦	5	4	3	2	1
28. 过分保护自己的东西，尤其讨厌别人由后面接近他	5	4	3	2	1
29. 怕玩沙土、水，有洁癖倾向	5	4	3	2	1
30. 不喜欢直接视觉接触，必须用手来表达其需要	5	4	3	2	1
31. 对危险和疼痛反应迟钝或反应过于激烈	5	4	3	2	1

续表

32. 听而不见,过分安静,表情冷漠又无故嘻笑	5	4	3	2	1
33. 过度安静或坚持奇怪玩法	5	4	3	2	1
34. 喜欢咬人,并且常咬固定的伙伴,并无故坏东西	5	4	3	2	1
35. 内向、软弱、爱哭,又常会触摸生殖器官	5	4	3	2	1
(三) 本体觉功能					
36. 穿脱衣裤、扣扣子、拉拉链、系鞋带动作缓慢、笨拙	5	4	3	2	1
37. 顽固、偏执、不合群、孤僻	5	4	3	2	1
38. 吃饭时常掉饭粒,口水控制不住	5	4	3	2	1
39. 语言不清,发音不佳,口水控制不住	5	4	3	2	1
40. 懒惰、行动慢、做事没有效率	5	4	3	2	1
41. 喜欢翻跟斗、打滚、爬高	5	4	3	2	1
42. 上幼儿园仍不会洗手、擦脸、剪纸及自己擦屁股	5	4	3	2	1
43. 上幼儿园(中班)仍无法用筷子,不会拿笔、攀爬或荡秋千	5	4	3	2	1
44. 对小伤特别敏感,依赖他人过度照料	5	4	3	2	1
45. 不善于玩积木、组合东西、排队、投球	5	4	3	2	1
46. 怕爬高,拒走平衡木	5	4	3	2	1
47. 到新的陌生环境很容易迷失方向	5	4	3	2	1
(四) 学习能力					
48. 看来有正常的智慧,但学习阅读或做算术特别困难	5	4	3	2	1
49. 阅读常跳字,抄写常漏字、漏行、笔画常颠倒	5	4	3	2	1
50. 不专心、坐不住,上课常走神	5	4	3	2	1
51. 用蜡笔着色或用笔写字也写不好,写字慢而且经常超出格子	5	4	3	2	1
52. 看书容易眼酸,特别害怕数学	5	4	3	2	1
53. 认字能力虽好,却不知其意义,而且无法组成较长的语句	5	4	3	2	1
54. 混淆背景中的特殊圆形,不易看出或认出	5	4	3	2	1
55. 对老师的要求及作业无法有效完成,常遇严重挫折	5	4	3	2	1
(五) 10 岁以上儿童的家长填写以下问题					
56. 使用工具能力差,对劳作或家事均做不好	5	4	3	2	1
57. 自己的桌子或周围无法保持干净,收拾很困难	5	4	3	2	1
58. 对事情反应过强,无法控制情绪,容易消极	5	4	3	2	1

附:6 岁以内儿童感觉统合能力评定量表原始分与标准分的换算。

  家长通过对孩子的评定,计算出原始分(即各条目得分之和),再换算成标准分进行评定(表4-5)。如某 5 岁儿童前庭失衡原始分为 37 分,则标准分小于 20 分,说明可能存在重度前庭失衡现象。

表 4-5　6 岁以内儿童感觉统合能力评定量表原始分与标准分的换算

标准分	前庭失衡原始分	触觉防御原始分	本体感失调原始分	学习能力不足原始分
10	31	50	26	13
20	38	60	33	18
30	44	70	39	23
40	51	80	46	29
50	58	90	52	33

第三节　感觉统合训练

一、感觉统合训练的基本原则

感觉统合训练不仅可协调孩子大脑和躯干之间的相互关系,也是帮助孩子建立自信心并会对孩子心理产生积极影响的一种训练。所以在给孩子进行感觉统合训练时,应该遵循以下一些原则(表 4-6),让孩子有一种愉快的体验,产生更积极的作用。

表 4-6　感觉统合训练的基本原则

原则	内容
以孩子为中心原则	家长要根据孩子的年龄和身心发展的特点,以及感觉统合失调的情况来选择相应的游戏项目,要有一定的针对性,从孩子的能力着手,强度和难度也要根据孩子的身体及情绪状态,不要过分强调一定要完成多少次和多长时间
快乐性原则	让孩子在训练中感受快乐是家长要注意的重要原则,要营造快乐的训练环境及趣味强的游戏项目,不要强迫孩子做不愿意做的游戏,让孩子做喜欢的游戏,多跟孩子互动,多鼓励、多表扬、少批评。与孩子建立愉快的亲子关系
兴趣性原则	兴趣是最好的老师,家长要善于发现孩子的兴趣和爱好,从孩子感兴趣的玩具、游戏入手,耐心地引导孩子进行感觉统合训练
主动性原则	尽量提供前庭、本体、触觉及视觉、听觉系统进行统合的机会,充分发挥孩子的主观能动性。不要过多的干预,让孩子逐渐掌握各项技能,变被动为主动参与。最终提高孩子的活动参与能力
成功原则	给予孩子适当的挑战,设定对孩子来说有点难度,但又不太难的活动,引发孩子内心原始的驱动力,制造更多成功的感觉,才能发展孩子的自信
积极支持原则	给孩子积极的支持,家长要注意自己的言行和情绪,给孩子表达积极接纳的态度,例如愉快的表情、温柔的话语、及时有效的沟通,与孩子建立紧密的合作关系,随时让孩子感受大人的重视、尊重和肯定
安全原则	训练要时刻注意孩子的安全问题,提供保护措施,设计的活动和场景要考虑安全、环境是否良好,确保孩子不出意外,比如跌倒、摔伤、擦伤等

二、感觉统合训练注意事项

1. 训练时家长可先示范动作,多用一些言语提醒和动作指引,指导语言要简洁明了,指令不能太多,说话的速度要慢。

2. 如果孩子动作笨拙,平衡协调性差,反应比较慢,孩子训练进展的速度也要慢,训练量不能太大。对于反应迟钝的儿童可给予轻、冷、粗暴的碰触,明亮的光线,鲜艳的颜色,以及大的、没有节奏的声响来吸引他们对周围事物的关注,从而提高孩子活动的参与性。

3. 如果孩子训练时情绪比较紧张或害怕,家长可先给孩子重、深、温暖或柔软的碰触,以及清淡色彩、柔和的光线、整齐的房间、缓慢节奏性的声音、甜的或耐咀嚼的食物来降低孩子紧张度,使孩子的情绪变得稳定。

4. 单一的感觉刺激不宜做得过久,以免引起孩子超负荷反应;训练的强度要根据孩子的实际情况来决定。

5. 对前庭觉敏感的孩子,家长可先进行本体觉的活动降低孩子对前庭觉的敏感度,或抱紧孩子做幅度比较小、孩子容易接受的前庭觉活动,如让孩子坐在滑板上自己滑动,或双脚接触地面荡秋千,摆荡的幅度由小到大。对于前庭觉迟钝的孩子,做活动时幅度不能过小,过小对于孩子来说完全没有效果,应尽量做悬吊幅度大、快速的前庭觉活动来满足孩子的需求。所有的前庭觉活动最好在孩子饭前、饭后1小时后进行比较好。

6. 当孩子身体状况不好时,不宜做感觉统合游戏活动,如感冒、发热、腹泻等。若孩子有心脏病、癫痫等疾病时做感觉统合训练应谨慎,应休息与训练交替进行,不要过于疲劳。患有癫痫的孩子尽量避免强光刺激和快速的旋转。

7. 训练要循序渐进,由易到难,由少到多,而且需要反复训练,持之以恒。建议家长最好3个月内给孩子进行一次感觉统合能力测评,了解孩子的训练成效。

三、以下这些情况应停止感觉统合训练

在给孩子做训练的同时,家长需仔细观察孩子的反应,如果发现孩子有图4-4中行为和表现,应马上停止感觉统合训练,以免对孩子造成不良影响。

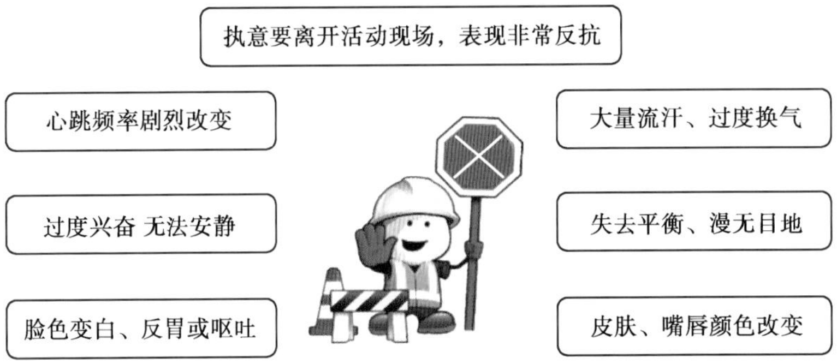

执意要离开活动现场,表现非常反抗
心跳频率剧烈改变
大量流汗、过度换气
过度兴奋 无法安静
失去平衡、漫无目地
脸色变白、反胃或呕吐
皮肤、嘴唇颜色改变

图4-4 需要立即停止感觉统合训练的情况

四、促进孩子智力发育的感觉统合训练的实施方法

每个年龄段孩子的感觉统合能力的发展都不同,家长要在不同时期根据孩子的不同年龄特点进行相应的感觉统合训练,加强孩子脑的可塑性,从而促进孩子智能等各方面的发展。

(一) 0~1 岁阶段

宝宝最初的触觉体验来自出生时妈妈产道的挤压,而剖宫产恰巧剥夺了宝宝这种最原始、最重要的触觉机会。这也是为什么要鼓励妈妈顺产的原因之一。宝宝出生后,家长可以帮助宝宝在俯卧位抬头、抱起来时竖头。4 个月时给宝宝翻身,5~6 个月时练习连续翻身打滚,6~7 个月给宝宝练坐,7~8 个月后练习多爬(图 4-5),让其越过障碍物。但是,家长们不要过早给孩子使用学步车而错过爬行的阶段,这些活动都能促进宝宝前庭觉和本体觉的发育。与宝宝今后的语言发育、注意力、手眼协调、动作灵活度有密切关系。

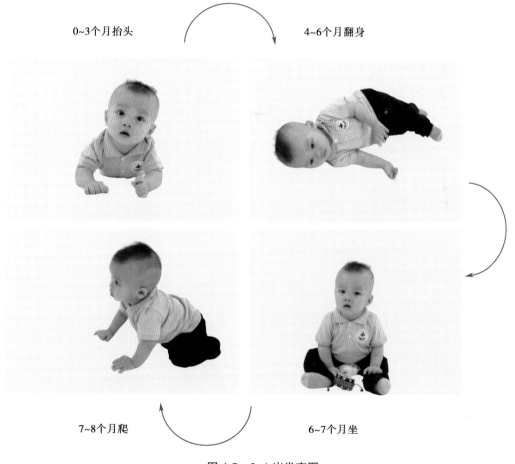

图 4-5 0~1 岁发育图

1 岁以内宝宝推荐的游戏活动包括:

1. 抚触游戏 1 岁以内,尤其是 6 个月以内宝宝的嘴巴周围、眼部、额头、手掌、脚底、腹背部等部位触觉都很灵敏,妈妈可以用温暖的双手抚摸这些部位,抚触对宝宝来说是非常重要的一种触觉感受,使他们早期可获得满足、舒适、安全的感觉(图 4-6)。

操作要点：尽量给宝宝洗泡泡澡或淋浴，洗后用毛巾擦干身体。在室温适宜的房间，将宝宝放于床单上，擦好宝宝润肤油，对宝宝的四肢、胸腹部、背部、面部进行抚触按摩。注意妈妈的目光要与宝宝进行交流或和宝宝说话。

2. 挠痒痒游戏

(1)目的：促进孩子体验全身的触觉感受(图4-7)。

(2)操作要点：让孩子平躺在床上或面对面，玩挠背部、腹部、颈部、脚心、腋下痒痒的游戏，根据孩子的承受能力确定游戏的力度和时间。

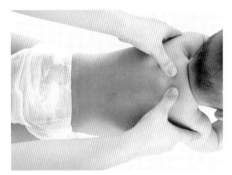

图4-6　抚触游戏

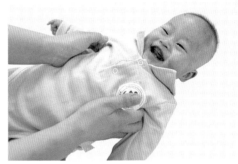

图4-7　挠痒痒游戏

3. 触觉刷或触觉球活动

(1)目的：加强孩子的触觉学习，降低触觉敏感度(图4-8)。

(2)操作要点：给宝宝刷身体时先从四肢开始，再到背部，最后到腹部。触觉非常敏感的孩子要顺着毛发生长的方向刷，注意1岁以内宝宝尽量要软毛刷，刷的时候力度要平稳，从一个部位刷到另一部位，动作要缓慢。从上臂到手掌，从臀部到脚底，背部要从上往下刷。刷的部位要充分裸露，但不要让宝宝受凉。1岁以上触觉迟钝的孩子，可以用硬一些的毛刷，刷的速度可加快，应逆着毛发的生长方式刷。

4. 游泳洗澡游戏

(1)目的：让宝宝体验水流全身的触觉刺激，发展孩子的触觉统合能力(图4-9)。

(2)操作要点：将浴缸或木桶的水温调至35℃左右，给宝宝带好游泳颈圈，注意检查颈圈是否有漏气的现象。将宝宝放入水中，让宝宝在浴缸里游动。家长可放入宝宝喜欢的可漂浮的塑料玩具，增加游泳的乐趣。还可让宝宝坐在浴盆里，拿淋浴头喷出的温水冲刷宝宝身体的不同部位，注意调节水的温度，不要烫伤宝宝或让宝宝着凉。

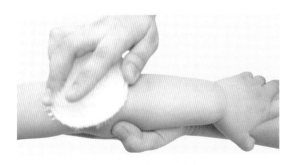

图4-8　触觉刷活动

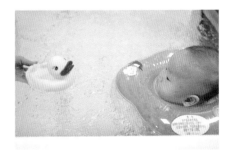

图4-9　游泳洗澡游戏

5. 视知觉注视追踪训练

(1)目的:促进宝宝视知觉发展。在宝宝精神状态好的情况下,每天进行 5 次左右,每次 1~3 分钟(图 4-10,图 4-11)。

(2)操作要点:0~3 个月的宝宝可看黑白相间的卡片,距离宝宝 20cm 左右或挂在摇篮上方孩子能看到的地方。3~8 个月的宝宝可看彩色卡片、玩具、带声光的玩具,或妈妈面带微笑在距离 20~30cm 处逗引宝宝注视,再慢慢进行追视训练,从左到右、从上到下逐渐移动,并让他的小手摸一摸,建立视觉和触觉的关系,发展宝宝的视知觉。宝宝会趴或爬后也可进行俯卧位的注视和视觉追踪训练。应注意给宝宝看的卡片或玩具要定期更换,以免产生视觉疲劳。

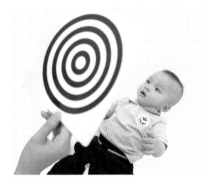 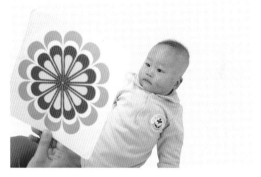

图 4-10　黑白卡片追踪训练　　　　图 4-11　彩色卡片追踪训练

6. 拨浪鼓"响铛铛"游戏

(1)目的:促进孩子听知觉的发展(图 4-12)。

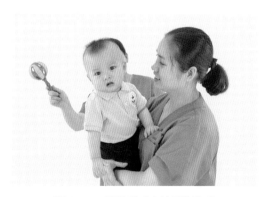

图 4-12　拨浪鼓"响铛铛"游戏

(2)操作要点:家长可先拿起拨浪鼓或摇铃、音乐盒等带声响的物品,在宝宝面前摇动引起注意,在距离宝宝耳朵 15cm 处摇动发出声音,让孩子去寻找声音的来源。注意拨浪鼓声音不能太刺耳。

(3)延伸训练:①敲击不同物体发出声音或物品掉在地上的声音,让宝宝根据声音的来源去寻找和分辨不同的物体;②呼唤孩子,让孩子熟悉自己的名字。

7. 悠浴巾游戏:适合 3 个月以上的宝宝。

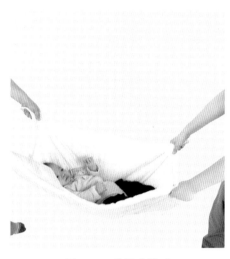

图 4-13　悠浴巾游戏

视频 4-1　转圈圈举高高游戏

视频 4-2　飞行小游戏

（1）目的：促进宝宝前庭觉的发展（图 4-13）。

（2）操作要点：家长准备一块浴巾或包被，让宝宝躺在中间，两个家长分别抓紧浴巾的四个角，做左右或前后的摇晃动作，速度要缓慢，幅度不能太大，游戏时间 5 分钟为宜。注意和宝宝进行互动，浴巾离地面不能太高，防止发生跌落，同时观察孩子的反应。

8. 转圈圈、举高高游戏：适合 6 个月以上头颈稳定的宝宝。

（1）目的：促进宝宝前庭觉发展，感受空间的变化。

（2）操作要点：家长用双手抱住宝宝的腋下，双手慢慢举高高后放下，或按照顺时针转 3 圈，再逆时针转 3 圈，转动速度不能过快，不能低于 2 秒钟一圈，让宝宝体验飞的感觉。可以跟宝宝说"起飞啦""降落啦""转圈圈啦"（视频 4-1）。

9. 飞行小游戏：适合 6 个月至 1 岁的宝宝。

（1）目的：训练孩子的前庭感觉。

（2）操作要点：妈妈仰卧，腿弯曲让宝宝趴在弯曲的小腿上，托起宝宝向前、后、上、下、左、右方向移动，并注意逗引孩子抬头。游戏时间以 5 分钟为宜（视频 4-2）。

（二）1~3 岁阶段

1 岁以后的宝宝学会走路后，活动范围也越来越大，家长不要过分限制宝宝的活动空间，要提供各种丰富的感觉体验。

1. 大笼球游戏

（1）目的：训练孩子的前庭觉和触觉，调整孩子的触觉敏感度，对孩子的觉醒程度有很好的调节作用。

（2）操作要点

1）孩子俯卧或仰卧在软垫上，家长将大笼球放置于孩子躯干或四肢，避开孩子的会阴和阴囊部位。用大笼球在孩子身上进行前后滚压，也可上下或左右滚压。对于触觉敏感的孩子先用光滑的大笼球按压，按压时要注意重压，缓慢压下去再缓慢弹上来，可给予深压、持续、稳定、大面积的触觉训练。触觉迟钝的孩子要用带刺的大笼球按压，可快速多点、多部位按压。触觉训练游戏时间一般为 5~10 分钟（图 4-14A）。

2）让孩子趴在大笼球上，家长双手抓紧孩子的腿，让孩子的身体随着大笼球做前后或左右的滚动。

3）延伸训练：前后滚动时完成捡球或敲打鼓的游戏（图 4-14B）。

2. 海洋球池游戏

（1）目的：对触觉进行强化训练。

（2）操作要点

1）家长用大澡盆或木桶装入海洋球，让孩子自己或在帮助下进入球池中走或爬，接受海洋球的挤压。

2)让孩子在海洋球池里寻找指定物,如找出埋在球池里的玩具、布偶或纸团。注意球池不要放容易刮伤孩子的玩具(图 4-15A)。

3)孩子坐或躺在海洋球池里,家长可用篮子或小盆子装满海洋球,从高处淋在孩子身上,在孩子不着凉的状况下,尽量少穿一些衣服,充分感受从高处落下海洋球的触觉感受(图 4-15B)。

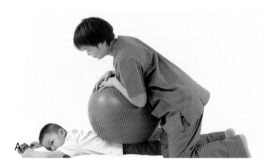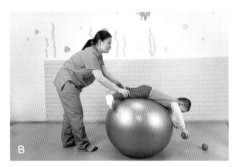

图 4-14　大笼球游戏

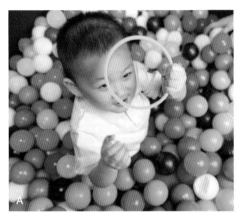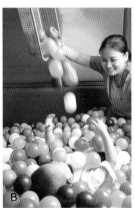

图 4-15　海洋球池游戏

3. 搭积木、拼插玩具游戏
(1)目的:训练孩子的触觉和本体觉、视觉的统合。

(2)操作要点:将积木或拼插玩具放在桌上或地上,家长可先示范搭积木或拼插玩具,然后让宝宝自己动手做,时间视孩子具体情况而定(图 4-16)。

4. 撕纸游戏　适合 1 岁以上的孩子。
(1)目的:训练孩子手指的触觉和灵活性。

(2)操作要点:根据孩子的年龄选择不同厚度和硬度的纸张撕,撕得越碎越好。年龄大的孩子可以撕出各种形状来,注意不要让孩子把纸放进嘴里(图 4-17)。

5. 穿珠子、折纸游戏　适合 2 岁以上的孩子。
(1)目的:锻炼孩子触觉和手指的协调性。

(2)操作要点:家长准备一些色彩鲜艳的珠子,示范将绳子穿进珠孔,也可以先让宝宝学会把绳子穿入珠孔,家长帮着把绳子拉过来(图 4-18),逐渐过渡到自己完成。折纸时,家长折一步,宝宝学着折一步,最后完成折纸的游戏。先折叠简单的图形,再折叠复杂的图形,训练孩子的压、捏、折叠等精细动作(图 4-19)。

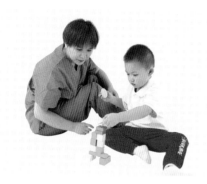

图 4-16　搭积木、拼插玩具游戏

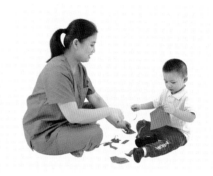

图 4-17　撕纸游戏

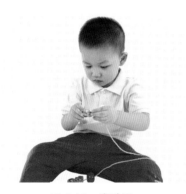

图 4-18　穿珠子

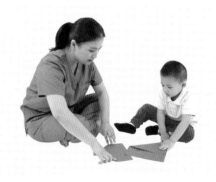

图 4-19　折纸游戏

6. 翻书游戏

(1)目的:锻炼孩子手部的触觉发展,提高孩子的手指灵活性和精细动作的发展。

(2)操作要点:给孩子准备一本他喜欢的读物或相册,家长可以先示范翻的动作,再让宝宝几页几页地翻,逐渐过渡到一页一页地翻。家长可选择图文并茂的彩色故事书,一边翻一边讲故事来提高孩子翻书的兴趣(图 4-20)。

7. 倒退走游戏、上下楼梯活动、走斜坡

(1)目的:训练孩子的前庭觉和本体觉。

(2)操作要点

1)刚开始时,爸爸妈妈可以拉着宝宝的手上斜坡,逐渐到宝宝独立上斜坡,再让宝宝尝试着下斜坡。1岁半的宝宝还可以牵着他后退着走,逐渐到自己能倒退走。妈妈也可以牵着宝宝的手上下楼梯(图 4-21,图 4-22)。

2)延伸训练:宝宝可牵着用绳子穿成的玩具或小火车来回走斜坡或倒退走,一边踢

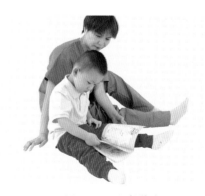

图 4-20　翻书游戏

球一边走。自己一步一踢地将玩具送到楼梯的另一边。这些活动家长需监护好孩子,防止摔伤。

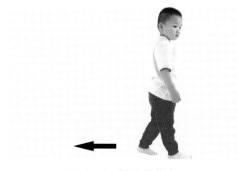

图 4-21　倒退走游戏

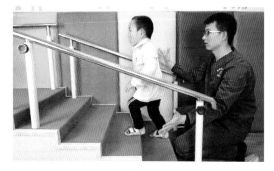

图 4-22　上下楼梯活动

8. 阳光隧道活动　用不透光的布做成隧道,也可以用纸箱子拼接成"火车隧道"来代替。

(1)目的:调节孩子的前庭觉,爬过黑暗的隧道时用手掌和膝盖支撑身体的重力,提供本体觉的刺激,加强身体双侧的协调。

(2)操作要点

1)让孩子俯卧位,从隧道一头爬到另一头,如果孩子害怕,家长不要勉强,先让他观察别的孩子爬隧道,或将隧道缩短,把他喜欢的玩具、食物放进隧道,鼓励孩子爬进去取。

2)延伸训练:一边爬阳光隧道,一边将球滚出(图 4-23)。

9. 摸五官游戏

(1)目的:训练孩子的听觉和本体感觉能力,提高孩子的记忆和身体反应能力。

(2)操作要点

1)妈妈与孩子面对面坐,妈妈喊五官的名称,孩子用手摸出来,如妈妈喊摸耳朵,孩子就摸耳朵。妈妈喊摸哪里就摸哪里,训练宝宝不用视觉就能摸到准确的地方,速度可根据孩子的年龄和反应程度调整(图 4-24)。

2)延伸:双手交替摸五官。

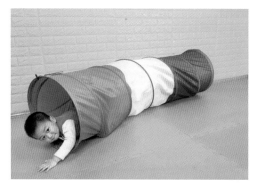

图 4-23　阳光隧道活动

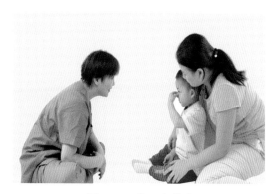

图 4-24　摸五官游戏

10. 投掷游戏 适合 2 岁以上的孩子。

(1)目的:训练孩子的本体感觉和手眼协调能力。

(2)操作要点:孩子手拿小球、沙包或纸团,在孩子面前放一个桶或篮子,让孩子将小球、沙包或纸团丢进去,距离由近到远逐渐加大难度。家长还可以与孩子一起玩投掷游戏,或一起比赛增加游戏的趣味性(图 4-25)。

11. 踢球、抓物游戏 适合 1.5 岁以上的宝宝。

(1)目的:训练孩子的视觉和本体感觉。

(2)操作要点

1)让孩子边走边追逐滚动的球或玩具,蹲下来捡起球或玩具站起来再抛出去(图 4-26)。

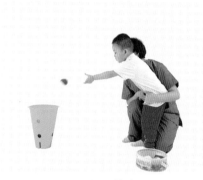

图 4-25 投掷游戏

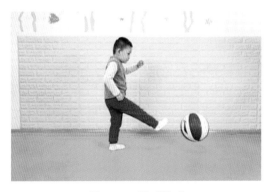

图 4-26 踢球游戏

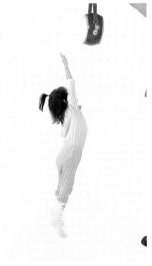

图 4-27 跳跃抓物游戏

2)延伸训练:让孩子跳起来去抓妈妈手中不同高度、晃动的玩具(图 4-27)。

(三)3~6 岁阶段

3~6 岁是孩子学龄期准备阶段,也是感觉统合能力发展的关键时期,家长可以提供以下一些中高级水平的感觉统合训练,让孩子身体的控制能力和协调能力得到更大的发展,并进一步提高孩子的想象创造能力和空间知觉能力。

1. 橡皮泥或面团游戏 适合 3 岁以上的孩子。

(1)目的:增加手部触觉学习和手指本体感觉。

(2)操作要点:给孩子准备一块橡皮泥或面团,让他随意捏成各种物品,或在泥巴和面团上印上自己的手印、脚印,或制作各种小饼干和水果等。选择橡皮泥时要注意环保性(图 4-28)。

2. 各种涂鸦活动 适合 3~6 岁的孩子。

(1)目的:提供孩子湿黏的触觉经历,可提高孩子色彩辨别能力。

(2)操作要点:家长准备纸或纸盘、彩色颜料或彩泥,让孩子双手蘸取不同的颜色绘画,可以锻炼孩子的想象力(图 4-29)。

3. 猜一猜游戏

(1)目的:通过小手触摸找到玩具,提高孩子的触觉辨别能力。

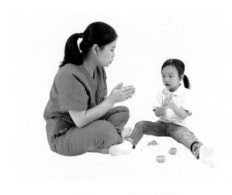

图 4-28 橡皮泥游戏

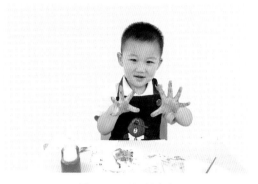

图 4-29 涂鸦活动

(2)操作要点:家长准备一个布袋、带孔纸盒或带盖的桶,让孩子在闭目的情况下将手伸进布袋或桶内,摸到玩具后先猜猜是什么,然后再拿出来,看看是否猜对,猜对后可适当给予奖励。拿出的玩具可告知孩子的形状、材质,通过触觉感知物体的特征(图 4-30)。

4. 让孩子多与大自然接触　让孩子玩水、玩土、玩沙子,多摸摸花、草、树叶等自然界的事物,丰富孩子的触觉和视觉。带孩子走进大自然去倾听声音,如虫鸣、鸟叫、狗吠、虎啸、风声、水响等,也可带孩子在街上听各种交通工具的声音。

5. 走平衡木活动　专业的感统器材。

(1)目的:促进前庭功能的训练,增强身体的平衡能力和姿势的控制能力。

(2)操作要点

1)孩子站在平衡木上,刚开始训练时,家长可握住孩子的双手或拉着孩子的衣领走,逐渐到孩子能独立走,注意要手臂展开,保持身体的平衡,反复从一端走到另一端,不从平衡木上掉下来。在户外时,家长也可带孩子沿花坛边缘行走,同样可以起到走平衡木的作用(图 4-31)。

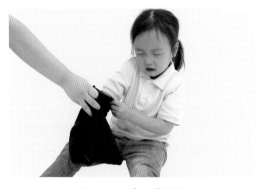

图 4-30 猜一猜游戏

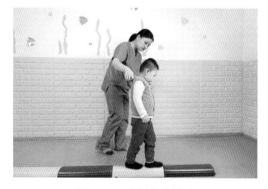

图 4-31 走平衡木活动

2)延伸训练:可进行横向走、倒着走、闭目走。在平衡木上一边走一边玩抛接球游戏或拍球游戏。熟练后可走悬吊摆荡的平衡木。家长应加强监护,防止跌落摔伤。

6. 跳蹦蹦床活动　专业的感统器材,家里若没有蹦床,可以用弹簧床代替。

(1)目的:提供前庭觉和本体觉的统合,有利于前庭平衡和手眼协调的训练。

（2）操作要点

1）孩子站在蹦床中心，双脚用力向下蹬，身体上下跳跃，也可左右、前后或转圈跳跃（图4-32）。

2）延伸训练：一边跳跃一边拍头顶前面的气球，气球高度可根据孩子的能力调整，球越高难度越大。也可投篮或与家长玩抛接球游戏。孩子躺在蹦床上，家长在跳跃时带动孩子的身体弹跳而发生位移，使孩子感受重力的变化和前庭觉刺激。注意蹦床四周要放置软垫，防止孩子跌倒受伤。训练时间视孩子情况而定，3岁以上一般可跳跃50次以上。

7. 跳圈圈

（1）目的：通过孩子向上和向前的跳跃活动，提高孩子身体控制能力和双侧肢体协调能力，促进前庭觉、本体觉和视觉的统合。

（2）操作要点

1）家长将小呼啦圈摆成一条路，孩子从一边跳到另一边来运送玩具或其他物品。

2）双脚尽量跳到呼啦圈内，根据孩子的能力可双脚跳或单脚跳、开合跳，可前后或左右跳进圈内（图4-33）。

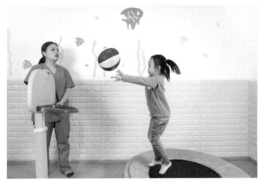

图4-32　跳蹦床活动

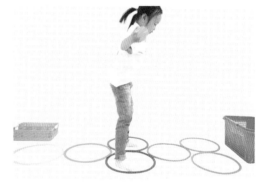

图4-33　跳圈圈

3）延伸训练：双脚夹球跳，呼啦圈之间可设置障碍物，将难度逐渐加大，跳得更高。

8. 滚翻游戏

（1）目的：训练孩子前庭觉和本体觉的统合。

（2）操作要点

1）准备一块软垫，指导孩子先躺在地上，依次翻滚肩部、背部、腰部，连续由仰卧位翻滚为俯卧位。让孩子逐渐掌握动作的要领，速度由慢到快。孩子翻滚时注意做好保护工作（图4-34）。

2）延伸训练：让两个孩子或家长与孩子分别在垫子上头对头躺下，双手互牵，由垫子一边连续侧翻滚到另一边；还可以让孩子左右连续翻滚后，接住滚向自己的球。

9. 走迷宫游戏

（1）目的：训练孩子视知觉能力，提高大脑的反应能力和观察能力。

（2）操作要点

1）让孩子坐在地上或凳子上，手拿笔，从迷宫的起点开始，寻找目的地（图4-35）。

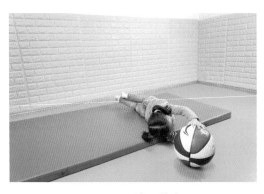

图 4-34　滚翻游戏

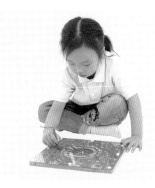

图 4-35　走迷宫游戏

2）延伸训练：不看迷宫图，说出寻找迷宫终点时遇见的东西，训练孩子的视觉记忆。孩子玩游戏时，不要中途打断影响他的专注力。

10. 趴地推球

（1）目的：训练孩子的本体感觉，提高手眼协调能力和注意力，适合 4 岁以上的孩子。

（2）操作要点：让孩子趴在软垫上，距离墙约 2m，头和手臂抬高，注意孩子的肘关节不能着地，双脚伸直，然后双手将手中的球推向墙壁，球弹回来再推向墙壁，速度由慢逐渐加快，4~5 岁孩子一般可以推球 10~20 个，5~6 岁孩子可以推 20~40 个（视频 4-3）。

11. 打电话游戏

（1）目的：训练孩子的听觉辨别、听觉记忆能力。

（2）操作要点：让孩子与家人打电话，辨别对方是妈妈还是奶奶、是爸爸还是爷爷？并将通话内容复述给另一个人听。

视频 4-3　趴地推球

12. 玩绕口令或听说故事游戏　锻炼孩子的语言能力和听觉记忆能力。家长先说一段简单的绕口令，然后让孩子模仿，反复练习直到流畅。或家长说一个简单的故事，让孩子复述故事或说出故事的部分内容。

13. 与前庭觉训练相结合的视觉活动　目的是促进孩子前庭觉和视觉的统合能力，改善孩子运动中的眼球控制能力，提高孩子的手眼协调能力和注意力。如孩子在滑下滑梯时将手中的小球投入篮中，或滑下时将地上的小球抓起并投进篮中，或滑下来推开滚过来的球。还可以在荡秋千或旋转时进行套圈、抛接球游戏等活动。

（四）6~12 岁阶段

6~12 岁的孩子是学龄期儿童了，孩子的大脑的高级功能得到进一步的发展，他们可完成更复杂、更高级的动作技能，注意力、学习能力、记忆力、言语语言能力及自我控制能力发展到非常高水平，这时候可以给孩子进行难度较高的感觉统合训练，更好地发展孩子感觉统合能力。

1. 大陀螺游戏　外观像个宽底漏斗的大陀螺，专业的感统器材。

（1）目的：帮助孩子对前庭觉、平衡觉的输入和调整，感受重力觉的作用，促进孩子平衡和姿势的发展。

（2）操作要点

1）孩子可以坐在大陀螺底部，也可以俯卧或半跪在陀螺中，家长前后、左右摇晃，或

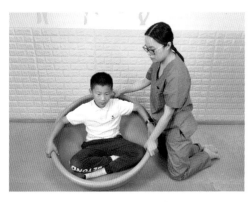

图 4-36 大陀螺游戏

顺时针和逆时针方向旋转,孩子也可自主用力活动。

2)延伸训练:孩子在旋转及摇晃的过程中,将大陀螺里的小球投入指定的篮子里或套圈活动。或者两个孩子同时坐在陀螺里相互用力配合使大陀螺旋转起来。旋转时注意观察孩子的反应,发现不适应立即停止活动(图4-36)。

2. 跳绳活动

(1)目的:可促进前庭觉、本体觉、触觉的统合,提高身体双侧统合协调能力和反应能力。

(2)操作要点:准备一条长短合适的绳子。初学跳绳时,家长让孩子双手握着绳子的两端,先把绳子从身后甩到身前落地时,双脚一起跳过绳子,跳绳的速度可由慢到快。随着能力的增加可提高难度,可由双脚一起跳到双脚交替跳再到花样跳绳。

3. 推墙游戏

(1)目的:加强本体感觉,可以使孩子情绪变得平静的作用。

(2)操作要点

1)让孩子面对墙壁,使尽全身力气双手去推。

2)延伸训练:用孩子的背部或臀部去推墙,或孩子躺在地上,双脚用力去推墙。

4. 拍球活动

(1)目的:促进孩子的本体觉和视觉的统合,发展空间感知觉,提高孩子的手眼协调和注意力。

(2)操作要点

1)选择一块平坦的地方,让孩子双脚分开站稳,双手进行拍球活动,熟练后可双手交替拍球。

2)延伸训练:边走边拍球,从一头运到另一头,或绕过障碍物运球。

5. 枕头大战

(1)目的:强化孩子的本体感觉和运动企划能力,缓解孩子紧张焦虑的情绪,释放压力的作用。

(2)操作要点

1)家长准备几个枕头,与孩子相互用枕头拍打身体进行"枕头大战",或用拳头打击枕头,注意勿让孩子从床上跌落。

2)延伸训练:家里可挂一个大沙包,让孩子用拳头打或脚踢。

6. 口腔本体感觉活动

(1)目的:训练孩子的口腔运动能力,提供嘴巴、脸颊、舌头、下巴的本体感觉。

(2)操作要点

1)家长可以让孩子进行吹气泡、吹口哨、吹乐器、吃硬的点心或脆的饼干等口腔本体感觉活动(图4-37)。

2)延伸:用吸管喝水或吃黏稠的食物;或者准备至少两块口香糖,先嚼口香糖,嚼到可以吹出泡泡来,家长可以用尺子测量谁吹得大。

7. 需要用力气的家务活

(1)目的:训练孩子的本体感觉和双侧肢体协调、手眼协调能力,缓解孩子学习的压力。

(2)操作要点:6岁以上的孩子可以帮妈妈做家务,如扫地、墩地、擦桌子、浇花、倒垃圾、搬东西。

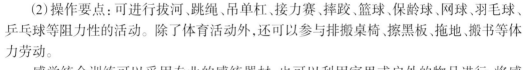

图4-37 吹泡泡

8. 参加学校各种体育活动

(1)目的:将本体觉、前庭觉、视觉、触觉进行高级统合,发展孩子的手眼协调能力和专注力。

(2)操作要点:可进行拔河、跳绳、吊单杠、接力赛、摔跤、篮球、保龄球、网球、羽毛球、乒乓球等阻力性的活动。除了体育活动外,还可以参与排搬桌椅、擦黑板、拖地、搬书等体力劳动。

感觉统合训练可以采用专业的感统器材,也可以利用家里或户外的物品进行,将感觉统合运用到孩子的日常生活中去,并从孩子的年龄阶段及能力程度着手,选择适合的感统游戏活动,不要跟风训练。如果孩子存在比较重的感统失调,要寻求专业的感统机构帮助,进行专业的训练和指导。

有的家长认为把孩子交给感统机构的训练者就可以了,实际上亲子间的交流和互动是非常重要的,也是孩子感觉统合能力发展的基础。总之,家长在保证孩子安全的前提下,多陪伴孩子进行合适的感觉统合游戏活动,不仅可以建立良好的亲子关系,预防或矫正孩子感觉统合失调,更好地促进感觉统合能力的发展,还可以让孩子在欢笑中玩出聪明和健康,为今后的工作、学习、生活建立坚固的桥梁。

（刘跃琴　肖政辉）

参考文献

1. 王和平 . 特殊儿童的感觉统合训练 .2 版 . 北京 : 北京大学出版社 ,2012.
2. 王萍 , 高宏伟 . 家庭中的感觉统合训练 . 北京 : 清华大学出版社 ,2011.

5

第五章

家庭中医按摩

第一节 儿童按摩概述

儿童按摩是中医按摩的一个分支,一般称"儿童推拿",是根据儿童病理生理特点,在其体表特定的穴位或部位施以手法按摩,来防病治病或助长益智的外治疗法。儿童按摩疗法在民间流传很广,因其疗效显著,又可避免服药、打针之苦,故很受家长们欢迎。

儿童生理主要为生机蓬勃、发育迅速,然而脏腑娇嫩、形气未足。儿童自出生后,一方面不断地生长发育、成长与壮实,另一方面又脏器柔弱、血气未充,阴阳二气均不足。可见,儿童在物质基础和生理功能方面都是幼稚和不完善,正处在不断生长发育过程之中,与成人的身体有所不同,需要特别呵护。因此,儿童按摩施术手法和技巧,也跟成人的不同,要以柔和舒适为原则,使婴幼儿在治疗时乐于接受。

由于儿童肌肤柔嫩,因此进行手法操作时需配合适当的介质,不同的病证可以应用不同的介质,既能达到推拿和发挥药物性质的双重作用,以充分提高其治疗效果,又能利用介质的润滑作用,使手法操作更加灵活自如,保护儿童皮肤不受损伤。儿童家庭按摩常用介质是滑石粉或以滑石粉为主的粉剂,如婴儿痱子粉、爽身粉等,功能清热渗湿、滑润皮肤、防损止痒。

儿童特定穴位有"点""线""面",以双手居多,"儿童百脉汇于双掌",五个指头可以调理五脏,几条线就可以维护儿童健康。如五经:拇指——脾经;示指——肝经;中指——心经;无名指——肺经;小指——肾经。几条线:儿童手臂阴面靠中指那条线——天河水;手臂阴面靠拇指那条线——三关;手臂阴面靠小指那条线——六腑。

儿童按摩疗法作为祖国医学中独具特色方法,具有简便经济、安全稳妥、疗效显著、易于接受、治疗范围广等特点,能够调节脏腑功能,如通过推、揉、按脾俞、胃俞、足三里穴等,以促进脾胃及全身气血运行,达到增强脾运化功能的作用;促使气血生成;解痉止痛;调节神经精神疾患,如对治疗神经系统基本功能(感觉与运动)障碍和精神活动(意识、情感、思维、行为、认知)障碍具有良好调节作用。

古人在长期的医疗实践中,积累了很丰富的经验,逐渐形成了儿童按摩独特体系,别具一格。按摩治疗儿童疾病范围较广,一般的常见病均可适用,如对儿童外感发热、咳嗽、呕吐、泄泻、便秘、疳积、遗尿、厌食等,都有较理想效果。儿童生长发育迟缓,包括动作、语言、智力落后于正常儿童标准等病症。多数患儿病症与生俱来,但因年龄幼小,其智力低下或肌张力改变,很难发现。往往在4个月以后,随着儿童智力体力发育,当患儿智力、体力与正常儿出现差距越来越大时才被察觉就医。因此,呼吁家长及时带孩子体检,尤其是有感染或早产的高危儿,应对照正常儿童发育规律,结合神情表情、面目体征、肌张力和运动能力,综合判断,及早干预。临床发现,按摩治疗方法疗效显著。本章主要讲述与认知相关的儿童按摩理论与实践。

第二节　儿童按摩的主要特点

一、简便经济

儿童按摩是一种自然疗法,操作简单,不需要任何器械及医疗设备,易学易懂,依靠成人的双手在儿童体表部位施行手法,只要按照要求,遵循它的规律,反复操作练习随时可治病。不仅操作方便,而且节省费用。

二、疗效显著

临床证明,儿童按摩对儿童常见病、多发病都有较好的疗效,尤其对于消化系统疾病效果更佳,如婴幼儿腹泻,一般 1~3 次即可治愈。对许多慢性病、疑难病也有比较好的疗效,如佝偻病、发育迟滞、脑性瘫痪等。

三、安全稳妥

儿童按摩是一种单纯的理疗手法,治疗中避免了某些药物的不良反应或毒性反应,是一种有利无害的治疗方法。儿童按摩治疗疾病,只要对疾病诊断正确,辨证选用穴位与手法准确,依照儿童推拿的操作方法合理进行施治,一般不会出现不良反应和医疗事故,且其治疗疾病一般不会出现反弹及任何并发症。

四、易于接受

应用儿童按摩方法,不会使患儿有任何痛苦感,甚至感到是一种享受,能够消除儿童在疾病治疗过程中的恐惧心理;避免了服药和打针的痛苦,不会因儿童不能和医生配合而影响疗效。

五、治疗范围广

儿童按摩的治疗范围可涉及内、外、五官、神经、骨伤科等病证,如儿童腹泻、呕吐、疳积、厌食、便秘、腹痛、脱肛、痢疾、感冒、咳嗽、哮喘、支气管肺炎、发热、遗尿、夜啼、儿童斜颈、臂丛神经损伤、近视、佝偻病等方面的治疗,均有独特的疗效。

六、提高免疫力

有研究发现,儿童按摩能增强人体的白细胞及网状内皮系统细胞的吞噬功能,具有抗炎退热、提高免疫力的作用,可促进儿童生长发育。因此,儿童按摩可以增强体质,预防疾病,非常适用于家庭。

第三节　儿童按摩的治疗作用和补泻

一、儿童按摩的主要治疗作用

1. 调节脏腑功能　按摩对儿童内脏功能有明显的调整作用。如肠痉挛患儿,在其腹部和背部进行适当按摩,可使肠蠕动亢进受到抑制而恢复正常。反之,对肠蠕动减退者,则可促进其蠕动恢复正常。

2. 调节脾胃功能　按摩对脾胃的调节,主要是通过增强脾胃的功能、调畅气机而实现的。儿童按摩中常用摩腹来促进胃的通降功能,或用推、揉、按等法,对脾俞、胃俞、足三里穴进行治疗,以促进脾胃及全身气血的运行,达到增强脾运化功能的作用。

3. 促使气血生成　中医认为"脾为后天之本,气血生化之源",按摩是通过健脾胃,促进儿童气、血生成,同时通过疏通经络,增强肝的疏泄功能来促进气机的调畅,这样又加强了气生血、行血、摄血的功能,促进或改善儿童生理循环,使儿童气血充盈而调畅。

4. 解痉止痛　按摩是解除肌肉紧张、痉挛的有效方法,其原理可能是促进局部血液循环,使局部温度升高;降低了儿童对疼痛的敏感性;将紧张或痉挛的肌肉充分拉长,解除其痉挛,以消除疼痛。

二、儿童按摩的补泻

儿童按摩疗法的补和泻,是操作中的一个关键问题。补法和泻法是在辨明疾病的虚实之后,根据"补虚泻实"的原则而灵活选用的。古人在临床上常用的手法如:"急摩为泻,缓摩为补""轻揉为补,重揉为泻""往上推为清,往下推为补""推有直其指者主泻,推有曲其指者主补"。还有"寒症往里摇,热症往外摇""向前转为补,向后转为泄""向左旋为补,向右旋为泄"等基本补泻方法。这些方法都是古人在临床实践中总结出来的,至今还有指导意义,所以"轻、重、急、缓、上、下、直、曲、里、外、前、后、左、右"十四字的补泻手法,仍是按摩的重要环节。

第四节　儿童按摩的适应证和禁忌证

儿童按摩的适应证广泛,主要包括儿童感冒、咳嗽、支气管哮喘等呼吸系统疾病,儿童腹泻、腹痛、呕吐、疳积等消化系统疾病,儿童遗尿等泌尿系统疾病,以及惊风、抽搐、夜啼、脑性瘫痪、发育迟滞等神经系统疾病。

儿童按摩疗法具有简便、舒适、有效、安全和无毒副作用的特点,但并非所有病证均适用，儿童按摩禁忌证如下：

1. 骨折、创伤性出血者。

2. 皮肤局部破损（烧伤、烫伤、擦伤、裂伤等）、皮肤炎症（疔疮、疖肿、脓肿、蜂窝组织炎、丹毒、肿块等）、传染性皮肤病等。

3. 急性传染病（手足口病、痢疾、水痘、轮状病毒感染、病毒性肝炎、结核病传染期、梅毒、猩红热等）。

4. 有出血倾向的疾病（血小板减少性紫癜、白血病、血友病、再生障碍性贫血、过敏性紫癜等）。

5. 严重心血管疾病、先天畸形及其他急危重症等。

第五节　儿童按摩的注意事项

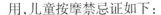

由于儿童在病理生理方面的特点与成人有别，因而在按摩的手法、穴位及手法的运用方面与成人也不尽相同，应注意以下事项：

1. **年龄**　儿童按摩适用于 0~12 周岁的儿童，6 岁以下儿童可应用儿童按摩疗法，6~12 岁儿童除选用儿童按摩特定穴外，宜配合选用成人按摩的某些手法，结合体穴进行治疗。

2. **场所**　应选避风、避免强光的场地，室内应保持安静、整洁，空气清新、温度适宜。

3. **卫生**　实施者要保持双手清洁，无戒指、手镯等饰品佩戴，指甲常修剪，冬季按摩时双手宜保持温暖。

4. **介质**　儿童皮肤娇嫩，按摩时手法要轻柔，一般要选用适当的按摩油或爽身粉等介质，以防按摩时引起皮肤破损。

5. **时机**　避免空腹或刚进食后及哭闹，应先安抚好儿童的情绪后，再进行按摩。

6. **体位**　在施行手法时要注意儿童的体位姿势，原则上以儿童舒适为宜，同时还要便于操作。实施者态度要和蔼，做到细心耐心，认真操作，能消除其恐惧感。

7. **手法**　按摩手法要求轻快柔和、手稳着实，即手法均匀、柔和、轻快、持久。

8. **顺序**　一般先头面，次上肢，再胸腹腰背，最后是下肢；也可先重点，后一般；或先主穴，后配穴。

9. **时间**　应根据患儿年龄大小、病情轻重、体质强弱而定，因人因病而异。一般治疗 1 次总时间为 10~20 分钟。若年龄稍大或治疗慢性疾病，时间可适当延长至 20~30 分钟，每日或隔日 1 次，一般 10 次为一个疗程，休息 2~5 天后可进行下一疗程，也可连续治疗。

第六节　儿童按摩取穴法

儿童按摩穴位主要应用特定穴,这些穴位不仅有"点"状,还有"线"状及"面"状,并以两手居多,正所谓"儿童百脉汇于两掌"。儿童推拿特定穴临床应用时有以下特点:一是穴位与手法往往合起来称呼,如推三关、揉板门等;二是手法操作时间往往是以"次数"为计算。穴位中标示"次数"仅作为 6~12 个月患儿临床应用时参考,临诊时还要根据患儿年龄大小、身体强弱、病情轻重等情况而有所增减;三是儿童推拿按摩顺序,一般是先上肢,次头面,再胸腹、腰背,最后是下肢。也可根据病情轻重缓急或患儿体位而定先后顺序,年龄较大患儿可配合经穴使用。四是上肢特定穴位,习惯于推左手,一般不分男女。

介绍一种简单的取穴法,"手指同身寸"是指依据被按摩者本人手指为尺寸折量标准来量取腧穴的定位方法,又称"指寸法",主要包括以下几种:

1. **中指同身寸**　即以患者的中指屈曲,中节内侧两端纹头之间作为 1 寸。适用于四肢及脊背作横寸折算(图 5-1)。

2. **拇指同身寸**　拇指指关节之横度作为 1 寸(图 5-2)。

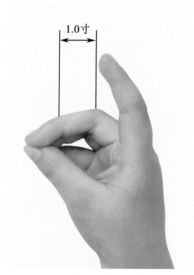

图 5-1　中指同身寸

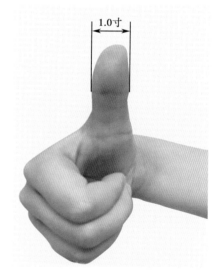

图 5-2　拇指同身寸

3. **横指同身寸**　又称"一夫法"。四横指为一夫,即四横指相并,以其中指第二节为准,量取四指之横度作为 3 寸(图 5-3)。

4. **横指同身寸**　以示指、中指两指斜侧位作为 1.5 寸,多用于下肢、下腹部和背部的横寸(图 5-4)。

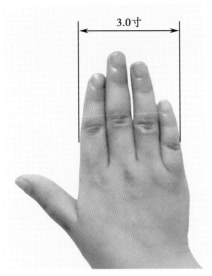

图 5-3　横指同身寸（3 寸）

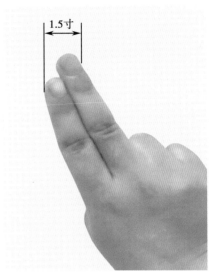

图 5-4　横指同身寸（1.5 寸）

第七节　常见认知障碍性疾病的儿童按摩治疗

一、智力低下

智力低下是指婴幼儿发育水平达不到常态患儿应该达到的特定指标，如坐、爬、站、走、语言发育年龄明显落后，同时伴有适应性行为缺陷。诊断要点：①智力明显低于平均水平，即智商（IQ）低于人群均值 2 个标准差，一般 IQ 在 70 分以下；②适应行为缺陷，主要是指个人独立生活和履行社会职责方面都有明显缺陷；③表现在发育年龄，一般指 18 岁以下。因其临床表现轻重不一，本节仅介绍感知、注意、记忆、语言、理解、洞察力、思维各方面落后，同时伴有情感和人格的发育落后。相当于中医"五迟""五软"范畴。

（一）临床分型及表现

1. **胎禀不足型**　证见智弱神疲，倦怠少动，形体消瘦，双目无神，哭闹不宁，夜卧不安，舌淡苔白，脉沉无力。

2. **气虚血滞型**　证见视物不清，语言不利，神疲气怯，痴呆烦躁，易惊善恐，舌质暗苔少，脉沉涩。

3. **痰浊蒙窍**　意识不清，反应迟钝，失聪失语，肢体强硬，动作不由自主，口流痰涎，喉间痰鸣，吞咽困难等，兼形体虚浮，苔腻，脉滑。

（二）治疗原则

总以健脑益智、补养心血为原则。

（三）手法

1. **按法**　用手指、手掌面或肘部着力于体表的某一腧穴或部位上，逐渐用力向下深压。按法是一种刺激较强的手法，常与揉法结合，形成"按揉"复合手法。

【指按法】

用手指（拇指、示指、中指）指端或螺纹面垂直向下。适用于各部位（图5-5）。按压法适用于全身各部位，操作时力度应从轻到重，缓和有力，按压时动作均匀有节律。

2. **揉法**　用手掌大鱼际、掌根，或手指螺纹面，吸附于一定的治疗部位，做轻柔缓和的环旋运动，并带动该部位的皮下组织运动的手法。

【指揉法】

用拇指或中指螺纹面，或以示指、中指，或以示指、中指、无名指螺纹面，在某一穴位或几穴位，或某个部分上做小幅度轻柔地环旋揉动（图5-6）。

揉法适用于每个部位，操作时应缓和有力，揉动幅度大小要均匀，以顺时针方向揉动，动作轻快柔和，均匀深透，不可向下压，不可摩擦，也不要漂浮。速度120~160次/min。

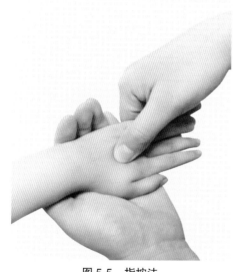

图5-5　指按法

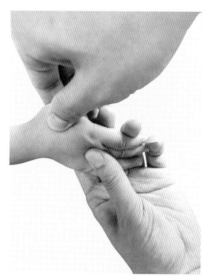

图5-6　指揉法

3. **推法**

（1）直推法：用拇指或示、中指螺纹面，在穴位上做直线推动。要求向前直线推动，用力均匀轻柔；在表皮进行，不要推挤皮下组织；速度250~300次/min（图5-7，图5-8）。

（2）分推法：双手拇指侧缘或螺纹面，或双手示、中指自穴位中间向两旁做分向推动。向两旁分推时，动作应轻快，200~300次/min（图5-9）。

4. **拿法**　用拇指和其他手指相对用力地在一定穴位或部位上进行有节律性的提捏手法。拿法适用于肩、颈部，具有祛风散寒、开窍止痛，舒筋活络的作用。

【三指拿法】

用大拇指和示指、中指相对用力，提拿一定部位或穴位，进行一紧一松的拿捏手法（图5-10）。

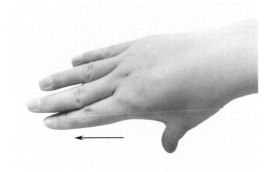

图 5-7 直推法（1）

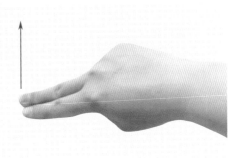

图 5-8 直推法（2）

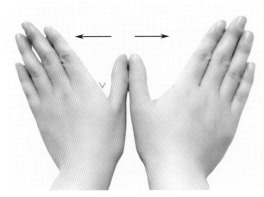

图 5-9 分推法

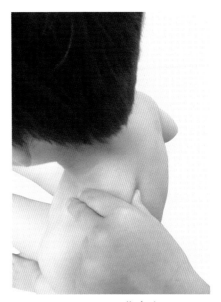

图 5-10 三指拿法

操作时一般与肌腹垂直，一紧一松，缓和有力，刚中有柔，由轻到重，均匀连贯。注意不可突然用力或提拿皮肤。本法刺激较强，多作用于较深肌肉、筋腱部位。

5. **运法** 以拇指螺纹面或示指、中指的螺纹面在儿童体表做环形或弧形移动，称为运法（图 5-11）。以一手托握住宝宝手臂，使被操作的部位或穴位平坦向上，另一手以拇指或示指、中指的螺纹面着力，轻附着在治疗部位或穴仪上，做由此穴向彼穴的弧形运动；或在穴周做周而复始的环形运动，100~300 次 /min。适用于弧形或面状穴位。

6. **掐法** 以指端（多以拇指端）甲缘重按穴位，而不刺破皮肤一种强刺激手法。主要用于治疗儿童惊风抽搐。常用于人中、少泽或十宣等指端感觉敏锐的穴

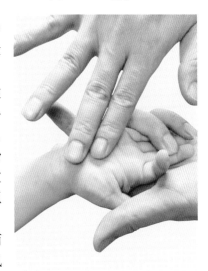

图 5-11 运法

位,用拇指指甲掐治疗部位,掐时应有节律,操作完再用拇指指腹部分轻揉掐后的部位,以缓解疼痛(图 5-12)。

(四) 操作步骤

1. **头面部**　开天门、推坎宫、掐揉百会穴、运太阳穴及耳后高骨,各 100~150 次。

(1) 开天门

【位置】前额天庭下,即两眉之中至发际(图 5-13)。

【操作】使患儿仰卧或竖抱,以两大指外侧,自两眉中间,互相向上(发际部)直推之。次数:100~150 次。

【主治】发汗解表、开窍醒神。

【临床应用】用于外感发热、头痛、惊风等。

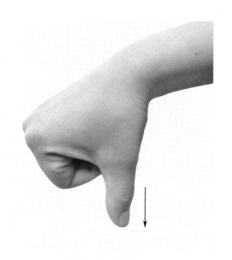

图 5-12　掐法

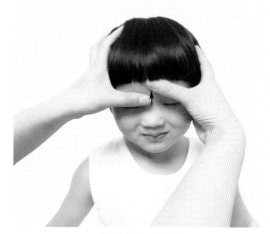

图 5-13　开天门

(2) 推坎宫

【位置】在额上两侧,眉毛上约 1 寸处(图 5-14)。

【操作】使患儿仰卧或竖抱,用两手捧着头部,然后用两大拇指正面,先捻揉坎宫穴数下,再从两眉间向外分推至坎宫部。次数:100~150 次。

【主治】疏风解表,醒脑,明目,止头痛。

【临床应用】用于感冒发热,除昏迷,可提精神。

(3) 掐揉百会穴(图 5-15)

【位置】在头顶正中线与两耳尖连线的中点。

【操作】将患儿竖抱,用拇指甲按穴上,频频用力掐之,继而揉之。次数:掐 20~30 次,揉

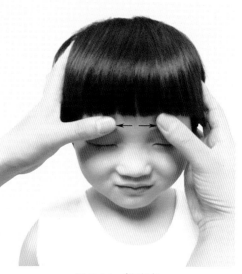

图 5-14　推坎宫

50~80 次。

【主治】醒神开窍、益智健脑。

【临床应用】用于头痛、眩晕、惊风、鼻塞、脱肛等。

(4)运太阳穴(图 5-16)

【位置】在两眉梢与外眼角之间向后移寸许,以指捏之有凹陷处。

【操作】患儿仰卧或竖抱,用两大指在穴位上不停地揉运。向头的后方运转为凉为泻,向前运转为热为补。次数:100~150 次。

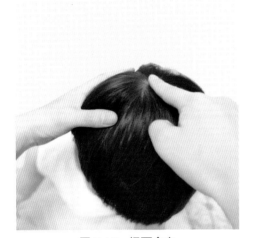

图 5-15　揉百会穴

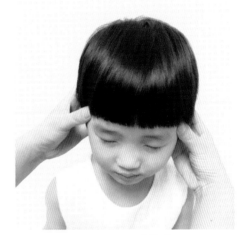

图 5-16　运太阳穴

【主治】清肝明目,通络止痛。

【临床应用】用于感冒发热、急慢惊风、偏正头痛、目疾。

(5)运耳后高骨穴(图 5-17)

【位置】耳后完骨之微下陷凹处。

【操作】使患儿坐立,两中指按住耳后高骨穴揉运之。向前为补,向后为泻。次数:100~150 次。

【主治】疏风解表。

【临床应用】用于感冒发热、惊风、吐痰、智力低下等。

2. 背部　揉脾俞、胃俞 100~300 次,推揉脊柱两侧膀胱经穴 5~10 遍;拿肩井。

(1)揉脾俞(图 5-18)

【位置】第 11 胸椎棘突下旁开 1.5 寸。

【操作】两拇指指腹或示、中两指指端揉。次数:100~300 次。

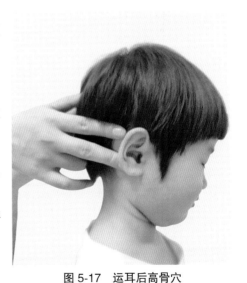

图 5-17　运耳后高骨穴

【主治】健运脾胃、益气升清

【临床应用】用于呕吐腹泻、疳积、食欲不振、黄疸、水肿、慢惊、四肢乏力等。

（2）揉胃俞（图 5-19）

【位置】第 12 胸椎棘突下旁开 1.5 寸。

【操作】两拇指指腹或示、中两指指端揉，称作揉胃俞。次数：100~300 次。

【主治】和胃调中、祛湿消积、和胃健脾、理中降逆；外散胃腑之热。

【临床应用】用于胃脘疼痛、呕吐、腹胀、慢性腹泻、消化不良、四肢无力等症。

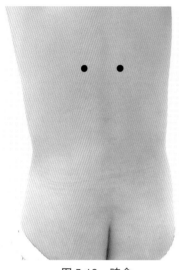

图 5-18　脾俞

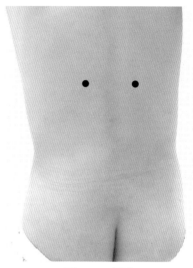

图 5-19　胃俞

（3）拿肩井（图 5-20）

【位置】大椎与肩峰连线之中点，肩部肌肉最高点处。

【操作】用拇指与示、中两指对称用力提拿肩井，称作拿肩井。用指端按，称作按肩井。次数：5~10 次。

【主治】祛风清热，活络消肿

【临床应用】用于感冒、惊厥、上肢抬举不利。

3. 最后拿揉或揉搓四肢部，并配合四肢部摇抖法等被动活动。

（五）随证加减

1. 胎禀不足型　加补肾经、按揉肾俞。

（1）补肾经（图 5-21）

【位置】小指末节螺纹面。

【操作】以右示、中指夹住儿童示指，用拇指螺纹面贴在儿童小指螺纹面上做顺时针旋转推法，为补肾经。次数：100~300 次。

【主治】壮命门之火，固涩下元。

【临床应用】用于先天不足、久病体虚、肾精亏虚引起的多尿、遗尿、虚喘、久泻等症；膀胱湿热、小便赤

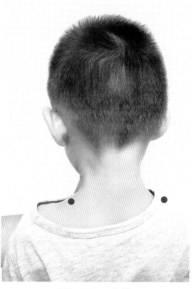

图 5-20　肩井

涩等实症。

（2）按揉肾俞（图5-22）

【位置】第2腰椎棘突下旁开1.5寸。

【操作】用示、中指端或两拇指端按加揉。次数：100~300次。

【主治】调补肾气。

【临床应用】用于腹泻、便秘、小腹痛、下肢痿软乏力等症。

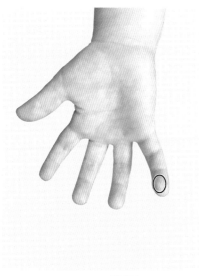

图5-21　补肾经

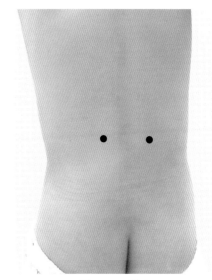

图5-22　肾俞

2. 气虚血滞型　加推脾经、揉板门，推四横纹各100~150次；揉中脘100~150次、摩腹5分钟；捏脊3~5遍。

（1）推脾经（图5-23）

【位置】在大拇指端桡侧面。

【操作】使患儿掌心向上，用左手三、四、五指托住患儿手背，示指置其掌心，拇指掌握其曲直，再将右手大拇指按穴上，示、中二指固定其手腕，然后用大指不断地屈伸推摩，又称"推脾土"。次数：100~150次。

【主治】健脾补虚。

【临床应用】用于急慢惊风、饮食欠佳、疳积、腹胀腹痛、呕吐、泄泻、面黄肌瘦、四肢无力、肚大青筋。

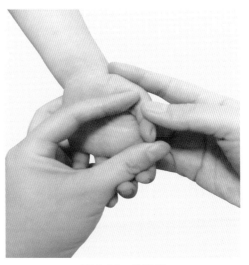

图5-23　推脾经

（2）揉板门（图5-24）

【位置】在手掌大指根下，即鱼际穴部。

【操作】使患儿掌心向上，用左手握住患儿手指，不使其移动，将右拇指按穴上，其余四指托住手背面，然后揉之。次数：100~150次。

【主治】消食、化积、导滞。

【临床应用】用于食欲不振，四肢乏力，积滞，吐泻，腹胀等。

（3）推四横纹（图5-25）

【位置】在示、中、无名、小指第一节与第二节接缝处。

【操作】使患儿手掌向上，用左手第三、四和右手三、四、五指托住患儿手背和手指下面，把左右两手的拇、示二指扶持在掌心上，再以左第五指垫在应推一指下面，该指则突起，然后用右手大指不断地在穴上推。推为补，掐为泻。次数：100~150次。

【主治】理中行气，化积消胀，退热除烦。

【临床应用】用于气血不和，四肢抽搐、腹痛胀闷、咳痰气喘、口眼歪斜，疟疾，发热。

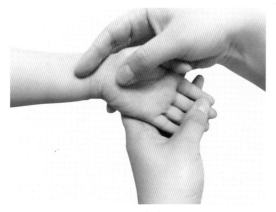

图5-24　揉板门

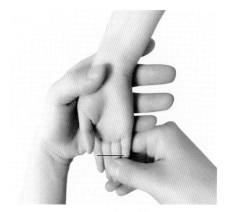

图5-25　推四横纹

（4）揉中脘穴（图5-26）

【位置】在剑突与脐之间，即脐上四寸处。

【操作】使患儿仰卧，以两手掌对合掌擦之，待发热后将右手掌按患儿穴上揉之。内转为补，外转为泻。次数：100~150次。

【主治】益气暖胃。

【临床应用】用于腹痛、腹胀、呕吐、泄泻、积食伤乳。对高血压、心悸、失眠、癫痫、精神病有一定保健作用。

（5）摩腹（图5-27）

【位置】腹部。

【操作】术者以手掌面或四手指螺纹

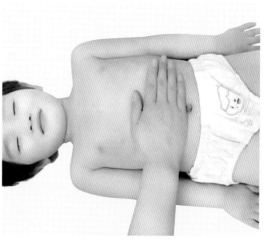

图5-26　揉中脘穴

面着力,沿肋弓角边缘或自中脘至脐,顺时针或逆时针方向按摩儿童腹部 5 分钟。

【主治】健脾益胃。

【临床应用】可通畅全身气机,用于保健,儿童腹泻、呕吐、恶心、便秘、腹胀、厌食。

(6)捏脊(图 5-28)

【位置】脊柱两侧自长强穴(肛门后上 3~5 厘米处)向上至大椎穴(第 7 颈椎棘突下凹陷中)。

【操作】患儿俯卧,施术者示指屈曲,用示指中节侧缘顶住皮肤,拇指前按,二指用力提拿肌肤,交替捻动,向前推行,捏时不要旋转肌肤,要垂直捏起,直线前进。沿着督脉(脊柱两侧)向上至大椎穴为 1 遍,每次捏 3~5 遍。为增强刺激,可从第 2 遍起,每捏 3 次,向上提 1 次,最后用两拇指在脾、胃、肾俞处揉之,可提高疗效。

【主治】疏通经络,调整脏腑。

【临床应用】提高机体免疫功能,并整体地、双向地调节内脏活动,从而防治多种疾病。

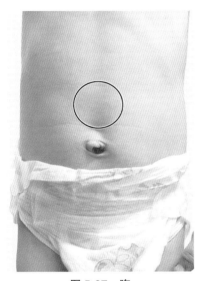

图 5-27 腹

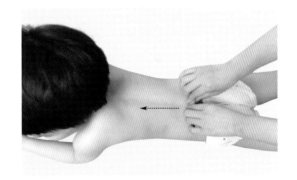

图 5-28 捏脊

3. **痰浊蒙窍型** 推肺经,推揉膻中穴,各 100~150 次,揉足三里穴,50~100 次。

(1)推肺经(图 5-29)

【位置】在无名指第一节正面。

【操作】用左手握住患儿手,使手指向上,手掌向外,将示指第一节外露,然后以右手大拇指正面推患儿示指末节。旋推为补,称补肺经;向指根方向直推为清,称清肺经。统称推肺经。次数:100~150 次。

【主治】补肺经能补益肺气;清肺经能宣肺

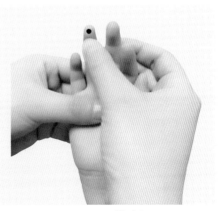

图 5-29 推肺经

清热、疏风解表、化痰止咳。

【临床应用】补肺经用于肺气虚损及咳嗽气喘、虚寒怕冷等肺经虚寒证；清肺经用于感冒发热及咳嗽、气喘、痰鸣等肺经实热证。

备注：肺经除推之外，掐之能泻肺火，左旋揉之能补虚。

（2）推揉膻中穴（图5-30，图5-31）

【位　置】在胸前两乳之间与乳头平行处。

【操　作】使患儿正坐或仰卧，以双手扶持腋下，用两大拇指自膻中穴向外分推至乳头，推毕。再以示指、中指二指由胸骨柄上端（天突穴部）推至膻中，最后以中指按在穴上揉之。次数：推20~50次，揉20~50次。

【主　治】宽胸理气、活血通络、清肺止喘、舒畅心胸。

【临床应用】能够调节人体全身的气机，可用于肺中郁热，咳嗽气喘，胸膈满闷。

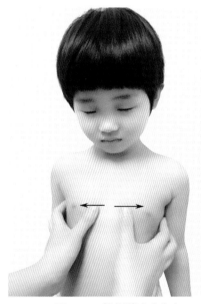

图5-30　推揉膻中穴（1）

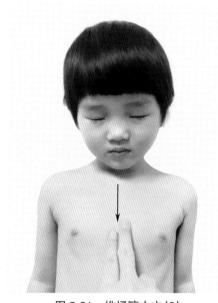

图5-31　推揉膻中穴（2）

（3）掐揉足三里（图5-32）

【位　置】在膝眼下三寸，胫骨外侧陷中。

【操　作】使患儿直腿或屈膝，用左手托膝部，右拇指掐穴上，掐后揉之。次数：50~100次。

【主　治】调理脾胃、补中益气、通经活络、疏风化湿、扶正祛邪。

【临床应用】

在消化系统方面，可增进食欲，帮助消化；神经系统方面，可促进脑细胞机能的恢

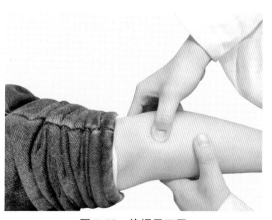

图5-32　掐揉足三里

复,提高大脑皮层细胞活力;在循环系统、血液系统方面,可以改善心功能,调节心律;在内分泌系统方面,对垂体-肾上腺皮质系统功能有双向性良性调节作用,提高机体防御疾病的能力(图 5-33)。

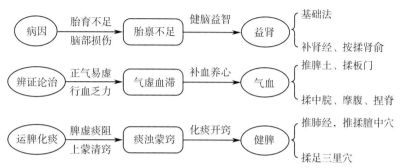

图 5-33　智力低下患儿按摩治疗病因相关选穴示意图

二、发育迟缓

发育迟缓是指在生长发育过程中出现速度放慢或是顺序异常等现象,是儿科常见虚弱病证,发病率为 6%~8%,内分泌疾病、染色体异常、佝偻病等是其常见原因,有体格发育、运动发育、语言发育、智力发育、心理发展迟缓等区别。相当于中医的五迟、五软儿童。五迟指立迟、行迟、发迟、齿迟、语迟;五软指头项软、口软、手软、足软、肌肉软儿童。五迟、五软既可单独出现,也可同时存在。

本病由于先天禀赋不足、后天调护失当引起。若症状较轻,由后天调护失当引起者,治疗及时,常可康复;若证候复杂,病程较长,属先天禀赋不足引起者,往往成为痼疾,预后较差。

(一)临床分型及表现

1. 肝肾亏损　筋骨萎软,发育迟缓,坐起、站立、行走等明显迟于正常同龄儿,头项萎软,天柱骨倒,头颅方大,目无神采,反应迟钝,囟门宽大,夜卧不安,舌淡苔少,脉沉细无力,指纹淡。

2. 心脾两虚　智力低下,语言发育迟缓,精神呆滞,头发生长迟缓,发稀萎黄,肌肉松弛,口角流涎,吮吸咀嚼无力,或见弄舌;食欲欠佳,大便秘结,舌质淡胖,苔少,脉细缓,指纹色淡。

3. 痰瘀阻滞　失聪失语,反应迟钝,意识不清,动作不由自主,或吞咽困难,口流痰涎,喉间痰鸣,或关节强硬,肌肉柔软,或有癫痫发作,舌体胖有瘀斑瘀点,苔腻,脉沉涩或滑,指纹暗滞。

(二)治疗原则

五迟、五软多属于虚证,以补为其治疗大法。如脑发育不全多属肝肾两虚,宜补养肝肾、益精填髓;脑性瘫痪、智力低下者多属心脾两虚,宜健脾养心、益智开窍;若因难产、外伤、中毒,或温热病后等因素致痰瘀阻滞者,治宜涤痰化瘀,通络开窍。

本病力争早期发现,及时治疗,并可配合针灸等康复疗法,教育及功能训练等综合措施,以提高疗法。

(三) 手法

应用手法分别为指揉法(见图5-6)、直推法(见图5-7,见图5-8)、分推法(见图5-9)及运法(见图5-11)。

(四) 操作步骤

开天门(见图5-13)、推坎宫(见图5-14)、掐揉百会穴(见图5-15)、运太阳穴(见图5-16)及耳后高骨(见图5-17),各100~150次。

(五) 随证加减

1. 肝肾亏损 加补肾经(见图5-21)、按揉肾俞(见图5-22),各100~300次。

2. 心脾两虚 加揉脾俞(见图5-18)、揉胃俞(图5-19)100~300次,推揉脊柱两侧膀胱经穴5~10遍,捏脊(见图5-28)3~5遍。

3. 痰瘀阻滞 加推肺经(见图5-29),推揉膻中穴(见图5-30,图5-31),各100~150次,揉足三里穴(见图5-32),50~100次(图5-34)。

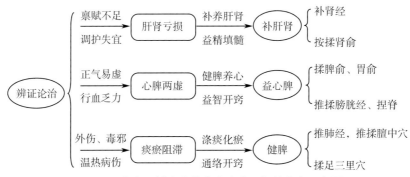

图 5-34 发育迟缓患儿按摩治疗病因相关选穴示意图

三、慢性营养缺乏症(营养不良)

慢性营养缺乏症(营养不良),中医称为"疳证",是由喂养不当或多种疾病影响,导致脾胃受损,气液耗伤,肌肤、筋骨、经脉、脏腑失于濡养而形成的一种慢性消耗性疾病,临床以形体显著消瘦、面黄发枯、精神萎靡或烦躁,饮食异常为特征。

(一) 临床分型及表现

1. 疳气 形体略瘦,面色少华,毛发稀疏,不思饮食,性急易怒,精神欠佳,大便干稀不调,舌质略淡,苔薄微腻,脉细有力。

2. 疳积 形体明显消瘦,腹部膨胀,面色萎黄,发结如穗,精神烦躁,睡卧露睛,动作异常,纳呆厌食,或善食易饥,或嗜食异物,舌淡苔腻,脉沉细而滑。

3. 干疳 肢体枯瘦如柴,面白无华,毛发干枯,腹凹如舟,精神萎靡,懒言少动,表情呆滞,头大项细,貌似老人,杳不思食,大便稀溏或便秘,舌质淡嫩,苔少,脉细弱。

(二) 治疗原则

以健运脾胃为基本法则。根据不同阶段,采取不同的治疗方法。疳气以和为主;疳积以消为主;干疳以补为要。

（三）手法

1. **指揉法** 详见图 5-6。

2. **推法** 主要分为直推法、旋推法和分推法。直推法详见图 5-7 及图 5-8，分推法详见图 5-9，旋推法详见图 5-35：用拇指在穴位上边推动边旋转。推时仅靠拇指小幅运动，速度较直推法缓慢，200 次/min。

3. **运法** 详见图 5-13。

（四）主要操作方法

1. **推脾经** 详见图 5-23。

2. **推肾经** 详见图 5-21。

3. **运八卦穴** 详见图 5-36。

【位置】在手掌心四周。

【操作】用左手持患儿之手，使掌心向上，固定患儿手指不弯曲，以拇指按于离宫上，右手示、中二指挟持儿童之腕部，然后用右大指面从"乾卦"起运到"兑卦"成为圆圈而反复运转之。次数：50~300 次。

【主治】宽胸利膈，理气化痰，行滞消食。

【临床应用】用于清热、安神、开胸、化痰，可治胀满、吐乳。

备注：本法的操作多样，有"男左女右"的说法。以上介绍的是临床上常用的方法，效果颇好。

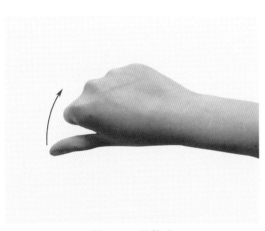

图 5-35 旋推法

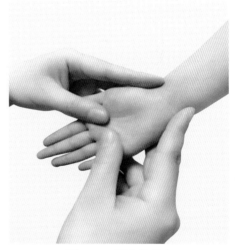

图 5-36 运内八卦穴

4. **捏脊法** 详见图 5-28。

5. **推肝经** 详见图 5-37。

【位置】在示指第一节正面。

【操作】用左手握住患儿之手，使手指向上，手掌向外，将食指第一节外露，然后以右手大拇指正面推患儿示指末节。离心为清，向心为补。次数：100~300 次。

【主治】活血化瘀，清肝火。

185

【临床应用】本穴可退肝胆之火,活气生血,用治目赤昏闭、赤白痢疾、水泻。

6.推心经　详见图 5-38。

【位置】在中指第一节正面。

【操作】推法与肝经同。次数:50~300 次。

【主治】 清热,退心火。

【临床应用】用于惊风抽搐、重舌木舌、口疮、目赤、五心烦热,心虚胆怯、小便短赤。
备注:心经穴在中指尖即中冲穴。

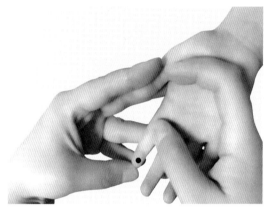 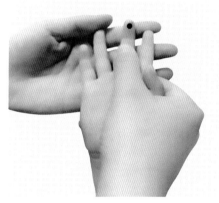

图 5-37　推肝经　　　　　　　　　　　　　　图 5-38　推心经

7.掐揉小天心　详见图 5-39。

【位置】在掌根正中处,大鱼际和小鱼际相接处。

【操作】用左手握患儿手指,右手指、中二指夹持腕部,右大拇指先掐后揉之。次数:
30~100 次。

【主治】祛心经之热,镇静安神。

【临床应用】用于急慢惊风、高热神昏,心痛、小便不通。

8.分手阴阳　详见图 5-40。

【位置】在掌下两旁,桡侧为阳穴,尺侧为阴穴。

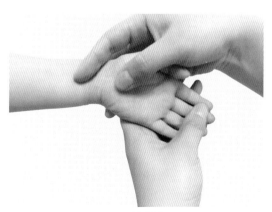 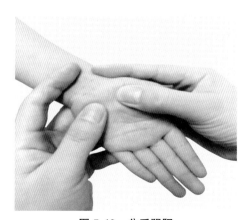

图 5-39　掐揉小天心　　　　　　　　　　　　图 5-40　分手阴阳

【操作】使患儿掌心向上,以两手托住患儿手,用小手指压住其指,双拇指各置穴上向两边分推之。次数:50~100 次。

【主治】平衡阴阳,调和气血,行滞消食。

【临床应用】用于身热不退、寒热往来、呃逆、呕吐、腹胀、泄泻、痢疾。

9. 推腹阴阳穴　详见图 5-41。

【位置】在上腹部的两旁。

【操作】使患儿仰卧,用两手指扶住腹部两侧,双侧大拇指置腹部正中线上,然后自上至下的分推之。次数:50~300 次。

【主治】健脾和胃,理气消食。

【临床应用】用于腹痛、泻痢、食积及一般肠胃病。

10. 揉足三里　详见图 5-32。

11. 揉板门　详见图 5-24。

（五）辨证论治

1. **疝气证**　补脾经,补肾经,运八卦,揉板门、足三里,捏脊。

2. **疝积证**　补脾经,清心经、肝经,捣小天心,分手阴阳、腹阴阳。

3. **干疝证**　补脾经、肾经,运八卦,揉足三里。

（六）随证加减

1. **积滞化热**　加揉大椎穴、推揉膻中穴。

（1）揉大椎穴（图 5-42）

【位置】在第一胸椎之上凹陷处。

【操作】使患儿仰卧或托抱,以手拇指或示指揉之。次数:50~200 次。

【主治】宣通阳气,清热解毒,宁神通络,扶正祛邪。

【临床应用】调节机体免疫力、增强抗病能力,用于外感发热、疟疾、惊风、五劳虚损、乏力。

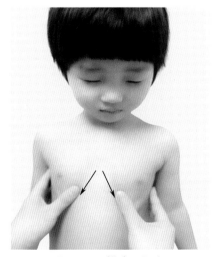

图 5-41　推腹阴阳穴

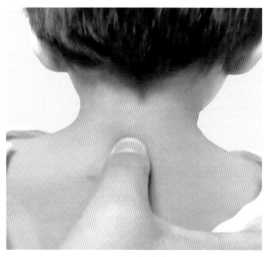

图 5-42　揉大椎穴

（2）推揉膻中穴（图 5-30，图 5-31）。

2. 乳食内积　加揉中脘穴、摩神阙穴、拿肚角穴、推四横纹穴。

（1）揉中脘穴（图 5-26）

（2）摩神阙穴（图 5-43）

【位置】肚脐周围。

【操作】使患儿仰卧，可将两手掌对合摩擦发热，然后速将右手掌按患儿脐心部运转摩之。向里转为补，外转为泻。

【主治】通调经络。

【临床应用】调节胃肠蠕动，促进消化液分泌和营养物质吸收，用于腹痛、腹胀、便秘、泄泻等。

（3）拿肚角穴（图 5-44）

【位置】在脐下 2 寸，旁开 2 寸。

【操作】使患儿仰卧，用双手拇指按肚角，示指、中指二指托起，然后上下一起用力拿之。次数：10~20 次。

【主治】止腹痛。

【临床应用】用于腹痛、泻痢等。

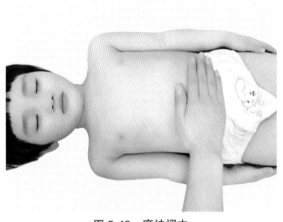

图 5-43　摩神阙穴

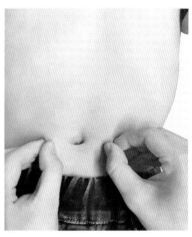

图 5-44　拿肚角穴

（4）推四横纹穴（图 5-25）

3. 气滞　揉摩丹田穴、揉龟尾穴。

（1）揉摩丹田穴（图 5-45）

【位置】脐下小腹处。

【操作】使患儿仰卧，用双手扶住其少腹两侧，然后以两拇指自肚脐下缘自上而下揉摩丹田部，或以右手掌心自穴上向下摩之。次数：揉摩各 50~150 次。

【主治】培补元气，导赤通淋。

【临床应用】用于腹胀、腹痛、食积、气滞、小便不通、遗尿。

（2）揉龟尾穴（图 5-46）

【位置】臀部的尾椎骨处。

【操作】使患儿向内侧卧,左手扶住臀部,用右手大拇指面在穴上揉之。次数:100~200次。

【主治】止泻、通便,调理大肠功能。

【临床应用】用于泄泻、痢疾、慢惊风、癫痫、腹胀。

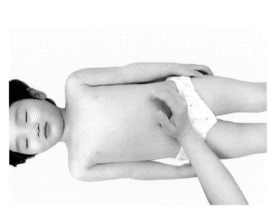
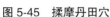

图 5-45 揉摩丹田穴

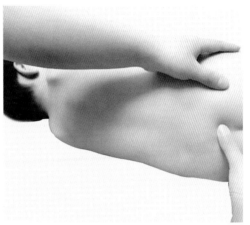

图 5-46 揉龟尾穴

营养不良患儿按摩治疗病因相关选穴示意图,见图5-47。

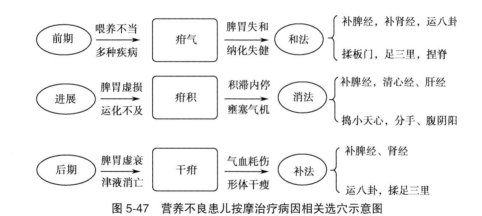

图 5-47 营养不良患儿按摩治疗病因相关选穴示意图

四、儿童惊厥

儿童惊厥,可发生于许多疾病的过程中,大体上可按病变部位分为颅内、颅外,按疾病原因分为感染性、非感染性。中医称为"惊风",是由多种原因引起的临床上以全身或局部肌肉抽搐为主要症状,常伴有神志不清的一种病证。一般将惊风分为急惊风、慢惊风两大类。凡起病急暴、属阳属实者,称为急惊风;凡病久中虚、属阴属虚者,称慢惊风。惊风以 1~5 岁的儿童发病率高。因惊风可发生于许多疾病之中,故其发病按原发疾病而在不同季节均可见到。

（一）急惊风

急惊风来势急骤,常痰、热、惊、风四证具备,临床以高热、抽风、昏迷为主要表现。

1. 临床分型及表现

风热动风:起病急骤,发热、头痛、鼻塞、流涕、咳嗽、咽痛,随即出现烦躁,神昏,惊风,舌苔薄白或薄黄,脉浮数。

气营两燔:起病较急,高热,抽搐,头痛项强,恶心呕吐,烦躁嗜睡,口渴便秘,或见狂躁不宁,夜肤发疹发斑,舌红苔黄,脉弦数。

邪陷心肝:起病急骤,高热不退,神昏谵语,反复抽搐,两目上视,烦躁口渴,舌质红,苔黄腻,脉数。

湿热疫毒:持续高热,频繁抽搐,神昏谵语,腹痛呕吐,大便黏腻或夹脓血,舌质红,苔黄腻,脉滑数。

惊恐惊风:暴受惊恐后惊惕不安,身体颤栗,喜投母怀,夜间惊啼,甚至惊厥、抽风,神志不清,大便色青,脉律不整,指纹紫滞。

2. 治疗原则　以清热、豁痰、镇惊、熄风为基本原则。

3. 手法　掐法、摩法。

（1）掐法:以指端（多以拇指端）甲缘重按穴位,而不刺破皮肤的一种强刺激手法。主要用于治疗儿童惊风抽搐。常用于人中、少泽或十宣等指端感觉敏锐的穴位,用拇指指甲掐治疗部位,掐时应有节律,操作完再用拇指指腹部分轻揉掐后的部位,以缓解疼痛（见图 5-12）。

（2）摩法:指掌自然伸直,腕关节稍背伸,用掌面着力,用力附着在儿童体表一定部位,腕关节放松,前臂主动运动,通过腕关节连同着力部分做顺时针或逆时针的环形摩动,称为掌摩法（图 5-48）。要求施术者上肢放松、沉肩、屈肘、悬腕,手、腕关节呈一直线,腕关节放松,唯一活动的只有施术侧的肘关节。操作时在皮肤表面进行一定范围的摩擦,不带动皮下组织。

掌摩法顺序可为顺时针,也可为逆时针方向;适用于躯干部和面状穴位。频率为 100~300 次 /min。

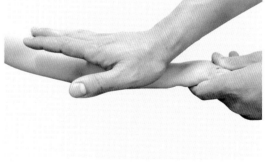

图 5-48　摩法

4. 主要操作方法

（1）掐人中穴（图 5-49）

【位置】在鼻唇上,水沟中央近鼻孔凹陷中。

【操作】患儿仰卧或竖抱而托其头,以拇指甲或示指甲掐穴上。次数:10~50 次。

【主治】醒神开窍,调和阴阳,镇静安神,解痉通脉。

【临床应用】用于惊风、癫痫、发狂、面肿、摄口,为一切不省人事之急救穴。

（2）推三关（图 5-50）

【位置】在前臂桡侧,由腕关节（阳溪穴部）至肘关节（曲池部）。

【操作】使患儿手掌向内,用左手持其掌及腕部,右手示、中二指伸直,其他手指屈向掌心,然后用示、中二指自阳溪推至曲池,频频推之。男向上推,女向下推。次数:100~

200 次。

【主治】温阳散寒,发汗解表,益气活血。

【临床应用】属热性穴,常用于寒证、虚证治疗。

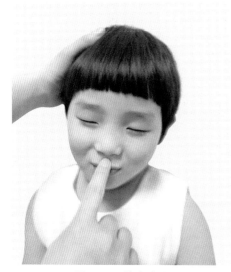

图 5-49　掐人中穴

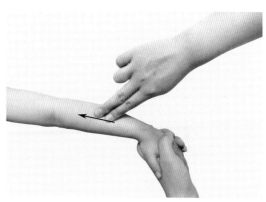

图 5-50　推三关

(3)退六腑(图 5-51)

【位置】在前臂尺侧,由肘部(少海穴部)至腕关节(神门穴部)。

【操作】令患儿掌心向内,左手握住其手腕部,右手中、示二指伸直按穴上,其他三指屈向掌心,然后,用示、中二指自少海部推至神门部,连续推之。男向下推,女向上推。次数;100~200 次。

【主治】清热、凉血、解毒。

【临床应用】属凉性穴,用于温病邪入营血,五脏六腑郁火食滞,壮热,腮腺炎及疮毒等实热证。

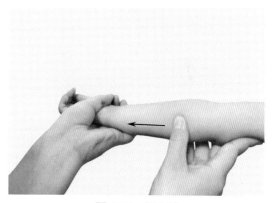

图 5-51　退六腑

备注:此穴性凉,寒性病不宜用之,以上"三关""六腑"的操作均按男性患儿推法,若女性患儿则反推之。

(4)清天河水(图 5-52)

【位置】前臂掌侧横纹(大陵穴部)至肘窝。

【操作】使患儿手掌向上,左手握住其腕部,以右拇指侧面或示、中二指正面,自大横纹向上推至肘窝处。次数:100~200 次。

【主治】清热解表,泻火除烦。

【临床应用】用于治疗热性病症,清热而不伤阴分;多用于五心烦热,口燥咽干,唇舌生疮、夜啼等症。

备注：清法含有清凉之意，此法只有向上推一法。

（5）掐中冲穴（图5-53）

【位置】在中指之端。

【操作】用右手握住患儿四指，掌面向外，然后用右拇指甲掐之。次数：10~30次。

【主治】发散内热，回阳救逆，醒脑通络。

【临床应用】可用于急救。用于身热、烦躁、汗闭、口疮、木舌等。

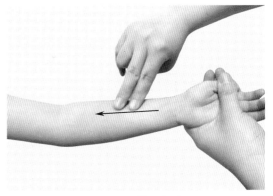

图5-52 清天河水

（6）掐二扇门（图5-54）

【位置】在手背中指本节两旁陷中。

【操作】掐30~50次，揉20~50次。

【主治】发汗透表，健脾养胃，退热平喘。

【临床应用】用于急惊风、口眼㖞斜、发热。

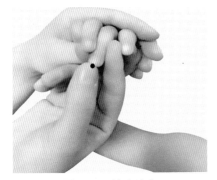

图5-53 掐中冲穴

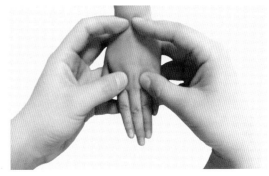

图5-54 掐二扇门

（7）掐委中穴（图5-55）

【位置】在膝腘横纹间隙中。

【操作】使患儿俯卧伸腿，以左手握其腿肚，右拇指按穴上，其他四指托膝部，频频掐之。次数：50~100次。

【主治】舒筋通络，散瘀活血，清热解毒。

【临床应用】用于惊风、痿痹。

备注：治惊风宜重掐之或重拿之。治麻痹症，宜轻掐之。

（8）掐太冲穴（图5-56）

【位置】在足大趾外侧，本节后寸半寸处。

【操作】竖抱患儿露足，用左手托住其足掌部，右拇指按穴上掐之。次数：20~50次。

【主治】平肝熄风，清热利湿，通络止痛

【临床应用】治危急之症，舌吐者不治。

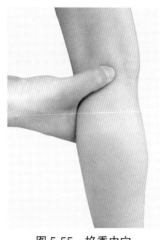

图 5-55　掐委中穴

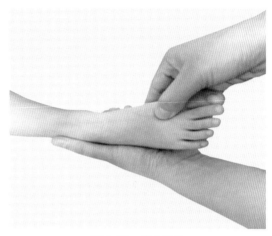

图 5-56　掐太冲穴

(9)拿肩井：详见图 5-20。

5. 辨证论治

高热：推三关、透六腑、清天河水，各 100~200 次；

昏迷：掐委中 50~100 次；

抽风：掐人中 10~50 次、掐中冲穴 10~30 次、掐二扇门穴 50~100 次、掐太冲穴 20~50 次、拿肩井 5~10 次。

6. 随证加减

(1)伴谵语：掐承浆穴 10~50 次、运耳风门穴 20~50 次。

1)掐承浆穴(图 5-57)

【位置】在唇下陷中。

【操作】患儿仰卧或竖抱托其头，以拇指甲或示指甲掐之。次数：10~50 次。

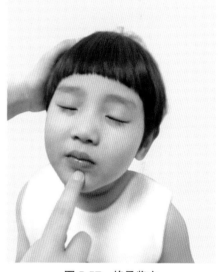

图 5-57　掐承浆穴

【主治】镇静镇痛。

【临床应用】口眼㖞斜、惊风抽搐、暴哑、口齿疳蚀。

2)运耳风门穴(图 5-58)

【位置】人体面部，当耳屏上切迹的前方，张口有凹陷处。

【操作】竖抱患儿或使其仰卧，以拇指或示指按听宫穴处运之。运向面前为补，运向后头为泻。次数：20~50 次。

【主治】降浊升清。

【临床应用】用于惊风，口眼㖞斜、耳鸣耳聋、牙痛等。

(2)伴头痛：加运太阳穴，运耳后高骨穴，各 100~150 次，揉百会穴 50~100 次、掐印堂穴 10~15 次。

1)运太阳穴(见图 5-16)。

2）运耳后高骨穴（见图 5-17）。

3）揉百会穴（见图 5-15）。

4）掐印堂穴（图 5-59）。

【位置】在两眉之中间。

【操作】抱住患儿托其头部，以右手拇指掐穴上频频用力，病轻者宜轻掐，病重者宜重掐、多掐。次数：10~15 次。

【主治】明目通鼻，宁心安神。

【临床应用】用于治疗失眠、头痛、鼻渊等。

备注：虚寒症与慢惊风不宜掐之。

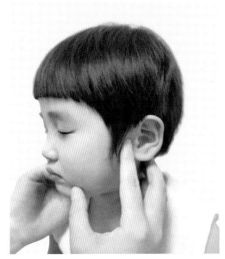

图 5-58　运耳风门穴

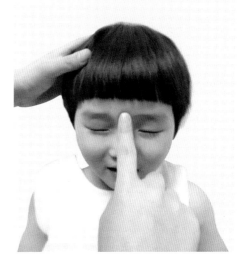

图 5-59　掐印堂穴

急惊风患儿按摩治疗病因相关选穴示意图，见图 5-60。

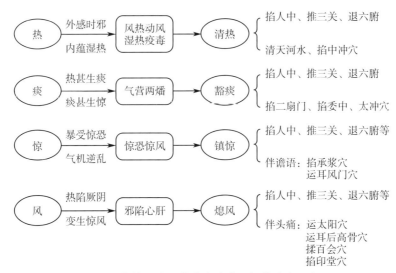

图 5-60　急惊风患儿按摩治疗病因相关选穴示意图

（二）慢惊风

慢惊风来势缓慢,病程较长,时作时止,抽搐无力,可伴昏迷、瘫痪等症。

1. 临床分型及表现

脾虚肝亢:形体疲惫,面色萎黄,嗜睡露睛,四肢不温,抽搐无力,时作时止,不欲饮食,大便稀溏,色带青绿,时有肠鸣,舌质淡,苔薄白,脉沉弱。

脾肾阳衰:精神萎顿,昏睡露睛,面白无华或灰滞,口鼻气冷,额汗不温,四肢厥冷,手足蠕动震颤,大便澄澈清冷,或痰涎上涌,舌质淡,苔薄白,脉沉微。

阴虚风动:虚烦疲惫,面色萎黄或时见潮红,肢体拘挛或强直,时或抽搐,间有低热,手足心热,大便干结,舌绛苔少或无苔,脉细数。

2. 治疗原则 以补虚治本为主。

3. 手法 揉法、推法。

4. 操作步骤 推脾经、运八卦各 100~150 次,分推手阴阳 50~100 次,推三关 100~150 次,腹阴阳 50~100 次,揉足三里穴、揉涌泉穴,各 100~200 次。

（1）推脾经（见图 5-23）。

（2）运八卦（见图 5-36）。

（3）分手阴阳（见图 5-40）。

（4）推三关（见图 5-50）。

（5）分推腹阴阳（见图 5-41）。

（6）揉足三里穴（见图 5-32）。

（7）揉涌泉穴（图 5-61）。

【位置】足心稍前凹陷中。

【操作】使患儿仰卧,用左手抱住其足背部,以右手拇指正面揉之。次数:100~200 次。

【主治】益肾固本,平肝熄风,滋阴降火,开窍醒神。

【临床应用】用于头目昏花,失眠,头颈痛,足心热,中风,下肢瘫痪,目涩咽干等。

备注:男向左转止吐,右转止泻;女则反之。儿童惊风用掐法为宜。

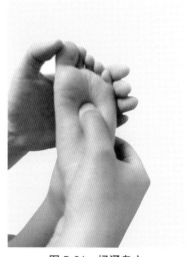

图 5-61 揉涌泉穴

5. 随证加减

（1）伴发热:加开天门、推坎宫,各 100~150 次,掐揉风池穴、揉大椎穴,各 100~200 次。

1）开天门（见图 5-13）。

2）推坎宫（见图 5-14）。

3）掐揉风池穴（图 5-62）。

【位置】在后头骨下,项肌外侧凹陷处是穴。

【操作】将患儿竖抱,以左手抱患儿头,右手示、中二指按穴上,间歇性用力掐之;或使患儿仰卧用左手按前额,右手示指、中指向上勾曲按穴上频频掐之。

【主治】壮阳益气。

【临床应用】用于感冒发热,伤寒无汗、头痛、项强、目疾、鼻衄。

4）揉大椎穴（见图 5-42）。

（2）伴恶心、呕吐：加推天柱骨穴 50~100 次、掐解溪穴 20~50 次。

1）推天柱骨穴（图 5-63）

【位置】在后头骨下，颈后发际正中至大椎穴的一条直线。

【操作】使患儿仰卧或横抱，用左手托住其头额部，右手示、中二指伸直，其他均屈向掌心，将示、中二指由第一颈椎向下推至第七颈椎部。次数：50~100 次。

【主治】降逆止呕，祛风散寒。

【临床应用】用于发热、呕吐、惊风、抽搐、项强、咽痛。

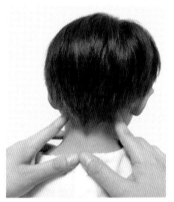

图 5-62 掐揉风池穴

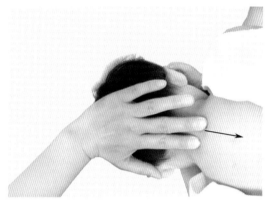

图 5-63 推天柱骨穴

2）掐解溪穴（图 5-64）

【位置】在足腕横纹中部，即系鞋带处。

【操作】用左手握患儿足掌部，使其往上微屈，右拇指按穴上，示、中二指托足跟部，然后用右拇指甲掐之。次数：20~50 次。

【主治】清宣阳明经气。

【临床应用】用于烦心、目赤、牙疼、呕吐、泄泻。

（3）伴便秘：加揉肺俞穴 100~150 次、推七节骨 100~150 次。

1）揉肺俞穴（图 5-65）

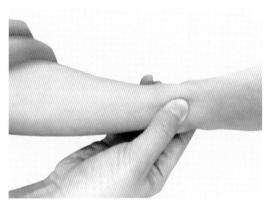

图 5-64 掐解溪穴

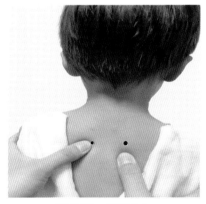

图 5-65 揉肺俞穴

【位置】在第三胸椎棘突下旁开 1.5 寸。

【操作】使患儿俯卧或竖抱,用两手大拇指按住穴位,其余四指分别扶持腋下,然后用大拇指开始揉之。内揉为补,外揉为泻。次数:100~150 次。

【主治】调补肺气,补虚清热。

【临床应用】用于咳嗽、喘促、胸闷气短、骨蒸潮热、盗汗、鼻塞。

2) 推七节骨(图 5-66)。

【位置】在脊中,第七胸椎至尾骨处。

【操作】使患儿俯卧或侧卧,再以左手按臀部或腿部,右手示、中指二指并在一起置穴上推之。由上向下推治便秘,由下向上推治泻痢。次数:100~150 次。

【主治】通阳止泻,泻热润肠

【临床应用】用于泻痢、便秘、脱肛、骨节痛。

慢惊风患儿按摩治疗病因相关选穴示意图,见图 5-67。

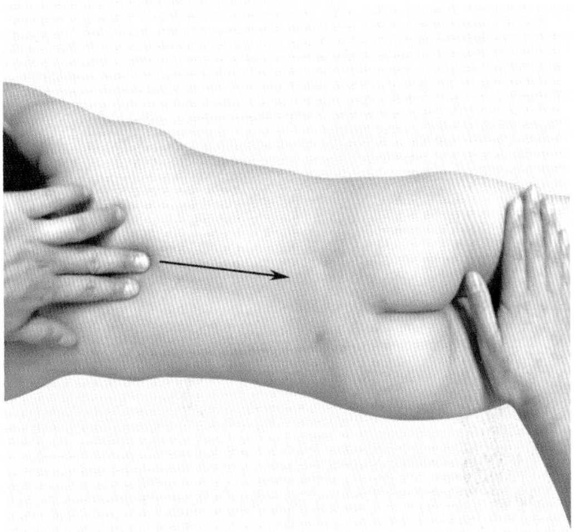

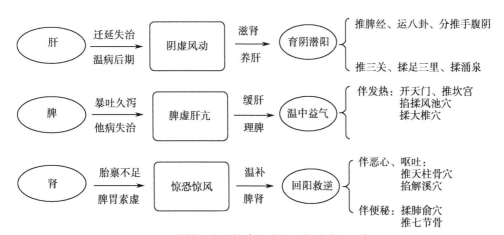

图 5-66　推七节骨

五、多发性抽搐症

多发性抽搐症又称抽动 - 秽语综合征,临床以慢性、波动性、多发性运动肌快速抽搐,并伴有不自主发声和语言障碍为特征。本病多在儿童时期发病,男孩发病率较女孩高 3 倍。85% 患儿有轻中度行为异常。约半数患儿可同时伴有注意力缺陷多动症。抽动在精神紧张时加重,入睡后消失。患儿智力一般不受影响。起病在 2~5 岁,病程持续时间长,可自行缓解或加重。

图 5-67　慢惊风患儿按摩治疗病因相关选穴示意图

(一)临床证型及表现

1. 气郁化火　面红耳赤,烦躁易怒,挤眉眨眼、张口撇嘴,摇头耸肩,发作频繁,抽动有力,口出异声秽语,大便秘结,小便短赤,舌红苔黄,脉弦数。

2. 脾虚痰聚　面黄体瘦,精神不振,脾气乖戾,胸闷作咳,喉中声响,皱眉眨眼,嘴角、四肢、腹肌抽动,秽语不由自主,纳少厌食,舌质淡,苔白腻,脉沉滑或沉缓。

3. 阴虚风动　形体消瘦,两颧潮红,性情急躁,口出秽语,摇头耸肩,挤眉眨眼,肢体震颤,睡眠不宁,五心烦热,大便干结,舌红绛,苔光剥,脉细数。

（二）治疗原则

以平肝熄风为基本法则。

（三）手法及相关穴位

推法、揉法、摩法。

（四）操作步骤

推脾经 100~150 次,运八卦 100~150 次,分手阴阳 50~100 次,推三关 100~150 次,分推腹阴阳 50~100 次,揉足三里穴、揉涌泉穴,各 100~200 次。

1. 推脾经(见图 5-23)。

2. 运八卦(见图 5-36)。

3. 分手阴阳穴(见图 5-40)。

4. 推三关(见图 5-50)。

5. 分推腹阴阳(见图 5-41)。

6. 揉足三里穴(见图 5-32)。

7. 揉涌泉穴(见图 5-61)。

（五）随证加减

1. 伴腹泻　加揉龟尾穴、推腹阴阳穴、揉中脘穴、摩神阙穴、揉丹田穴。

(1)揉龟尾穴(见图 5-46)。

(2)推腹阴阳穴(见图 5-41)。

(3)揉中脘(见图 5-26)。

(4)摩神阙穴(见图 5-43)。

(5)拿肚角穴(见图 5-25)。

(6)揉摩丹田穴(见图 5-45)。

(7)推大肠(图 5-68)。

【位置】在示指内侧面,自尖端至虎口部。

【操作】使患儿手掌侧置,以左手握其四指,右手示、中二指夹住患儿拇指,然后以大拇指侧面推患儿示指内侧,自尖端至虎口。向心为补,离心为清。次数:推 100~300 次。

【主治】涩肠固脱,温中止泻。

【临床应用】用于肠鸣腹泻、赤白痢疾。

2. 伴咳嗽　加推揉膻中穴、推肺经穴、掐小横纹穴、运八卦、掐足三里穴。

(1)推揉膻中穴(见图 5-30,图 5-31)

(2)推肺经穴(见图 5-29)

(3)掐小横纹穴(图 5-69)

【位置】在掌之内侧,指与掌交接处之横纹。

【操作】使患儿仰掌,以左手握住患儿之手指,用右手拇指掐穴上,掐后揉之。次数:30~40 次。

【主治】退热、散结、消胀。

【临床应用】用于发热、烦躁、咳喘，腹胀、口唇破烂。

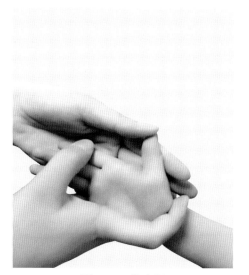

图 5-68　推大肠

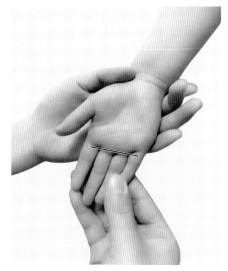

图 5-69　掐小横纹穴

（4）运八卦（见图 5-36）

（5）掐足三里穴（见图 5-32）

3. **伴烦躁不安**　加掐揉内劳宫穴、掐揉小天心、推运三阴交穴、拿鬼眼穴。

（1）掐揉内劳宫穴（图 5-70）

【位置】在手掌中央，屈儿童中指于掌心，中指按处即是穴。

【操作】用左手屈患儿中指，右手大拇指掐之，或用右大拇指面揉之。次数：10~80 次。

【主治】清热除烦，熄风凉血，疏风解表。

【临床应用】用于发热无汗、烦躁不安、口疮、龈烂。

（2）掐揉小天心（见图 5-39）

（3）推运三阴交穴（图 5-71）

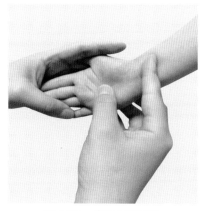

图 5-70　掐揉内劳宫穴

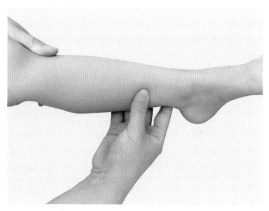

图 5-71　推运三阴交穴

【位置】在内踝尖上三寸。

【操作】使患儿仰卧,用左手握其小腿肚部,以右拇指按穴,其他四指托住足腕部,然后右大拇指向上推之,继以运之。次数:推20~50次,运50~200次。

【主治】健脾和胃,调补肝肾,行气活血,舒经通络。

【临床应用】用于急慢惊风、水肿、泄泻。

(4)拿鬼眼穴(图5-72)

【位置】在膝盖两侧凹陷中。

【操作】使患儿仰卧,将腿伸开,用拇指掐住鬼眼穴,频频用力掐之,掐毕,拿髌骨揉之。次数:50~100次。

【主治】活血通络,疏利关节。

【临床应用】用于癫、痫、狂、痴呆。

(5)拿昆仑穴(图5-73)

【位置】在足外踝后,跟骨上陷中。

【操作】使患儿仰卧或竖抱露足,用左手握其足跗部,右手拇、示二指对合拿昆仑穴,拿后揉之。次数:30~60次。

【主治】清热安神,舒经活络。

【临床应用】用于头痛、腰痛、高血压、眼病、畏冷、腹气上逆、下痢等。

多发性抽搐患儿按摩治疗病因相关选穴示意图,见图5-74。

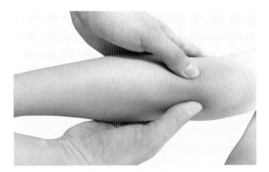

图5-72　拿鬼眼穴

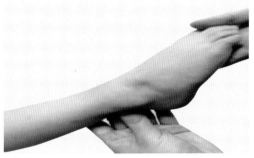

图5-73　拿昆仑穴

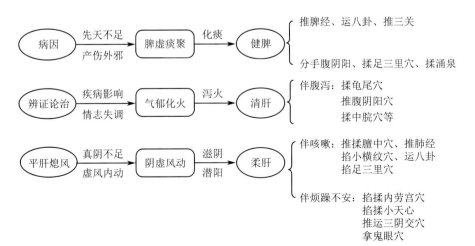

图5-74　多发性抽搐患儿按摩治疗病因相关选穴示意图

第八节　儿童保健按摩

儿童保健按摩是专门研究各年龄期儿童的生长发育、营养保健、疾病预防和健康管理的一门综合性防治学科,目的是采取有效措施,防止不利因素,以促进和保证儿童身心的健康成长。儿童保健按摩能够通过调理脏腑气血、疏通经络、促进食物的消化吸收等方式提高儿童机体的免疫力,强壮身体,从而减少外感、内伤疾病的发病率,促进其健康发育成长。儿童保健具有效果显著、安全可靠、无毒副作用、操作简便的特点,只要持之以恒便能取得明显的预防疾病的效果。儿童保健按摩的适用对象为新生儿至12岁儿童,在手法操作时,可选用生姜汁、滑石粉、爽身粉等介质进行推拿,以润滑儿童皮肤,防止擦伤,提高疗效。下面介绍几种简单的操作方法(视频5-1~视频5-3)。

视频5-1　小儿健脾补肺

视频5-2　健脾益胃法

视频5-3　补肾益智

一、儿童健脾补肺按摩法

开天门24次、推坎宫24次、揉太阳24次、掐揉总筋24次、分推手阴阳24次、补肺经100~300次、推脾经100~300次、补肾经100~300次、清心经50次、擦迎香20~30次、推胸法、揉创新100次、拿肩井5次。

1. **开天门**　两拇指自下而上自两眉中点交替直推至前发际。推24次。
2. **推坎宫**　两拇指自眉心向两侧眉梢分推。推24次。
3. **推太阳**　用中指端向耳方向揉太阳穴。揉24次。
4. **掐揉总筋**　以拇指甲掐按掌后腕横纹中点的总筋穴,掐按后加揉。掐按24次。
5. **分推手阴阳**　术者以两拇指螺纹面或桡侧面着力,自儿童掌后横纹中间(总筋穴)向两侧分推。分推24次。
6. **补肺经**　术者用左手握患儿之左手,用右手拇指螺纹面贴在儿童无名指螺纹面上做旋推。推100~300次。
7. **推脾经**　术者用左手握患儿之左手,用右手拇指螺纹面贴在儿童拇指螺纹面上做旋推。推100~300次。
8. **补肾经**　术者用左手握患儿之左手,用右手拇指螺纹面贴在儿童小指螺纹面上做旋推。推100~300次。
9. **清心经**　术者用左手握患儿之左手,用右手拇指螺纹面贴在儿童中指螺纹面上做向心直推至指根50次。
10. **擦迎香**　用双手中指指腹分别置于鼻翼旁迎香穴,沿鼻唇沟上、下快速推擦20~30次,以局部有温热感为度。
11. **推胸法**　包括四步操作:指腹按膻中穴上揉转50~100次,称按揉膻中;继用两手中指腹,从膻中穴同时向左右分推至两乳头30~50次,称分推膻中;接着用示、中、无名指三指腹从儿童胸骨上窝向下直推至胸骨下角30~50次,称直推膻中;最后用示、中指指腹同时分按压儿童第1~5肋间前正中线与锁骨中线之间的部位3~5遍,称按压肋间。

12. **揉创新**　创新穴位于第 1 胸椎棘突旁开 2 横指处,左右各 1 穴,用拇指指腹按揉创新,揉按结合 100 次。

13. **拿肩井**　用拇指与其余四指相对用力,拿捏儿童脖子根部与肩峰连线的中央处肩井穴及周围大筋 5 次。

二、儿童健脾益胃按摩法

(一) 推拿方法

开天门 24 次、推坎宫 24 次、推太阳 24 次、按总筋 24 次、分推手阴阳 24 次、推脾经 100~300 次、兼补心经 150 次、补后要加清 50 次、更补肺 100~300 次、稍清肝 50 次、揉板门 100 次、揉中脘 2 分钟、揉脐 2 分钟、掐揉足三里 100 次、揉脾俞 100 次、揉胃俞、捏脊 5 遍、拿肩井 5 次。

(二) 操作顺序

1. **开天门**　两拇指自下而上自两眉中点交替直推至前发际。推 24 次。

2. **推坎宫**　两拇指自眉心向两侧眉梢分推。推 24 次。

3. **推太阳**　用中指端向耳方向揉太阳穴。揉 24 次。

4. **掐揉总筋**　以拇指甲掐按掌后腕横纹中点的总筋穴,掐按后加揉。掐按 24 次。

5. **分推手阴阳**　术者以两拇指螺纹面或桡侧面着力,自儿童掌后横纹中间(总筋穴)向两侧分推。分推 24 次。

6. **推脾经**　术者用左手握患儿左手,用右手拇指螺纹面贴在儿童拇指螺纹面上做旋推。推 100~300 次。

7. **补心经**　术者用左手握患儿左手,用右手拇指螺纹面贴在儿童中指螺纹面上做旋推推 150 次。

8. **清心经**　术者用左手握患儿左手,用右手拇指螺纹面贴在儿童中指螺纹面上做向心直推至指根 50 次。

9. **补肺经**　医者用左手握患儿左手,用右手拇指螺纹面贴在儿童无名指螺纹面上做旋推。补 100~300 次。

10. **清肝经**　医者用左手握患儿左手,用右手拇指螺纹面贴在儿童示指螺纹面上做向心直推至指根。推 50 次。

11. **揉板门**　以左手托住患儿左手,用右手拇指或示指在大鱼际平面的中点上做按揉法。按揉 100 次。

12. **摩腹**　患儿取仰卧或坐位,医者用掌面或四指腹置于腹部,做顺时针方向运摩 3 分钟。

13. **按揉足三里**　用拇指按揉外侧膝眼下 3 寸、胫骨外侧约一横指处的足三里。按揉 100 次。

14. **揉脾俞**　脾俞在第 11 胸椎棘突下,旁开 1.5 寸,用拇指指腹按揉 100 次。

15. **揉胃俞**　胃俞在第 12 胸椎棘突下,旁开 1.5 寸,用拇指指腹按揉 100 次。

16. **捏脊**　双手用捏法沿脊柱两侧自下而上由长强捏至大椎穴。捏 5 次。

17. **拿肩井**　用拇指与其余四指相对用力,拿捏儿童脖子根部与肩峰连线的中央处肩井穴及周围大筋 5 次。

（三）注意事项

一般在清晨或饭前进行,每日推拿 1 次,6 次为 1 个疗程,期间休息 3 天。急性传染病期间可暂停,待病愈后再进行。

三、儿童益肾健脑按摩法

（一）推拿方法

开天门 24 次、推坎宫 24 次、推太阳 24 次、主补肾经 100~300 次、次补肺 100~300 次、略推脾 100~300 次、揉按二马 100 次、揉按百会 100 次、揉丹田、摩关元 3 分钟、揉涌泉、揉肾俞 100 次、捏脊 5 遍、拿肩井 5 次。

（二）操作顺序

1. **开天门**　两拇指自下而上自两眉中点交替直推至前发际。推 24 次。

2. **推坎宫**　两拇指自眉心向两侧眉梢分推。推 24 次。

3. **推太阳**　用中指端向耳方向揉太阳穴。揉 24 次。

4. **补肾经**　术者用左手握患儿之左手,用右手拇指螺纹面贴在儿童小指螺纹面上做旋推。推 100~300 次。

5. **补肺经**　术者用左手握患儿之左手,用右手拇指螺纹面贴在儿童无名指螺纹面上做旋推。补 100~300 次。

6. **推脾经**　医者用左手握患儿之左手,用右手拇指螺纹面贴在儿童拇指螺纹面上做旋推。推 100~300 次。

7. **按揉二马**　拇指指端揉按手掌背面,第四、五掌骨小头后陷中。揉 100 次。

8. **揉按百会**　拇指指端揉按百会穴 100 次。

9. **揉丹田**　用中指指腹做顺时针方向揉按丹田穴,揉中加按 2 分钟。

10. **摩关元**　用掌或四指指腹置于关元穴(其位于脐下三寸处)。做顺时针方向运摩 3 分钟。

11. **揉涌泉**　把手掌搓热,分别搓擦涌泉穴至发热为度(在足底,屈足卷趾时足心最凹陷中)。

12. **揉肾俞**　用拇指指腹揉肾俞,揉按结合 100 次(肾腧穴在第二腰椎棘突旁开 1.5 寸处),揉按结合,100 次。

13. **捏脊**　双手用捏法沿脊柱两侧自下而上由长强捏至大椎穴。捏 5 次。

14. **拿肩井**　用拇指与其余四指相对用力,拿捏儿童脖子根部与肩峰连线的中央处肩井穴及周围大筋 5 次。

（三）注意事项

一般在清晨或饭前进行,每日推拿 1 次,6 次为 1 个疗程,期间休息 3 天。急性传染病期间可暂停,待病愈后再进行。

（李海霞　　王跑球）

参考文献

1. 郭亚荣 . 中医技术诊治 . 北京 : 中国戏剧出版社 , 2005.

2. 汪受传 , 虞坚尔 . 中医儿科学 . 北京 : 中国中医药出版社 , 2012.

3. 查炜 . 小儿常见病按摩示范图解 . 西安 : 西安交通大学出版社 , 2010.

4. 江雅珍 . 儿科按摩学 . 北京 : 中国医药科技出版社 , 2000.

5. 汪受传 . 中医儿科学 . 上海 : 上海科学技术出版社 , 2006.

6

第六章
常见智力发育迟缓疾病的特点及干预对策

全面性发育迟缓和智力障碍

一、全面性发育迟缓概念

全面性发育迟缓指年龄小于 5 岁的儿童社会适应性、粗大运动、精细运动、语言及个人社交能力五个能区中的两个能区没有达到正常发育水平，即儿童发育能力评估五个能区中两个能区低于 85 分，就是全面性发育迟缓。

二、全面性发育迟缓（智力障碍）

智力障碍是指大于 5 岁且小于 18 岁儿童在发育阶段出现智力缺陷和适应能力缺陷。

智力缺陷是指以上发育阶段儿童在记忆力、注意力、推理能力、逻辑思维能力、抽象思维能力、判断及解决问题能力、计划、学业和经验学习能力低下，经过标准化评估智商低于 70 分。

适应能力缺陷是指儿童的交流、社会参与和独立生活能力在家庭、学校、工作和社区等多方面日常生活受限，未能达到个人生活独立和完成社会责任需要达到的能力水平，需要社会或他人支持或帮助。

全面性发育迟缓是指年龄小于 5 岁儿童神经心理发育各种能力低于正常儿童。由于年龄小等原因不能完成系统及标准化智力评估，且经过发育或康复干预后可能达到正常发育水平，需要后期再评估，故全面性发育迟缓儿童不等同于智力障碍。

三、全面性发育迟缓（智力障碍）高危儿随诊

1. 家长在日常生活中发现高危宝宝的异常发育表现时应及时随诊。

2. 正常儿童按照要求定期在儿童保健科门诊体检，进行筛查。高危儿家长应遵从医师对高危儿管理的建议及要求定期随诊，医务人员应全面、连续、规范地随访管理。6 月龄以内儿童每个月或每 2 个月随访 1 次，6 月龄至 1 岁儿童每 3 个月随访 1 次，1~3 岁每半年随访 1 次，3~6 岁每年随访 1 次，根据宝宝实际情况可增加随访次数。随访内容包括生长发育、各项神经学检查、早期筛查量表及相关诊断性评估量表的运用（运动、语言、认知等）。在随访和定期体检时，医务人员发现宝宝发育迟滞，应建议至康复专科门诊就诊。

3. 宝宝到康复专科门诊就诊后，专科医师会根据宝宝情况，进一步询问病史，全面评估病情（包括神经心理、运动能力、语言能力、营养状况、各系统器官功能等），根据病情进行相应检查，尽可能寻找病因。

4. 康复专科医师针对病因及神经心理发育障碍情况制订全面康复计划及方案，进行康复干预。

四、全面性发育迟缓(智力障碍)儿童的诊断

发现全面性发育迟缓(智力障碍)儿童,应该尽早到医院就诊,尽早诊断。医师根据患儿病情及临床表现进行相关检查。

1. 首先了解全面性发育迟缓患儿机体功能基本情况,需行血常规、尿常规、肝肾功能检查;电解质、氢离子、二氧化碳结合力等检查,排除低钾血症、低钙血症、低钠血症、酸中毒等常见各种电解质代谢异常引起的发育障碍;血脂、血糖、血氨、乳酸及氨基酸三大物质代谢异常等引起的发育障碍性疾病,部分患儿还需行苯丙氨酸、酪氨酸等机体相关氨基酸及代谢产物检查;一些内分泌疾病引起全面性发育迟缓,如甲状腺功能减退,需行甲状腺功能检查;对于营养不良患儿,要了解营养不良原因,需行肠道及营养代谢相关检查等。

2. 部分患儿可疑心、肺功能异常,需行心电图、心脏彩超、胸部 X 线等相关检查排除。

3. 全面性发育迟缓患儿神经心理发育属于脑功能发育范畴,需行头部磁共振(或头部 CT、彩超)了解脑结构,脑电图检查了解脑的电生理情况,要排除视觉、听觉功能障碍引起早期儿童视听探究反射不能建立引起全面性发育迟缓。

4. 对于一些医学已经明确的基因性疾病引起的全面性发育迟缓,如进行性肌营养不良、脊肌萎缩症,除了行肌酶谱及肌电图检查外,还需行基因检查;对于一些特殊体征患儿,如可疑染色体和遗传基因性疾病,尤其是有类似家族史患儿,需行染色体和基因检查;对于全面性发育迟缓规范治疗效果不理想的患儿,也建议行染色体及基因检查。

五、诊断全面性发育迟缓(智力障碍)的常用量表评估

目前医学上对全面性发育迟缓(智力障碍)评估的量表比较多,常用的为筛查量表和诊断量表两大类:

(一) 筛查量表

1. **丹佛发育筛查测验**(Denver development screen test,DDST)　适用于 0~6 岁的小儿,共有 105 个项目,分布在 4 个能区,即个人 - 社会、精细运动、语言、大运动。结果判定为智力发育正常、可疑、异常及无法评定,测试项目较多,主要用于发育筛查。

2. **绘人智能测验**(draw person test)　适用于 4~12 岁的儿童,是一种能引起儿童兴趣、简便易行的智能测验方法,可测定儿童的智能成熟程度,儿童可以在绘人作品中表现出注意力、记忆力、观察力、想象力和创造力,以及空间知觉和方位知觉,体现儿童智能由具体形象思维向抽象逻辑思维发展,也可以看出儿童绘画技能和手眼协调等精细动作的发育。

3. **其他方法图片词汇测验及分类测验**

(二) 诊断量表

目前常用格塞尔发育量表及韦氏量表两种量表:

1. **格塞尔发育诊断量表**(Gesell development diagnosis schedules,GDDS)　适用于 4 周 ~3 岁的小儿,主要有应人、应物、语言、粗大运动及精细运动五个能区,结果用发育商表示。

2. **韦氏智力量表**(Wechsler intelligence scale,WISC)　分为韦氏学前儿童智力量

表及韦氏儿童智力量表两种,韦氏学前儿童智力量表适用于4~6岁半儿童,韦氏儿童智力量表适用于6.5~16.5岁的儿童。量表测量项目和形式相同,包括语言性和动作性两方面能力,测定结果按量表规定评分,包括总智商、语言智商、操作智商。总智商低于70分,考虑为智力障碍。

(三)社会适应能力检查

社会适应能力是指儿童的日常生活自理能力和社会交往能力。对大于5岁的儿童要判断是否有智力障碍,需要完善社会适应能力评估。目前,我国评估儿童社会适应能力量表主要包括婴儿-初中学生社会生活能力量表和儿童适应行为量表。

1. 婴儿-初中学生社会生活能力量表 此表用于评定6个月~14岁或15岁儿童的社会生活能力,可协助全面性发育迟缓(智力障碍)的诊断。全量表共设132项,6个领域,简便易行、费时短,比较适用。

(1)独立生活能力评定进食、更衣、排泄、个人卫生和集体卫生情况。

(2)运动能力评定走路、上楼梯、过马路、串门、外出活动的能力。

(3)操作能力评定抓握物品、做家务、使用工具的能力。

(4)沟通能力评定语言表达与理解、日常语言的应用技能等。

(5)社会化能力评定独立性、自律、自控、关心他人等状况。

2. 儿童适应行为量表 儿童适应行为量表由湖南医科大学1990年编制测定儿童适应行为的量表,适用于3~12岁智力正常或低下儿童,共有59个项目,3个因子和8个分量。

(1)独立功能因子:包括感觉运动、生活自理、劳动技能、经济生活四项,评定与自助有关的行为技能。

(2)认知功能因子:包括语言发育和空间定向。评定语言功能、日常知识应用技能和认知功能。

(3)社会自制因子分为2个分量表:包括个人取向和社会责任。评定个人自律、遵守社会规范等方面的行为能力。

评定结果以适应行为能力离差商(abtive deviation quotiet,ADQ)表示,反映被评定儿童的总适应行为水平,可判断有无适应行为缺陷。

六、全面性发育迟缓(智力障碍)严重程度的判断方法

全面性发育迟缓(智力障碍)儿童,认知能力发育障碍程度有轻有重,目前采用四等级法对全面性发育迟缓(智力障碍)程度进行分度:

1. 轻度全面性发育迟缓(智力障碍) 儿童格塞尔发育量表五个能区评估发育商(DQ)或韦氏测试智商(IQ)在55~69分,为轻度全面性发育迟缓或轻度智力障碍。轻度智力障碍儿童与人交往无明显异常,日常生活能自理,学习能力偏差,速度偏慢,需要反复多次教育才能掌握所学基础知识,经过特殊教育及训练后能学会大部分义务教育内容。

2. 中度全面性发育迟缓(智力障碍) 儿童格塞尔发育量表五个能区评估发育商(DQ)或韦氏测试智商(IQ)在40~54分,为中度全面性发育迟缓或中度智力障碍。中度智力障碍儿童一般与人能完成基本交往,但是语言简单,词汇量不丰富,生活能半自理,不能接受基本义务教育,但是可以进行简单的手工技能学习及训练。

3. **重度全面性发育迟缓(智力障碍)**　儿童格塞尔发育量表五个能区评估发育商(DQ)或韦氏测试智商(IQ)在25~39分,为重度全面性发育迟缓或重度智力障碍。重度智力障碍儿童不能完成基本简单交流,不会讲话,只会发少数单音词或单词句,生活不能自理,需看管和监护。部分儿童经过日常生活能力训练后能自己吃饭、穿衣、大小便等简单日常生活处理。

4. **极重度全面性发育迟缓(智力障碍)**　儿童格塞尔发育量表五个能区评估发育商(DQ)或韦氏测试智商(IQ)在25分以下,为极重度全面性发育迟缓或极重度智力障碍。极重度智力障碍儿童基本不懂使用语言,没有什么意识,生活完全不能自理,必须有人照顾。经过早期康复行为矫治训练有一部分人可以学会自己吃,控制大小便,但仍不会穿衣。

根据儿童发育商(智商)及适应行为能力评分,对儿童智力障碍分度做出初步判断(表6-1)。

表 6-1　全面性发育迟缓(智力障碍)分度标准

分度	发育商 / 智商(DQ/IQ)	相当年龄	适应能力缺陷程度
轻度	55~69 分	9~13 岁	轻度
中度	40~54 分	6~9 岁	中度
重度	25~39 分	3~6 岁	重度
极重度	<25 分	<3 岁	极重度

注:表中相当年龄为智商,由于发育商是指 5 岁以内儿童,发育商是变化的,故相当年龄也是变化的,适应能力缺陷仅指 5 岁以上儿童

七、全面性发育迟缓(智力障碍)的心理行为发育

全面性发育迟缓儿童和正常儿童一样,其智力也是随年龄增长而向前发展的,但是这类儿童如果不经干预或干预效果不理想,和正常儿童始终存在一定差距,其特殊性表现如下:

(一)发育的起点延迟

是指全面性发育迟缓(智力障碍),小儿心理行为发育特征开始出现的年龄比一般正常儿童要晚一些。如正常儿童 1 岁左右独走,1 岁至 1 岁半出现单纯句表达,而全面性发育迟缓(智力障碍)者 1 岁半后才能独走,3~4 岁才逐渐出现语言表达,甚至更晚,部分小儿需要经过训练后才能说话。

(二)发育的速度缓慢

一般正常儿童从开始说第一个词到会讲 3~5 个字的句子,只需 1 年时间,而全面性发育迟缓(智力障碍)儿童却需要 2~3 年,甚至更长时间。

(三)最终达到的水平低

一般正常儿童入学后根据教师教育知识均能接受,随着年龄的增长知识逐渐增多,计算能力、记忆力、思维能力及逻辑推理能力逐渐成熟达到正常成人水平,但是全面性发育迟缓(智力障碍)儿童反应迟钝,计算能力、记忆力、思维能力及推理能力差,甚至不能接受基本义务教育,重度和极重度患儿不能生活自理。

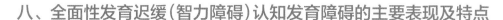

八、全面性发育迟缓(智力障碍)认知发育障碍的主要表现及特点

全面性发育迟缓(智力障碍)儿童认知发育障碍主要表现在感知觉发育障碍、记忆力发育障碍、语言发育障碍、思维、想象及概括能力差、情感发育及社会适应能力差。

(一) 感知觉发育方面

1. 对客观世界感知信息少,往往只能感知事物的部分属性,不能全面和准确感知事物整体属性,甚至部分感知信息是错误的。

2. 感知的速度缓慢,反应迟钝,辨别能力偏差。如视、听、知觉缓慢,对物体视觉追踪、对物体颜色辨别困难等;对声源的寻找及定位速度慢,辨别声音能力差;学习困难,发音不准确,往往出现错误的构音;味觉、嗅觉及皮肤等感知觉落后于正常儿童。

3. 对事物的兴趣性偏低,兴奋度不够,缺乏积极的感知觉。

(二) 记忆力方面

1. 对新事物及材料记忆缓慢,需要反复才能记住。

2. 记忆保留时间偏短,易遗忘,需要反复记忆及巩固,与情绪及兴趣相关。

3. 记忆或回忆不全面,不准确。

(三) 语言发育方面

1. 患儿因对事物理解缓慢,概念形成困难,思维能力偏差,语言理解能力落后,所以语言表达能力差,轻中度全面性发育迟缓(智力障碍)患儿说话年龄偏大,部分在 4~5 岁才出现口语表达,重度和极重度患儿不能完成基本语言表达。

2. 吐词不清,构音错误。患儿往往由于口腔感觉、舌运动、发音动力系统不协调,以及听觉区分能力差等,导致说话吐词不清及构音障碍。

3. 语言理解能力强于语言表达能力,经常有重复语言表现。

(四) 思维、想象及概括能力方面

在思维及概括能力方面比正常儿童表现明显落后,只有极简单的直观的概括;正确归类能力差,不理解事物或时间的因果关系,思维缺乏目的性和灵活性;空间想象能力及逻辑思维、推理能力差。

(五) 情感发育及社会适应能力方面

情感幼稚,内心体验不深刻,情感发育缓慢,调节能力差,易激惹,喜怒无常、喜欢尖叫、感情淡漠等病态情感等。意志力差,往往遇到困难就放弃或找别人帮助。

患儿参与活动少,生活经验有限,个性发育形成过程缓慢,表现不鲜明;独立性很差,依赖性强;相互关系简单,主动交往差;自我意识差,不能很好理解自己所在社会关系中的角色,不关心别人评价和认可;比较固执,易冲动,是非观念薄弱;易受暗示,特别是在学习上,独立思考能力差。

九、全面性发育迟缓(智力障碍)的康复干预方法

(一) 病因治疗

对部分病因明确的全面性发育迟缓(智力障碍)患儿应给予病因治疗,如甲状腺功能减退症、营养不良及佝偻病等;遗传代谢性疾病、线粒体脑病等,病因诊断明确,但病情进行性加重者,尤其要针对病因治疗,康复疗效才能保证。

（二）认知功能训练

1. 感知觉训练　感觉是对事物个别属性的反应,知觉是对事物各个属性整体的反应。感觉是知觉及其他一切知识的来源。

（1）视知觉训练:即眼注视及追视训练,治疗师选用黑白卡片、颜色鲜艳的或电动闪光玩具等诱导儿童双眼注视及追视。治疗师及家长与患儿进行面对面逗引,引导儿童人眼交流及跟踪,形成和加强人眼交流。还可以进行走迷宫、捉迷藏、找数字、拼图、涂色、识别及区分颜色等视知觉训练。

（2）听知觉训练:进行各种听觉刺激训练,如摇铃、拨浪鼓、母亲唤乳名、不同频率的音乐和声音;寻找声源训练,反复更换声音的方向、远近和强度,不断提高儿童对声响的敏感性,以及寻找声源的反应速度;用不同的声音刺激,如汽车喇叭声、不同动物叫声、歌声等反复刺激,引导和教育儿童对声音进行辨认。

（3）触觉刺激训练:用触觉球、砂粒、米粒、算盘珠、毛刷等对患儿皮肤进行各种感觉刺激训练,也可以引导患儿用手触摸各种物品:如准备一些柔软的毛巾或较硬的木块等,让儿童练习分辨不同质地的物体;引导患儿触摸物体区别轻重、大小、冷热等;通过触摸各类物品,并逐渐认识物品及命名物品。

（4）嗅知觉训练:让儿童闻各种食物及非食物的气味,如苹果、香蕉、梨、橘子、榴莲、肉食、蔬菜等,分辨不同食物及物品,促进嗅觉功能发育。

（5）味觉功能训练:应该强调尽早进行,尤其是在添加辅食后,应该给予酸、甜等各种味道的食物进行刺激,促进味觉和口腔感觉功能发育。

（6）物体形态、大小及空间位置觉训练:引导及教育儿童完成各种物体形态的匹配和区分,如三角形、圆形、正方形等;引导儿童区别物体大小、多少、长短、粗细;引导儿童了解前后、左右、上下及昨天、今天、明天、上午、下午等空间和时间概念的识别。

2. 注意力训练

（1）对全面性发育迟缓（智力障碍）儿童在注意力训练方面一般从无意开始,首先从视听觉发展小儿感知觉,如让患儿进行视觉注视和视觉追踪刺激物,逐渐扩大注意的范围和延长注意的时间。让患儿利用听觉捕捉、分辨及寻找各种声源,训练小儿早期注意力。

当儿童的语言发展以后,训练者可以通过调节其大脑皮质的兴奋中心抑制其他无关刺激物的影响和干扰,培养其有意注意的能力。

（2）训练注意力不集中的儿童,首先要反复提醒,并用声音引导其注意力,尤其训练者在进行面对面教学时,可要求患儿:"看着我的眼！"这样有助于集中注意力,稍有进步需立即表扬。

愉快的情绪能使儿童在训练中较好地注意某一事物,因此在训练时尽可能地使用游戏的方式让儿童保持情绪愉快,游戏中还可利用放大镜看昆虫、听耳语等来强化儿童的注意。

3. 记忆力训练　通过视觉、听觉反复练习,形成暂时联系的速度,从而提高记忆速度。训练短时记忆能力,要求儿童根据训练者的口头指令马上去执行,如通过认物、认图、取物、快速看图说出物品名称、识字、背诵诗词、儿歌及传话游戏等。训练长时记忆能力,多采用反复再认和回忆的方式,让儿童记牢。

4. 思维能力训练

(1)动作思维:拉绳取物:准备 2~3 个儿童喜欢的玩具或食品,用不同颜色或不同粗细的绳拴着,不拴绳的玩具分散放到患儿够不到的地方,而拴玩具的绳则放到容易够到的地方,鼓励患儿去拉绳取玩具。

(2)形象思维

1)形状、形态引导训练:如三角形、长方形、圆形、正方形等形态认识及区分思维训练,可用实物进行操作引导。

2)大小、多少等训练:引导及教育儿童区分大小、长短、高矮、粗细及多少等识别及思维能力训练。

3)物体分类训练:动物分类:老虎、狮子、大象、马等;水果分类:香蕉、苹果、西瓜、梨、桃子;蔬菜分类:白菜、萝卜、辣椒、茄子等;交通工具分类:火车、飞机、公交车、的士等。

4)识别残缺物、缺失的物品:自制一些残缺物品的图,训练儿童将残缺的部分找出来,训练形象思维。

(3)抽象思维

1)相同点与不同点的比较:拿一些实物或图片,训练儿童认出其相同与不同的比较,训练者要从中提示,通过比较可以提高他的观察力和分析力。

2)回答问题:提出一些简单问题,帮助其推理判断,启发他想问题、找答案、猜谜语。

5. 社会行为训练

(1)早期社会基本行为训练:对镜中形象微笑和发声;注视母亲的脸;模仿拍手表示"欢迎"和挥手表示"再见"等动作;模仿玩弄玩具;模仿简单的家务及游戏;依指示说出个别单词句表达,如"请""好""不""谢谢"等。

(2)社会交往技巧:摸成人的脸;藏猫猫;滚球;招待客人;认识自己的家庭成员;角色游戏;遵守游戏规则;与成人谈话。

6. 生活自理能力训练 注意小步子、反复练习、程序化。

(1)进食行为训练:自喂固体食物;从成人拿的杯子中喝水;自己拿杯子喝水;用勺吃东西;使用筷子。

(2)大小便训练:大小便时用语言或手势表示;自己上厕所大便。

(3)穿脱衣物训练:配合成人穿衣服;脱鞋、脱短袜;穿鞋、穿袜子;解开及系上纽扣;穿衣服。

(三)作业疗法

儿童作业疗法与成人不完全一样,由于年龄小、理解能力差、治疗困难,所以在训练前需准确评估患儿的发育水平及障碍点,根据评估结果选择及设计合适课题,强调在游戏中导入训练,感觉刺激量由少到多,逐渐地进行强化,同时指导和引导家长积极参与训练。动作课题设计应考虑以下方面:

1. 与患儿一起游戏的过程中进行粗大运动、平衡运动、精细运动的训练。

2. 课题设计符合促进知觉、认知功能发育的游戏,来提高患儿的认知、感知能力。

3. 通过游戏训练强化小儿的注意集中力和持续力。

4. 通过游戏促进语言功能的发育,或采取以促进对人关系为目的的游戏方法。

5. 在日常生活训练方面,作业治疗师要与患儿的家属共同对小儿进行摄食、更衣、排

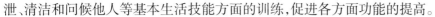

泄、清洁和问候他人等基本生活技能方面的训练,促进各方面功能的提高。

6. 作业治疗师要指导患儿父母或陪护者,避免对患儿过度刺激,同时在家庭内对患儿的人际关系、问题行为方面进行相应的教育及引导。

(四) 言语训练

语言能力是正常儿童发育能力之一,难以与认知发育能力分开,如果不合并构音器官异常、听觉障碍及其他神经心理行为异常,一般与认知行为发育相平衡。语言发育迟缓是全面性发育迟缓(智力障碍)患儿功能发育障碍的表现之一。轻度、中度全面性发育迟缓(智力障碍)患儿常因父母先发现其语言方面的问题而来就诊。

在对不同原因引起的全面性发育迟缓(智力障碍)患儿进行干预时,尽管有一部分年龄偏大的认知水平在短时间内没有明显提高,但可以提高其社会适应行为、语言理解及表达能力,故进行语言方面训练便于患儿建立社会交往关系,对融入社会可起到积极作用。

在语言治疗前必须了解患儿的听觉能力、认知能力、心理行为、构音器官结构及功能状态,评估患儿语言发育水平,根据不同认知水平及语言表达能力等设计相应的语言训练课题,同时要注意以下几个方面:

1. 在患儿的发育早期,应该进行强化摄食功能、语言呼吸功能、用口做游戏等语言能力方面的生活指导。

2. 当小儿发育至学习语言阶段时,应加上听觉刺激训练。

3. 让患儿通过生活中的各种体验来促进其学习视觉、触觉、深部感觉、嗅觉、味觉等感觉刺激。也可以让患儿阅读各种绘画的书籍作为日常课程训练。

4. 语言发育迟缓患儿的家长应提供丰富的家庭交流语言环境,尽量使用一种语言与患儿交流,避免使用多类语种和多种方言。

(五) 药物治疗

目前对全面性发育迟滞(智力障碍)无针对性的特效药物。早期全面性发育迟滞婴幼儿大脑神经处于快速发育阶段,可适当使用促进神经发育和修复药物,如神经节苷脂、神经生长因子;奥拉西坦、艾地苯醌、胞磷胆碱钠等改善认知能力。

(六) 物理因子治疗

可利用光、声、电等物理因子进行刺激治疗,目前促进儿童早期认知发育的物理因子疗法运用比较广泛,如水疗、重复经颅磁刺激、直流电治疗、高压氧等。

(七) 传统中医药治疗

中药治疗上主要用健脑益智的药物;在中医针灸方面可针刺百会、四神聪、智三针、靳三针等促进认知语言能力提高。

(八) 社会及家庭的康复

对全面性发育迟缓(智力障碍)患儿康复治疗的目标是促进儿童认知、语言、日常生活及社会适应能力改善,部分轻度患儿可通过早期干预治疗达到正常化或接近正常化,但对于年龄偏大的中重度儿童,康复干预目标是在改善以上能力的同时,促进整体人格的发育、生活能力及适应社会自理能力提高。因此,社会康复非常重要,强调与医学康复同时进行,家庭成员积极参与康复治疗。

1. 社会康复与医学康复同时进行　从幼儿期开始,医学康复的同时进行便于培养患儿行为能力为目的的社会康复,从而获得社会性的效果。治疗目标是使全面性发育迟缓

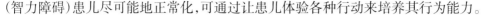

(智力障碍)患儿尽可能地正常化,可通过让患儿体验各种行动来培养其行为能力。

2. 社会康复与家庭生活　全面性发育迟缓(智力障碍)患儿的社会康复,首先应将社会康复放在家庭生活当中,在家庭康复干预中强调亲子游戏形式,尤其是母亲参与儿童的各种感知觉训练、运动训练及游戏训练。

(1)建立适合患儿良好的生活节律,为患儿设定合适各种刺激和有利环境。

(2)承认全面性发育迟缓(智力障碍)患儿的人格,尊重患儿的自主性,不要因剥夺了患儿的权利和义务而扼杀其社会性发育的萌芽。

(3)培养患儿正确、规律的社会生活习惯,让患儿成为做家务的帮手,有利于患儿的精神功能和适应行为的发育。

(4)对小儿进行视听触觉、前庭觉、本体觉等各种统合功能的训练,使患儿体验丰富的生活内容,促进患儿感知觉发育,提高社会性功能发育和改善。

(5)家长对全面性发育迟缓(智力障碍)患儿的干预要积极鼓励,引导患儿参与正常儿童的游戏,不要将患儿与正常儿童隔离,使患儿接受感觉、运动的刺激,接受正常的行为及社会能力的刺激。同时引导正常儿童理解和逐渐接纳全面性发育迟缓(智力障碍)儿童。

全面性发育迟缓(智力障碍)儿童具有适应性偏差、对人物反应迟钝、精细动作及日常生活能力偏差、粗大运动不协调等共同表现,但因其基础疾病不同而各有特点,甚至患儿之间差异很大,在进行康复干预时,要根据患儿临床具体障碍点进行个性化及针对性训练,强调在游戏、体育及文艺活动进行训练,强调日常生活能力训练,注意引导式教育应用。

十、全面性发育迟缓(智力障碍)康复干预的注意事项

全面性发育迟缓(智力障碍)患儿早期康复干预需要注意以下几方面:

1. 强调早期康复、全面康复及家长积极参与。

2. 需积极寻找病因,针对病因进行治疗。

3. 需注意同时干预合并其他功能障碍,如运动功能障碍、言语和语言发育障碍、癫痫、孤独症等。

4. 康复干预前需评估患儿目前发育水平状态及发育障碍点,结合设计针对性课题,感觉刺激量由少到多,逐渐地进行强化,循序渐进。

5. 儿童康复干预强调感知觉训练,结合作业疗法及日常生活能力进行训练。

6. 儿童早期康复训练需要强调将游戏贯穿于康复训练中。

十一、全面性发育迟缓(智力障碍)的预后

全面性发育迟缓(智力障碍)儿童的认知心理行为发育速度较正常儿童缓慢,但也在发育,同样具有与正常儿童基本相同的心理发育规律和基础,而且随着年龄的增长感受多种环境刺激,逐渐促进认知能力、心理行为发育成熟和完善。一些临床症状及功能障碍轻、病情非进行性加重、其他系统损伤少的患儿,进行全面系统的早期认知、心理行为康复干预后,大部分会逐渐回归正常儿童的发育轨迹水平。但对于中重度全面性发育迟缓(智力障碍)儿童,因病因复杂,病情重或合并其他系统疾病,不仅诊断和治疗难度大,总体预

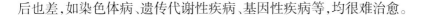

后也差,如染色体病、遗传代谢性疾病、基因性疾病等,均很难治愈。

十二、全面性发育迟缓(智力障碍)的预防

随着康复医学早期干预的蓬勃发展,虽然有一部分全面性发育迟缓(智力障碍)儿童经过康复治疗恢复正常或接近正常,但不是所有儿童都能达到,所以预防才是医疗工作重点和关键,那么怎样预防呢? 主要从遗传因素和环境因素两个方面进行预防:

1. 禁止近亲结婚,劝导和限制有遗传性疾病生育。

2. 做好优生优育工作及产前检查,发现胎儿异常应行羊水穿刺、染色体及基因等检查,根据检查结果进行遗传咨询,必要时终止妊娠。

3. 适龄孕育,避免和减少高龄生育。

4. 孕妇患病应在医师指导下用药,避免服用一些孕妇禁用药物。

5. 孕期避免 X 线辐射,尤其是孕早期。

6. 加强孕期营养,戒除烟酒及吸毒等,防治传染病,避免外伤及中毒。

7. 孕妇应保持愉悦心情,避免情绪失调。

8. 加强胎儿保护,定期产前检查,监测胎儿发育情况。

9. 婴儿出生后应加强监护,避免外伤及中毒等,预防传染性疾病。

10. 加强喂养,提供充足的营养,促进脑神经及体格发育,促进认知能力发育。

11. 定期体格检查,监测发育情况,便于早期诊断和早期干预。

第二节　孤独症谱系障碍

一、孤独症谱系障碍的概念

孤独症谱系障碍(autism spectrum disorders,ASD)是一组以社会交往障碍、言语和非言语交流障碍、狭隘兴趣或重复刻板行为为主要特征的发育障碍性疾病,包括儿童孤独症、阿斯伯格综合征及未分类的儿童广泛性发育障碍疾病,其易合并认知障碍。

二、孤独症谱系障碍的临床表现

孤独症谱系障碍患儿最早从 6 个月起,1 岁半后临床症状逐渐明朗化,多数在 2 岁左右就诊。临床表现多种多样,每个患儿表现不完全一样,但是均以社会交往障碍及言语和非言语交流、狭隘兴趣或重复刻板行为主要症状,简单的可概括为"五不(少)":不(少)看,不(少)听,不(少)说,不(少)指,不(少)模仿。

1. **不(少)看**　与人眼交流少,或缺乏与他人的目光对视,甚至回避别人眼神。

2. **不(少)听**　患儿唤名不理,不听指令,但听力检查正常。

3. **不(少)说**　表现语言发育落后,通常在 2 岁和 3 岁时仍然不会说话;部分患儿表现为语言倒退或停滞;部分缺乏交流性语言,表现为难以听懂的言语、无意义语言、重复刻板语言或是自言自语,语言内容单调,有些语言内容奇怪难以理解,模仿言语和"鹦鹉语

言"很常见,不能正确运用"你、我、他"等人称代词。部分患儿使用简单交流性语言,但是语气生硬、刻板,多使用"指令"语句,例如"上街""要吃麦当劳",很少会使用疑问句或征询意见的语句;少数患儿语言过多,但是均为自言自语、自我中心,非交流性语言。

4. 不(少)指　不会用手指认物体和肢体语言,不会用点头或摇头表示同意或拒绝,通常是牵别人手表达自身少量需求。

5. 不(少)模仿　不模仿游戏,对玩具表现为不同寻常的喜好和方式,把玩玩具和躯体运动刻板重复,或强迫,或对玩具不感兴趣等。

三、孤独症谱系障碍儿童存在的其他的行为及功能

孤独症谱系障碍患儿除了存在社会交往及语言交流障碍外,部分患儿往往同时存在智力障碍、感知觉障碍、注意力缺陷多动障碍和情绪行为障碍、睡眠障碍、营养及胃肠道问题等,如入睡困难、经常或长时间的夜醒、过度早起、日夜节律紊乱等,以及营养不良、超重和肥胖、微量元素、维生素等缺乏等。

四、孤独症谱系障碍的早期预警

近年来孤独症谱系障碍患儿发病率逐渐增高,随着医疗水平逐渐增高,很多患儿在早期得到及时诊治,但仍有一些患儿未得到及时诊断或诊断延迟,主要是由于家长对患儿行为的认识存在偏差,总认为孩子说话迟是由于年龄不到,随着年龄增长,孩子肯定会说话的,往往忽略孩子除了语言发育落后,还有其他心理行为发育障碍表现。这里提示家长,如发现宝宝平素存在不(少)看、不(少)听、不(少)说、不(少)指、不(少)模仿等五不(少)情况,均应高度考虑孤独症的可能,带患儿及时就诊,由专业人员进行专业系统评估。

五、孤独症谱系障碍的诊断

孤独症谱系障碍的临床表现不完全一样,一百个孩子有一百个不同表现,如果康复专业人员评估儿童发现存在社会交往、语言交流障碍和重复刻板行为均可初步诊断孤独症谱系障碍。孤独症谱系障碍诊断主要通过询问病史、体格检查及认真细致的行为观察,同时结合参考孤独症筛查和诊断量表,依照目前医学诊断标准明确诊断。

目前常用修订版孤独症筛查量表(modified-checklist for autism in toddlers,M-CHAT)、孤独行为量表(autismn behavior checklis,ABC)及儿童孤独症评定量表(childhood autism rating scale,CARS)作为筛查量表,选用孤独症诊断观察量表(autism diagnstic observation schedule-generic,ADOS-G)作为诊断量表。

孤独症诊断标准主要有以下五个方面内容:

1. 在多种场景下,社会交往和互动方面存在持续性缺陷,以下述当前或过去记载的为特征:

(1)社会情感互动缺陷,如:范围从不恰当的社交方法和不能来回对话;到分享兴趣、情绪和情感的减少;到不能发动或应答社会交往。

(2)社交互动的非言语交流行为缺陷,如:范围从整合言语和非言语交流差;到眼神接触和肢体语言异常或理解及使用手势交流缺陷;到完全缺乏面部表情和非言语交流。

(3)发展、维持和理解多种关系上的缺陷,如:范围从调整行为适合不同社交场合困

难；到难以分享想象性的游戏或交朋友；到对同伴毫无兴趣。

2. 刻板和重复的行为、兴趣或活动方式，至少有下述2项特征，当前或过去记载为特征。

（1）刻板或重复的运动、使用物体、说话（简单的刻板运动：将玩具排成一行或者用手指轻弹物体；回声样语言或特异的短语）。

（2）坚持同一性固定不变的常规或仪式化的言语或非言语行为（如：小的变化产生引起极度痛苦转变困难；僵化的思维方式问候仪式；每天需走同样的路线或吃同样的食物）。

（3）过度狭窄或固定的兴趣，在强度和关注程度上不正常（如强烈的依恋或者迷恋于不寻常的物体；过分狭窄或者持续的兴趣）。

（4）对感觉刺激过低或过高反应，或者对环境的感觉方面有不寻常的兴趣（如对痛、热冷明显迟钝，对特定声音或者材料质地有相反的反应，过度地闻或触摸物体，视觉迷恋灯光或某种运动）。

3. 症状在婴幼儿发育早期就存在（但是可能会直到社会需求超越他的能力时才完全表现出来，或在日后因学习了策略而被掩盖起来）。

4. 这些症状导致现在社交、职业或当前功能上的其他重要方面的明显损害。

5. 这些障碍常不能很好地用智力障碍或全面发育迟缓来解释。智力障碍和孤独症谱系障碍常同时存在，在社会交流低于所期望的总的发育水平时，则诊断孤独症谱系障碍共患智力障碍。

六、孤独症谱系障碍的鉴别

孤独症谱系障碍疾病主要是一类社交行为及语言交流障碍，以及重复刻板行为等多种症状综合表现，由于有语言交流障碍，故需要与特殊性语言发育延迟、精神发育迟滞、儿童多动症及聋哑儿童等相关疾病进行鉴别。

七、孤独症谱系障碍干预原则

孤独症谱系障碍康复干预需要遵循以下原则才能取得良好疗效：

1. 主要采取医教结合模式，医院 - 学校 - 社区 - 家庭共同参与形成孤独症谱系障碍的治疗网络，以社区 - 家庭干预为中心。

2. **早期干预**　ASD患儿强调早期诊断、早期干预，对于疑似ASD患儿也应按照ASD进行早期干预。

3. **科学性干预**　目前对孤独症谱系障碍患儿干预方法很多，但是应该使用有循证医学证据的有效方法进行干预提高治疗疗效，以免延误病情。

4. **系统全面干预**　系统全面干预，包括对孤独症核心症状的干预，还需包括促进儿童身体体格发育、疾病防治、认知能力提高、日常生活自理能力改善、异常行为减少和行为适应性方面的改善干预。

5. **个体化干预**　针对ASD患儿存在症状、智力、行为运动、身体等诸多方面的不同，评估患儿行为功能障碍后进行针对性个体化训练。

6. **长期高强度干预**　ASD患儿干预应该持之以恒，每天坚持干预，每周干预时间在20小时以上，干预的整个时间以年计算。

7. 家庭参与干预　家庭干预在孤独症谱系障碍治疗占有重要位置,医师应该对家长进行全方位培训和指导,提高家庭在干预中的参与程度;根据患儿家庭情况提供合适训练模式。

八、孤独症谱系障碍干预方法及措施

目前针对孤独症谱系障碍行为干预及矫正措施很多,现简单介绍目前运用比较普遍、临床疗效较好的方法:孤独症以及相关障碍儿童治疗教育课程、应用行为分析疗法、人际关系发展干预疗法、地板时光、共同注意训练、感觉统合训练及融合教育等,治疗人员根据患儿不同临床表现采取相应的干预方法。

九、孤独症谱系障碍的药物治疗

由于大多数孤独症谱系障碍患儿的病因不清楚,故目前没有针对性的特异性药物治疗,尤其对于核心的语言交流和社会交往障碍缺乏有效药物。目前研究认为大剂量维生素 B_6 合并镁剂、益生菌、维生素 D、饮食疗法等,可改善孤独症的各种症状,但需要进一步观察。一些神经营养药物,如神经节苷脂、神经生长因子、奥拉西坦等在临床应用,但是疗效需要进一步观察。

针对孤独症谱系障碍伴随行为障碍的药物治疗有一定疗效:如哌甲酯治疗注意缺陷多动,卡马西平、丙戊酸铵、利培酮可以用于攻击行为,利培酮效果明显,5-羟色胺可治疗孤独症的重复刻板行为,卡马西平和丙戊酸钠治疗合并惊厥,褪黑素、丙米嗪、水合氯醛、可乐定等治疗睡眠障碍等。

十、孤独症谱系障碍的中医药治疗

我国中医中药在治疗孤独症谱系方面已经取得一定临床疗效,如针灸治疗,主要取穴有百会、四神聪、内关、外关、大椎、神门、肾俞、哑门、风池等;部分中药可以改善患儿注意力,提高患儿认知能力。

十一、孤独症谱系障碍的预防

目前大多数孤独症谱系障碍病因不明,大多与遗传和环境有关,故对于原因清楚脆性 X 染色体疾病、遗传性基因疾病等,母孕后胎之前行遗传咨询及孕期行染色体、基因等检查,预防类似疾病在发生。在环境方面,应提供儿童丰富的社交环境,促进社会交往,语言交流,避免过度使用电子产品,减少各种精神行为刺激,注意饮食,定期监测维生素 D、维生素 A、血铅、锌等。

十二、孤独症谱系障碍的预后

儿童孤独症的预后取决于患者病情的严重程度、儿童的智力水平、教育和治疗干预的时机和干预程度。儿童的智力水平高、干预的年龄越小、训练强度越高,则效果越好。目前在国内外已有不少通过教育和训练儿童基本恢复正常。不给予治疗多数孤独症儿童预后较差,少部分患儿随着年龄的增长会有不同程度的自我改善。随着近年来孤独症诊断标准的变化,轻症孤独症诊断病例明显增加,这些患儿的预后较好。我们要坚信随着医学

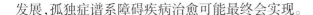

发展,孤独症谱系障碍疾病治愈可能最终会实现。

第三节　脑炎后认知障碍

一、脑炎的概念

脑炎分为广义和狭义,狭义脑炎是指脑实质受到病原微生物直接侵犯所引起的炎症性反应,也包括感染或接种后产生的脑脱髓鞘改变引起的脑炎症反应。广义的脑炎除了病原微生物直接侵犯脑实质引起化脑、病脑及结脑等,还包括中毒、缺血缺氧、理化因素、外伤、变态反应、遗传性代谢性疾病、染色体及基因异常行疾病等非生物原性致病因素损害脑实质而产生的弥漫性进行性和非进行性脑损害(脑病)。本章节讨论脑炎主要是指广义的脑炎。

二、脑炎后出现的认知障碍类型

各种脑炎患儿认知障碍,主要包括意识障碍、感知觉障碍、记忆力及学习能力减退、注意力障碍、思维能力障碍、交流障碍、精神行为障碍,主要是由于大脑额叶、颞叶的灰质、胼胝体及中脑的白质损害引起。

三、脑炎患儿出现各种认知障碍的主要临床表现

脑炎患儿根据疾病分期表现认知障碍不完全一样,但是主要表现在以下几个方面:

1. **意识障碍**　脑炎患儿在疾病早期,根据病情轻重程度不同出现不同程度的意识障碍,如意识模糊、谵妄、嗜睡、昏睡、昏迷等,随着早期积极治疗部分患儿意识逐渐恢复至清醒,但是严重仍保持不同程度的意识障碍,如昏迷、植物状态和最小意识状态等。意识障碍程度越重,那么视、听、触、痛觉等感知觉能力越差,语言理解、表达能力越差。

2. **注意力障碍**　注意是心理活动指向一个符合当前活动的特定刺激,同时忽略或抑制无关刺激的能力,与皮质觉醒程度有关。注意力障碍包括觉醒低下、注意范围小、选择性注意障碍、保持注意障碍、转移注意障碍和分配注意障碍。

脑炎患儿出现注意障碍主要表现难以对某一任务集中注意力,易于分散注意力,并可能出现半侧忽略,且可因信息输入过程经常中断和失去组织结构能力,从而出现对语言理解或时间空间的继发性障碍,影响患者的学习和工作能力。

3. **记忆障碍**　记忆功能是人脑基本认知功能之一,是将过去经历过的事物在头脑中进行反应,包含将信息进行分析和重新组织成贮存形式、贮存和取出过程,包括识记、保存、认知和回忆四个过程。记忆能力根据提取内容时间长短分为瞬时记忆、短时记忆及长时记忆。脑炎患者常出现各种类型和不同程度的记忆障碍,如记忆力减弱、遗忘、对经历事件地点、时间等的记忆出现错误或混淆记忆错误,以及将别人的经历回忆成自己等,影响和限制了患者学习新技能的能力,影响人际交流,严重者甚至影响康复中一些常规治疗不能序贯进行。

4. 认知觉障碍　知觉是发现信息的能力,是认识过程的第一步,包括视觉、听觉、空间觉、触觉等,与感知者的经验和知识水平相关,常见知觉障碍包括视觉空间障碍、失认证和失用症。脑炎患儿往往存在多种感知觉障碍。

认知能力是指能适应内外环境变化、解决问题、预测转归、对新地域的适应能力,不仅仅指不能很好完成某一特定工作或任务的能力。脑炎患儿由于额叶损伤导致额叶功能障碍,出现理解力、计划、解决问题能力障碍等。

5. 学习和计算能力障碍　脑炎患儿可导致不同程度学习能力障碍,由于学习障碍导致学习成绩、语言理解及表达能力差,阅读及书写能力差;计算能力障碍,严重者甚至不能完成简单加减法。

6. 日常生活能力障碍　脑炎患儿根据认知障碍程度出现不同程度日常生活能力障碍,如进食、洗漱、穿戴、装饰、如厕、体位转移等功能障碍。

7. 交往障碍　脑炎患儿由于认知、语言及日常生活障碍导致社会交往障碍,部分儿童不能回归社区完成交流及交往。

四、脑炎患儿认知能力常用量表

脑炎患儿认知能力评定需要根据患儿年龄以及认知能力水平,经常使用婴幼儿发育量表,如丹佛发育筛查测验(DDST)、盖泽尔发育量表、贝利婴儿发育量表;智力评定量表,如韦氏幼儿智力量表、韦氏儿童智力量表等量表进行评估,如果患儿年龄超过 5 岁还需行适应性行为评估,可以采用儿童适应行为量表等。

五、脑炎患儿认知障碍的康复治疗措施

随着康复医学的发展,对脑炎患儿认知障碍的治疗措施逐渐增多,但是不管采用什么治疗措施均需要根据认知障碍表现及程度选择合适的治疗方法:

(一)病因治疗

对于不同原因脑炎引起的认知障碍,必须积极寻找原因,针对病因进行治疗。

(二)促醒治疗

对存在意识障碍的脑炎患儿进行促醒治疗,如脑神经细胞修复及代谢药物、神经营养药物、高压氧、针刺、物理因子等刺激。

(三)感觉刺激训练

1. 视觉刺激　用闪光、电动、带有声响的玩具或患儿平素熟悉喜欢的物体,如照片和玩具在视野范围内逗引,进行视觉刺激训练。

2. 听觉刺激　用熟悉的声音,如说话、喜欢的音乐或动物的叫声进行听觉刺激训练。

3. 触觉刺激　用冷或热、质地粗糙或光滑、软或硬的的物体,如毛刷、按摩球、砂粒、算盘珠等进行轻触觉或深压觉,在身体不同部位进行刺激训练。

4. 味觉和嗅觉刺激　可用各种气味的食物进行嗅觉刺激;用苦、甜、咸和酸的食物刺激味觉刺激。

5. 日常生活感觉刺激　如给患儿梳头、洗脸、刷牙、用毛巾擦汗、肢体关节活动训练等各种感觉和运动觉的输入刺激训练。

(四)感知、认知障碍训练

对于婴幼儿及学龄前期患儿脑炎后出现的认知功能障碍,可评估其障碍表现及程度,进行各种感知、认知训练,重点参照全面性发育迟缓认知障碍训练进行,对于学龄期儿童还需要注意以下方面训练:

1. 注意力训练 注意力指专注于某一特定刺激的能力,包括警觉(即保持较长注意时间至少 30 秒以上的能力)、分配(即处理注意力集中和分散程度的能力)和选择(即在众多信息中选择最应关注的信息,并加以注意的能力)。训练即分别按上述方法进行,应注意训练环境和患者的主动性。注意力障碍者不能整合所获得的信息,可以通过猜测游戏、删除作业、数目顺序及时间感等方法进行训练。

2. 感知障碍的训练 主要包括前后、左右、上下等空间方位训练,对人物、地点、时间定向辨别能力训练。

3. 记忆力训练 记忆包括信息登录、编码、证实、储存回忆、调集,患儿可因记忆力下降而发生遗忘,学习能力下降,训练方法包括通过游戏训练、充分理解记忆训练、明确任务训练;利用视、听、说等多感官协同训练,巧用时机训练;利用形象、歌诀及推理等附加意义训练,反复强化训练,归类总结训练等。

4. 语言、学习及计算能力训练 对于合并语言障碍的患儿,根据语言障碍的程度及类型,进行发声发语、语言理解、语言表达、构音(口腔感觉刺激、口腔肌群、舌运动、呼吸肌等)训练、大声朗读、阅读、书写等能力训练;对学习及计算能力障碍的患儿,根据障碍程度进行积极引导及反复练习,使之逐渐恢复学习能力及计算能力。

5. 日常生活能力训练 可以规划和设计一定的程序方式引导患儿解决日常生活活动,如洗脸、刷牙、穿脱衣裤、修饰、如厕、社交等。

(五)药物治疗

目前对于认知障碍尚无特效药物,主要使用一些脑细胞代谢营养药物,如奥拉西坦、胞磷胆碱、艾地苯醌、脑蛋白水解产物等。

(六)物理因子治疗

利用光、声、电等物理因子进行刺激治疗,如脑电生物反馈治疗、重复经颅刺激剂治疗、经颅直流电治疗、高压氧治疗等。

(七)传统康复治疗

可应用针灸、推拿等治疗,针灸穴位以头针为主,如四神聪、百会、智三针等根据辨证循经取穴等。

(八)心理行为康复疗法

脑炎后部分认知障碍的患儿合并出现如躁动不安、焦虑、悲观、抑郁,应积极针对性处理,避免伤害他人;鼓励、引导其消除抑郁、悲观等情绪,使患儿相信,经过自己和医务人员的共同努力完全可以调整和 / 或代偿其失去的功能。病情严重的可考虑使用精神类药物对症治疗。

六、脑炎患儿出现认知障碍的预后

脑炎后认知障碍的预后与病理损害的性质、程度、范围、并发症、康复治疗、护理及家庭支持等众多因素有关。随着脑炎早期诊治水平的提高及康复医疗早期介入,大部分患者预后良好,均能治愈,但也有少数严重病例,尽管有及时的临床治疗、康复和良好的家庭支持,仍遗留一定的后遗症。因此,加强早期诊断、早期治疗期康复及教育对减少脑炎所致认知障碍预后是非常重要的。

(何金华)

参考文献

1. 姜玉武 . 规范神经发育障碍性疾病的诊断开展神经遗传学的病因研究 . 中华儿科杂志 , 2009, 47 (8): 561-564.

2. American Psychiatric Association. Diagnostic and Statistical Manual of Mental Disorder: DSM-[5M]. 5th ed. Washington DC: American Psychiatric Association, 2013, 33: 38-41.

3. 中华医学会儿科学分会神经学组 , 中国医师协会神经内科分会儿童神经疾病专业委员会 . 儿童智力障碍或全面发育迟缓病因诊断策略专家共识 . 中华儿科杂志 , 2018, 56 (11): 806-810.

4. 茅于燕 . 智力落后儿童早期教育手册 . 北京 : 人民教育出版社 , 2002.

5. 张茂林 , 杜晓新 . 特殊儿童认知训练 . 南京 : 南京师范大学出版社 , 2015.

6. 窦祖林 . 作业治疗 . 北京 : 人民卫生出版社 , 2008.

7. 韦小满 . 特殊儿童心理评估 . 北京 : 华夏出版社 , 2006.